MICHAEL HARTLE

# KETTLEBELL TRAINING ANATOMIE

**Bibliografische Information der Deutschen Nationalbibliothek**
Die Deutsche Nationalbibliothek verzeichnet diese Publikation in der Deutschen Nationalbibliografie. Detaillierte bibliografische Daten sind im Internet über https://dnb.de abrufbar.

**Für Fragen und Anregungen**
info@m-vg.de

**Wichtige Hinweise**
Dieses Buch ist für Lernzwecke gedacht. Es stellt keinen Ersatz für eine individuelle medizinische Beratung dar und sollte auch nicht als solcher benutzt werden. Wenn Sie medizinischen Rat einholen wollen, konsultieren Sie bitte einen qualifizierten Arzt. Der Verlag und der Autor haften für keine nachteiligen Auswirkungen, die in einem direkten oder indirekten Zusammenhang mit den Informationen stehen, die in diesem Buch enthalten sind.

Ausschließlich zum Zweck der besseren Lesbarkeit wurde auf eine genderspezifische Schreibweise sowie eine Mehrfachbezeichnung verzichtet. Alle personenbezogenen Bezeichnungen sind somit geschlechtsneutral zu verstehen.

1. Auflage 2025

Türkenstraße 89
80799 München
Tel.: 089 651285-0



Übersetzung: Max Limper
Redaktion: Susanne Schneider
Umschlaggestaltung: Marc-Torben Fischer
Umschlagabbildung und alle Illustrationen im Innenteil: © Human Kinetics/Heidi Richter
Satz: Daniel Förster
Druck: Florjancic Tisk d.o.o., Slowenien
Printed in the EU

ISBN Print 978-3-7423-2840-3
ISBN E-Book (EPUB, Mobi) 978-3-7453-2632-1

Wir produzieren nachhaltig
www.m-vg.de

Weitere Informationen zum Verlag finden Sie unter
www.rivaverlag.de
Beachten Sie auch unsere weiteren Verlage unter www.m-vg.de

MICHAEL HARTLE

# KETTLEBELL TRAINING ANATOMIE

Der illustrierte Guide für

- optimalen Kraftaufbau
- verbesserte Beweglichkeit
- gesteigerte Performance

riva

# Inhalt

# Zum Geleit

Vor mehr als zehn Jahren haben wir an unserer School of Strength eine völlig neue Plank-Übung entwickelt. Als Dr. Bret Contreras unsere »Hard-Style-Plank« per Elektromyografie mit der herkömmlichen Plank verglich, stellte er fest, dass bei unserer Variante die inneren schrägen Bauchmuskeln *(Musculus obliquus internus)* doppelt so stark, die geraden Bauchmuskeln *(Musculus rectus abdominis)* dreimal so stark und die äußeren schrägen Bauchmuskeln *(Musculus obliquus externus)* viermal so stark angespannt waren wie bei der traditionellen Plank.

Dann sorgte unser Cheftrainer Dr. Michael Hartle für den letzten Schliff. Er hatte den entscheidenden Tipp – und die bereits überdurchschnittliche Muskelrekrutierung stieg noch weiter an …

Die Moral der Geschichte ist folgende: Wenn Sie einen Experten suchen, der theoretisches Wissen über das neuromuskuläre System in handfeste Kraft umsetzen kann, ist Dr. Michael Hartle Ihr Mann und *Kettlebell-Training-Anatomie* Ihr Buch.

Ich habe das Vergnügen, Doc Hartle seit anderthalb Jahrzehnten als Kollegen und Freund zu kennen. Wie kein anderer Kraft- und Konditionstrainingsexperte vereint er Wissen, Erfahrung und Innovationstrieb.

Dass ich so eine hohe Meinung von ihm habe, liegt zum einen daran, dass er Doktor der Chiropraktik (DC) ist. Wenn mich junge Leute fragen, welche Ausbildung sie machen sollen, um Krafttrainer zu werden, gehört ein Abschluss in Chiropraktik zu meinen besten Empfehlungen. Im Laufe der Jahre habe ich einige Chiropraktiker kennengelernt, die auch Kraftsportler waren. Sie waren dank ihres exquisiten Wissens über das neuromuskuläre System auf dem Podium oder auf dem Spielfeld stets erfolgreich. Dieses Wissen ist bei vielen anderen Berufen im Gesundheitsbereich eher theoretisch, aber Chiropraktiker haben es buchstäblich in den Fingerspitzen. Und wenn sie es dann auf das angrenzende Gebiet des Kraft- und Konditionstrainings übertragen, purzeln die Rekorde nur so. Damit komme ich zu meinem zweiten Grund …

Dr. Hartle ist ein US-Meister im Bankdrücken mit einer Bestleistung von 242 Kilogramm. Außerdem hat er in einem gnadenlosen Powerlifting-Dreikampf auf nationaler Ebene Silber gewonnen. Als ob das nicht schon genug wäre, hat Doc semiprofessionell Football gespielt – bis er älter war als die Väter der meisten Mitspieler.

Der dritte Grund für meine Bewunderung ist, dass Doc Hartle sich nicht damit begnügt hat, selbst Spitzensportler zu sein, sondern viele andere auf Höchstleistungen trainiert hat, darunter Gewichtheber, Footballspieler und Leichtathleten. Er war Cheftrainer der US-Nationalmannschaft bei acht aufeinanderfolgenden Weltmeisterschaften im Bankdrücken – so etwas ist wirklich selten.

Natürlich bleibt ein so scharfer Verstand immer auf dem neuesten Stand der Trainingsforschung. Zu diesem Zweck hat Doc in unserer School of Strength den Umgang mit der Kettlebell erlernt, lange bevor diese etabliert war – damals, als die meisten Leser von *Kettlebell-Training-Anatomie* noch zu jung waren, um Auto zu fahren. Kurz darauf stieg Doc in die Riege unserer Cheftrainer auf und beteiligte sich an der Ausarbeitung unserer Lehrpläne. Er hat den Technikteil des Trainerhandbuchs *StrongFirst Lifter* mitverfasst, dem präzisesten und detailliertesten Handbuch der Branche.

Dass Ihnen hiermit dieses großartige Werk von Dr. Michael Hartle, StrongFirst Certified Master Instructor, US-Meister im Bankdrücken und Cheftrainer unserer Nationalmannschaft, präsentieren darf, ist mir eine außerordentliche Ehre.

**Pavel Tsatsouline**
CEO, StrongFirst, Inc. und Autor von *Kettlebell Simple & Sinister*

# Vorwort

In einem Powerlifting-Magazin stieß ich 2003 auf einen Artikel von Pavel Tsatsouline über den Einsatz von Kettlebells im Training für den Kraftdreikampf. In diesem Artikel erklärte er, wie man mithilfe dieser »Kanonenkugeln« mit Griff die Beweglichkeit in der Kniebeuge verbessert, wie Kettlebell-Press und -Get-up zu einer Leistungssteigerung im Bankdrücken beitragen und wie Swings, auch mit schweren Gewichten, die Ergebnisse beim Kreuzheben steigern.

Anfangs war ich skeptisch: Wie sollten derart kleine Eisenteile meine Hebekraft verbessern? »Klein« sage ich, weil man, wenn man an Gewichte von Hunderten von Kilogramm gewohnt ist, nur schwer glauben kann, dass 16 bis 48 Kilogramm schwere kugelartige Objekte wirklich beim Powerlifting helfen können! Ich legte das Magazin beiseite und kam erst 2004 wieder auf die Kettlebell, als ich am Bundeskongress der NSCA (National Strength and Conditioning Association) teilnahm, wo Pavels Kettlebell-Unternehmen einen Stand im Ausstellungsbereich hatte. Ich lernte Pavel kennen, kaufte zwei 24-Kilogramm-Kettlebells und stellte sie im Fitnessbereich meiner Praxis ab. Ehrlich gesagt verstaubten sie dort anderthalb Jahre lang, bevor ich mich entschloss, Pavels Einladung zu seinem Kettlebell-Zertifizierungskurs anzunehmen.

Im April 2006 fuhr ich nach St. Paul in Minnesota zum Zertifizierungskurs. An diesem langen Wochenende arbeiteten wir mit 24, 32 und 40 Kilogramm schweren Kettlebells. Anfangs war ich von dem verwendeten Gewicht nicht beeindruckt, denn als Powerlifter stemmte ich normalerweise Hunderte von Kilogramm. Allerdings hat Pavel meinen ersten Eindruck dann definitiv geändert. Ich war es gewohnt, symmetrisch zu heben: Meine Hände hatten den gleichen Abstand zur Mitte der Hantelstange, und meine Füße auf der Plattform ebenfalls. Beim asymmetrischen Arbeiten mit der Kettlebell merkte ich, dass die Kugelhantel eine leistungsstarke Ergänzung für mein Arsenal an Trainingsgeräten sein würde.

Die Kettlebell-Sammlung in meinem Fitnessbereich wuchs an. Immer wenn ich zum Familienbesuch nach Minneapolis fuhr, machte ich einen Zwischenstopp in der Zentrale und kaufte neue Kettlebells für mein Studio, die ich selbst ebenso gerne benutzte wie meine Familie und meine Mitarbeiter. In diesem Sommer 2006 beschloss ich, das wettkampfmäßige Powerlifting aufzugeben und mich im Alter von 38 Jahren als Semiprofi im American Football zu versuchen. Footballer zu werden, war meine eigene Entscheidung, und doch fiel es mir schwer zu akzeptieren, dass ich die in den letzten 20 Jahren aufgebaute absolute Kraft vernachlässigen musste, um in der Sommerhitze drei Stunden lang Football spielen zu können.

Als ich diese Entscheidung dann verdaut hatte, konnte ich meine Leistung auf dem Spielfeld verbessern, indem ich mein Langhanteltraining durch Kettlebells ergänzte. Ich musste meine Kraftausdauer steigern, nicht nur um mehr Leistung auf dem Spielfeld zu erbringen, sondern auch, um das Verletzungsrisiko zu verringern. Als ich Powerlifting-Athlet war, hatte mich nie eine Langhantel angegriffen. Aber als *Defensive Tackle* wurde ich jeden Samstag gerammt, geschubst und geblockt. Am Montag stand ich dann wieder in der Praxis und behandelte Patienten. Dass ich zum Aufbau von Kraft und Ausdauer zusätzlich zu den Langhanteln auch Kettlebells verwendete, zahlte sich aus: Die einzige Verletzung, die ich mir in zehn Jahren als Footballspieler zuzog, war eine Knöchelverstauchung. Meine Leistung stieg von Jahr zu Jahr.

Nun sind 17 Jahre vergangen, und Kettlebells haben einen noch größeren Stellenwert in meinem Alltag. Ich bin inzwischen Certified Master Instructor bei Pavels Unternehmen StrongFirst. Mehrere meiner Praxismitarbeiter sind ebenfalls zertifizierte Kettlebell-Trainer. Ich trainiere zwei bis drei Tage pro Woche mit Kettlebells und lasse damit auch täglich meine Reha-Patienten trainieren. Und ich bilde Menschen auf der ganzen Welt zu zertifizierten Kettlebell-Trainern aus.

Vor Kurzem lief im Fernsehen ein Werbespot, in dem ein Opa täglich in seiner Garage mit einer Kettlebell trainiert. Sein Antrieb ist, dass er genug Kraft haben will, um seine Enkelin hochzuheben und zu tragen. Das bedeutet ihm sehr viel, und so trainiert er täglich und erzielt spürbare Ergebnisse: Am Ende hebt er seine geliebte Enkelin in die Höhe. Dass der Opa zum Kettlebell-Training in die Garage geht, offenbart eine sehr schöne Eigenschaft von Kettlebells: Sie lassen sich leicht zum Stadtpark, in den Garten eines Bekannten oder an einen sonstigen Ort mitnehmen, wo man trainieren möchte. Kettlebells werden in bestimmten Gewichtsklassen gefertigt, und die meisten Leute benötigen für ein fantastisches Workout nur zwei oder drei verschiedene.

Die Idee für dieses Buch kam von einer Seniorlektorin bei Human Kinetics, Michelle Earle. Sie hatte in Dr. Craig Liebensons Buch *Rehabilitation of the Spine* ein Kapitel gelesen, das ich geschrieben hatte, und fragte mich, ob ich Interesse hätte, ein Buch über Kettlebells zu schreiben. Die Idee begeisterte mich sogleich, besorgte mich aber auch, weil ich nicht wusste, ob ich genug Zeit für das Projekt haben würde. Die Zusammenarbeit mit Michelle und ihren Kollegen war großartig, insbesondere als ich mich entschied, neben meiner Vollzeitarbeit als Chiropraktiker und meiner Lehrtätigkeit für StrongFirst wieder die Schulbank zu drücken und meinen Doktortitel in Sportwissenschaften zu machen, während ich gleichzeitig an diesem Buch schrieb. Was Sie hier lesen, ist aus Liebe und Leidenschaft entstanden – nicht nur für Krafttraining allgemein, sondern auch für das Training mit Kettlebells. Ich hoffe, dass Ihnen das Buch gefällt und dass Sie das Wissen und die Erfahrung, die darin stecken, umsetzen können. Ich wünsche Ihnen einen starken Tag!

# Einleitung

Als ich 2003 zum ersten Mal mit Kettlebells in Berührung kam, fand ich sie fehlkonstruiert und unförmig. Damals hätte ich nie gedacht, dass ich 20 Jahre später anderen beibringen würde, wie man diese »Kanonenkugeln« mit Griff hebt. Zu sagen, Kettlebells hätten mein Leben zum Besseren verändert, wäre eine Untertreibung. Sie haben auch das Leben jedes Einzelnen verändert, den ich unterrichten durfte, und zwar nicht nur im Hinblick auf die Körperkraft, sondern auch auf die Lebensqualität insgesamt.

Dieses Buch richtet sich an alle, die keine Ahnung haben, was eine Kettlebell ist oder wie man sie benutzt – aber auch an erfahrene Kettlebell-Nutzer, die lernen möchten, wie man bestimmte Übungen so ausführt, dass die Leistung maximiert wird. Erstgenannten empfehle ich, das Buch von vorn bis hinten durchzulesen und sich bei jedem Kapitel Zeit zu nehmen, nicht nur zum Trainieren, sondern auch um Erfahrung mit jeder einzelnen Übung zu sammeln. Unabhängig vom Erfahrungsstand mit Kettlebells rate ich dazu, Kapitel 1 von Anfang bis Ende zu lesen. Es vermittelt Ihnen die Grundlage, um die Übungen in den Kapiteln 2 bis 10 nicht nur zu verstehen, sondern auch erfolgreich auszuführen. Ich würde die erste Seite von Kapitel 1 mit einem Eselsohr versehen, um jederzeit bei Bedarf darauf zugreifen zu können.

Damit Sie wissen, was Sie in diesem Buch erwartet, folgt nun eine Zusammenfassung der einzelnen Kapitel.

In Kapitel 1 wird das Training mit Kettlebells im Allgemeinen besprochen und eine Wissensgrundlage geschaffen. Themen wie Handpflege, die Vorteile des Kettlebell-Trainings, das empfohlene Schuhwerk, asymmetrische Last und das Atmen »hinter dem Schild« werden behandelt. Das Kapitel gibt einen allgemeinen Überblick darüber, was Sie von den nachfolgenden Kapiteln erwarten können, und vermittelt Ihnen die Grundkenntnisse, die Sie für einen Start in die richtige Richtung brauchen.

Kapitel 2 eröffnet das Kettlebell-Training mit dem Erlernen des Deadlifts (Kreuzheben) und seiner verschiedenen Varianten. Einer der Gründe, warum ich den Deadlift vor allen anderen Kettlebell-Übungen unterrichte, ist, dass man dabei lernt, die zum sicheren Heben eines Gegenstands erforderliche Spannung aufzubauen.

In Kapitel 3 wird die wohl berühmteste Kettlebell-Übung vorgestellt: der Kettlebell Swing. Wenn ich einem Schüler nur eine Kettlebell-Übung beibringen dürfte, wäre es der Swing. Dies schmälert natürlich nicht die Bedeutung der anderen Kettlebell-Übungen in diesem Buch. Aber es ist wichtig zu lernen, wie man schnell von der Anspannung in die Entspannung und wieder zurück in die Anspannung wechselt. Der Kettlebell-Swing ist die dynamische oder ballistische Version des Kettlebell-Deadlifts. Die Übung muss auch deshalb frühzeitig erlernt werden, weil sie in fast jeder anderen Übung in diesem Buch verwendet wird.

In Kapitel 4 lernt der Schüler nicht nur, wie man einen Kettlebell-Clean (Umsetzen) ausführt, sondern auch eine richtige Kettlebell-Press (Stoßen), um neben dem Unterkörper auch den Oberkörper zu trainieren. Ein guter Kettlebell-Clean ist wichtig, weil die Übung ein Mittel zum Zweck ist. Um eine gute Press auszuführen, muss direkt davor ein richtiger Clean gelingen. Dasselbe gilt für den Kettlebell-Squat (Kniebeuge).

In Kapitel 5 wird der Kettlebell-Get-up (Aufstehübung) vorgestellt. Bei dieser Übung bewegen Sie sich aus der Horizontalen in eine vertikale Position und wieder zurück in die Horizontale, während Sie mit einer Hand ein Gewicht über dem Kopf halten. Das klingt einfach, ist es aber nicht, selbst für erfahrene Kettlebell-Nutzer. Bei dieser Übung wird eine maximale Kontraktion aller vier Bauchmuskeln benötigt, ohne dass ein Sit-up ausgeführt wird. Außerdem ist es wirklich erstaunlich, was sie für den Schultergürtel bewirkt. Viele Sportler, seien es MMA-Kämpfer, Footballer oder Schwimmer, haben durch das Üben des Get-ups neuen Schwung in ihre Karriere gebracht.

In Kapitel 6 lernen Sie Kettlebell-Squats kennen. Anders als bei den Swings, die aus den gebeugten Hüftgelenken heraus ausgeführt werden, gehen hier die Hüften und Knie in eine Art Kniebeuge. Dies kommt nicht nur den Muskeln des Unterkörpers zugute, sondern auch der Bauchmuskulatur, die den Oberkörper mit vollem Einsatz während der Kniebeuge aufrecht zu halten hat.

In Kapitel 7 erlernen Sie den Kettlebell-Snatch (Reißen), die Königsdisziplin der Kettlebell-Übungen. Alle bisher erlernten Kettlebell-Übungen bereiten den Weg dorthin. Ein mit der richtigen Technik ausgeführter Kettlebell-Snatch erweitert das Übungsrepertoire und steigert Kraft und Kondition. Der Sauerstoffmehrverbrauch nach dem Training wird im ersten Kapitel ausführlicher erklärt, hier möchte ich nur feststellen: Nach mehreren Sätzen mit Kettlebell-Snatches wird der Nachbrennwert Ihres Kalorienverbrauchs für einige Zeit stark erhöht sein. Außerdem bewirkt das Snatch-Training, dass Sie höher springen. Aber das müssen Sie mir nicht glauben, das finden Sie selbst heraus.

In Kapitel 8 geht es um Ruder- und Zugbewegungen, und Sie lernen eine meiner Lieblingsruderübungen kennen, den Renegade Row. Seit man mir diese Übung 2005 beigebracht hat, arbeite ich an meiner Technik. Kapitel 8 endet mit einer der besten Übungen überhaupt, dem Klimmzug. Da das Thema dieses Buches Kettlebell-Übungen sind, werden die Klimmzüge mit der Kettlebell ausgeführt.

Die letzten beiden Kapitel runden dieses Buch über die Anatomie des Kettlebell-Krafttrainings ab. In Kapitel 9 werden vier verschiedene Walk-Übungen von zunehmendem Schwierigkeitsgrad vorgestellt. Diese Übungen mögen einfach erscheinen, aber Sie sollten nicht unterschätzen, was sie für Körper und Geist bewirken können.

In Kapitel 10 werden unterschiedliche Kettlebell-Übungen für die Beweglichkeit besprochen. Mit diesen Übungen können Sie Ihre Beweglichkeit nicht nur für die laufende Trainingseinheit, sondern auch für die allgemeine sportliche Leistung oder sogar im beruflichen Kontext steigern. Für die fünf Mobility-Übungen in diesem Kapitel bürge ich persönlich mit meinen 20 Jahren Erfahrung im Kraftdreikampf, gefolgt von zehn Jahren als Halbprofi im Football. Die Übungen haben meinem Körper bei der Erholung von verschiedenen Verletzungen geholfen, die ich mir in 30 Jahren Leistungssport zugezogen habe, und sie haben meine Beweglichkeit auf einem Niveau gehalten, auf das selbst 20-Jährige neidisch wären.

Ein Merkmal von *Kettlebell-Training-Anatomie,* das Ihnen hoffentlich weiterhilft, sind die anatomischen Zeichnungen, die die Beschreibung jeder Übung begleiten. Sie veranschaulichen die wichtigsten Muskeln, die bei der jeweiligen Übung zum Einsatz kommen. Dazu sind die von Anfang bis Ende beteiligten primären und sekundären Muskelgruppen farblich hervorgehoben:

Primäre Muskeln    Sekundäre Muskeln

Dieses Buch kann auf viele verschiedene Arten verwendet werden. Sportlehrer oder Vereinstrainer könnten daraus lernen, wie man Kettlebell-Swings und -Get-ups ausführt, und diese Übungen dann jungen Sportlern beibringen, die für ihre jeweiligen Sportarten trainieren. Ein Großvater könnte daraus lernen, wie man eine Kettlebell richtig hochhebt, und so die nötige Kraft gewinnen, um seine Enkelin zu tragen. Junge Mütter können Kettlebells nicht nur zur Reha nach der Geburt nutzen, sondern auch, um die körperliche Zähigkeit zu kultivieren, die man bei der Fürsorge für ein Neugeborenes braucht.

Dieses Buch ist für alle geschrieben. Von Kettlebells als Trainingsgerät oder als Ergänzung zu Langhantel- oder Eigengewichtübungen können wirklich alle profitieren.

Ich hoffe, dass Ihnen die Lektüre dieses Buches genauso viel Freude bereitet wie mir das Schreiben. Ich wünsche Ihnen einen starken Tag!

# 1

# Training mit Kettlebells

Willkommen zu diesem Buch über Kettlebell-Training. Dieses Kapitel sollten Sie unbedingt ein- oder zweimal lesen, bevor Sie zur Kettlebell greifen und loslegen, und dann noch ein paarmal während des Trainings. Auf den folgenden Seiten wird nicht nur die Anatomie der Kettlebell selbst behandelt, auch die Pflege der Hände, die Vorteile des Kettlebell-Trainings und die richtige Technik wird besprochen. Der Abschnitt über die richtige Technik in diesem Kapitel beginnt mit Sicherheitshinweisen. Bitte unterstreichen und markieren Sie sich diesen Abschnitt. Richtige Technik ist nicht nur der Schlüssel zu mehr Kraft und Gesundheit, sondern auch die Voraussetzung für sicheres und effektives Üben. Des Weiteren besprechen wir die Atemtechnik beim Heben von Kettlebells. Sie werden lernen, was es heißt, »hinter dem Schild« und bewegungssynchron zu atmen. Der Abschnitt über asymmetrische Last ist eine meiner Lieblingsstellen und gilt besonders für Sportler, denn in vielen Sportarten wird der Körper zu jedem Zeitpunkt asymmetrisch belastet. Wenn Sie mit dem Lesen dieses Kapitels fertig sind, dürfen Sie einen Knick in die erste Seite machen, um sie jederzeit schnell wiederzufinden.

## Warum Kettlebell-Training?

Kettlebell-Training ist eine sehr effektive und effiziente Trainingsmethode mit vielen Vorteilen:

- Man steigert die kardiovaskuläre Fitness und verbrennt gleichzeitig Kalorien.
- Man kann in relativ kurzer Zeit eine vollständige Trainingseinheit absolvieren.
- Es gibt vielerlei Übungen, die man mit Kettlebells ausführen kann.
- Da die beim Kettlebell-Training ausgeführten Übungen oft Bewegungen aus dem echten Leben nachahmen, ist es eine äußerst funktionelle Trainingsform.
- Kettlebells ermöglichen ein Ganzkörpertraining, da immer mehrere Muskelgruppen und Gelenke beansprucht werden. Dies kommt der allgemeinen Kraft und Ausdauer zugute.

Kommen wir nun zur Anatomie der Kettlebell, zu den Vorteilen des Kettlebell-Trainings für die Praktizierenden einer Vielzahl von Sportarten und zur Handpflege.

### Anatomie einer Kettlebell

Eine Kettlebell sieht aus wie eine Kanonenkugel mit angeschmiedetem Griff. Kettlebells gibt es in vielen Größen, von der zierlichen 4,5-Kilogramm-Version bis zur mächtigen 92-Kilogramm-Kugel. Griff und Körper der Kettlebell sind aus einem Stück gefertigt, sodass keine Montage erforderlich ist.

Einer der Vorteile von Kettlebells beim Training ist der Größenunterschied zwischen Griff und Körper. Dass der Schwerpunkt dadurch versetzt ist, fördert und fordert Beweglichkeit und Stabilität, insbesondere beim Überkopfheben. Anders als bei der Kurz- oder

Langhantel ist das Gewicht nicht gleichmäßig auf beide Enden verteilt, ebenso wenig wie der Griff. Die asymmetrische Bauweise der Kettlebell macht die Ausführung der Übungen mühsamer. Kettlebell-Training steigert die Oberkörperkraft und allgemeine Belastbarkeit.

### Kettlebell-Training für bestimmte Sportarten

Kettlebells trainieren den Körper auf ähnliche Weise wie Langhanteln, Sandsäcke und andere freie Gewichte. Viele Sportarten, Aktivitäten und Alltagstätigkeiten wie Haus- oder Gartenarbeit werden leichter, wenn der Körper über mehr Kraft verfügt. Es lässt sich kaum eine bestimmte Sportart hervorheben, die besonders von Kettlebell-Übungen profitiert, da man in buchstäblich allen Sportarten Nutzen aus den neuromuskulären Verbesserungen ziehen kann, die das Kettlebell-Training bietet.

### Handpflege

Jede Arbeit oder Übung, bei der man ständig etwas greift oder festhält, kann Schwielen an den Händen verursachen. Solche Schwielen sollte man ausgiebig versorgen, wenn man weiterhin Sport treiben und Alltagstätigkeiten ausführen möchte. Es würde den Rahmen dieses Buches sprengen, wenn ich hier genau erklären würde, wie die Hände zu pflegen sind, aber wenn Sie im Internet nach »Handpflege Kettlebell« suchen, finden Sie alles, was Sie wissen müssen. Gewichthebe-Handschuhe kann ich nicht empfehlen, da sie die Empfindlichkeit der Nervenrezeptoren in den Händen dämpfen. Diese Rezeptoren melden dem Gehirn, was die Hände tun, und erzeugen auch reaktive Nervenimpulse, die an den gesamten Körper ausgesandt werden, wobei sie sich je nach Tätigkeit der Hand unterscheiden.

## Was man über Muskeln wissen muss

Die Muskulatur kann in drei verschiedene Muskelarten unterschieden werden: Herzmuskeln, glatte Muskeln und Skelettmuskeln. In diesem Buch befassen wir uns hauptsächlich mit den Skelettmuskeln, die den Zweck haben, uns im Raum zu bewegen. Herzmuskulatur, auch *Myokard* genannt, ist quergestreift und kommt ausschließlich im Herzen vor. Ihre Tätigkeit ist unwillkürlich und dient allein dem Zweck des Herzens, Blut durch den Körper zu pumpen. Eine Aufgabe der Herzmuskulatur besteht darin, sauerstoffarmes Blut in die Lunge zu befördern und das von dort wiederkehrende sauerstoffreiche Blut in den Körper zu pumpen. Die glatte Muskulatur ist nicht gestreift und nicht strukturiert, befindet sich im Allgemeinen in den Eingeweiden und arbeitet ebenfalls unwillkürlich.

Eine Sehne besteht aus Bindegewebe und verbindet den Muskel mit dem Knochen. Auf ein Signal des mit dem entsprechenden Muskel verbundenen Nervs zieht sich der Muskel zusammen, und durch die starke, dehnbare Verbindung der Sehnenfasern bewegt sich der verbundene Knochen. Zudem schützt die Sehne den Muskel vor Verletzungen beim Laufen, Springen oder ähnlicher Bewegung, indem sie die Belastung abfängt, die durch die Bewegung entsteht und sonst komplett auf den Muskel einwirken würde.

Muskeln und Sehnen werden im Allgemeinen als unterschiedliche Dinge gesehen, sind aber sehr eng miteinander verbunden. Zu einem Skelettmuskel wie dem Bizeps (*Musculus biceps brachii*, Abbildung unten) gehören nicht nur die Muskelfasern, sondern auch die Sehnen, die an beiden Enden mit den Knochen verwachsen sind. Wenn Sie etwas aus Hüfthöhe zum Mund heben, benutzen Sie dazu den Bizeps. Die Fasern des Bizeps spannen und entspannen sich, um die mit Sehnen an ihnen befestigten Knochen auf willentliche Weise so zu bewegen, wie es die beabsichtigte Aktion erfordert. Sehnen spannen und entspannen sich im Allgemeinen nicht wie Muskelfasern, besitzen aber eine viel höhere Zugfestigkeit. Und schließlich sind da noch die mit den Muskelfasern verbundenen Nerven, die den Muskeln den Befehl geben, sich zu spannen oder zu entspannen. Im gesamten Körper ermöglicht uns dieses neuromuskuloskelettale Zusammenspiel, vom Stuhl aufzustehen, durch den Raum zu gehen, ein Glas zu greifen und es an den Mund zu führen, um Wasser zu trinken.

Es gibt zwei Arten von Skelettmuskelfasern: schnell kontrahierende *Fast-Twitch-* (schnell zuckend) und langsam kontrahierende *Slow-Twitch*-Fasern (langsam zuckende Fasern). Fast-Twitch-Fasern ziehen sich sehr schnell zusammen und entwickeln große Kraft, neigen jedoch auch zu schneller Ermüdung. Rennt ein Leichtathlet beispielsweise einen 100-Meter-Lauf, werden hauptsächlich die Fast-Twitch-Fasern beansprucht. Slow-

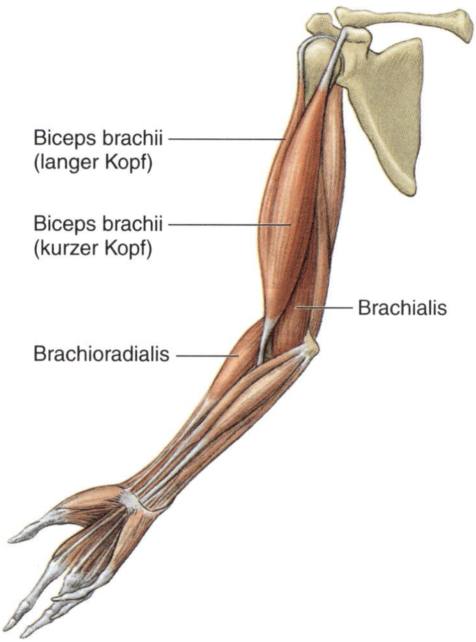


Der *Musculus biceps brachii*

Twitch-Fasern können über längere Zeit kontrahiert bleiben und erzeugen weniger Kraft im Vergleich zu Fast-Twitch-Fasern. Beispiele für diese Faserart sind die Haltemuskeln, dank denen wir stundenlang stehen oder auch nur den Kopf erhoben halten können.

Mithilfe der in diesem Buch enthaltenen Übungen werden beide Arten von Skelettmuskeln in unterschiedlichem Maße entwickelt. Nehmen wir zum Beispiel die Kettlebell-Swings im dritten Kapitel. Während die Fast-Twitch-Fasern des großen Gesäßmuskels (*Musculus glutaeus maximus*) und der hinteren Oberschenkelmuskulatur definitiv gestärkt werden, dient die Unterschenkelmuskulatur, vor allem Zwillingswaden- und Schollenmuskel (*Musculus gastrocnemius* und *Musculus soleus*), der Aufrichtung des Körpers bei jeder Wiederholung.

## Vorteile des Kettlebell-Trainings

Das Kettlebell-Training hat entscheidende Vorteile bei der Entwicklung von Kraft, Ausdauer, Beweglichkeit und allgemeiner Kondition.

### Kraft

Beim Training mit Kettlebells ist es schwierig, einzelne Muskeln zu isolieren, da die Arbeit mit Kettlebells den Körper auf globale Weise kräftigt. Führt man beispielsweise eine Kettlebell-Press aus, wie sie in Kapitel 4 beschrieben ist, wird alles vom Brustkorb abwärts in isometrischer Kontraktion stark aktiv, um die Körperhaltung beizubehalten, während man die Kettlebell dynamisch über Kopf stemmt. Die stemmenden Muskeln, vor allem die Deltamuskeln und der Trizeps, geben alles, während die Bauch- und Gesäßmuskeln in starker isometrischer Kontraktion die aufrechte Haltung wahren. Ein weiteres Beispiel ist der in Kapitel 8 besprochene Renegade Row, eine meiner persönlichen Lieblingsübungen. Bei dieser Übung zieht man in der oberen Liegestützposition rudernd ein Gewicht hoch, erst mit der linken Hand, dann mit der rechten Hand, und das abwechselnd bis zum Ende des Satzes. Dabei bewegen sich weder Becken noch Beine. Das Besondere an dieser Übung ist, dass man von vier Kontaktpunkten (beide Füße und beide Kettlebells auf dem Boden) zu dreien (beide Füße und nur eine Kettlebell auf dem Boden, während die andere angehoben ist) und wieder zurück zu vieren wechselt. Dass die Position gehalten werden muss, macht die Übung nicht nur schwieriger und wirkungsvoller, sondern trainiert auch die entsprechenden Haltemuskeln und hemmt die Kompensationsmechanismen, die viele Menschen zur Bewältigung einer Aufgabe einsetzen.

### Beweglichkeit

Viele Menschen denken bei Kettlebells an Kraft und nicht an Beweglichkeit. Kettlebells können jedoch zur Beweglichkeitssteigerung ebenso wie zum Krafttraining eingesetzt werden. Was die Körperkraft angeht, kann fast jede Übung in diesem Buch stärker und gesünder machen. Aber die Verwendung von Kettlebells zur Verbesserung der Beweglichkeit hat meine Trainingsweise verändert und bei vielen meiner Patienten für eine bessere Mobilität und ein geringeres Verletzungspotenzial gesorgt. Die Übung Kettlebell-Armhebel im zehnten Kapitel ist ein gutes Beispiel dafür, wie sich mit etwas Fleiß und Zeit die Beweglichkeit der Brustwirbelsäule und der Schultern verbessern lässt. Manche Leute führen diese Übung gleich mit hohen Gewichten aus, aber meiner Meinung und Erfahrung nach schießen sie damit über das Ziel hinaus. Ich persönlich verwende bei dieser Dehnübung entweder die 12- oder 16-Kilogramm-Kettlebell. Eine weitere meiner Lieblings-Beweglichkeitsübungen mit der Kugelhantel ist der Goblet Squat im sechsten Kapitel. Diese spezielle Mobilisierung ist unverzichtbar für alle, die Kniebeugen machen, seien es zweibeinige oder gar einbeinige Kniebeugen. Ich empfehle auch hier ein geringes Gewicht, vielleicht 12 bis 20 Kilogramm, da es nicht um Kraftzugewinn geht, sondern um die Verbesserung der Hüft- und Beckenbeweglichkeit vor dem Training.

Bei regelmäßiger Durchführung dieser Mobility-Übungen wird die negative körperliche Belastung verringert, der wir in unserer Gesellschaft vor allem durch die elektronischen Geräte ausgesetzt sind, die wir fast rund um die Uhr nutzen.

### Nachbrenneffekt

Das Phänomen, dass der Stoffwechsel (also die Kalorienverbrennung und die Sauerstoffaufnahme) nach einer Trainingseinheit erhöht bleibt, wird Nachbrenneffekt oder EPOC *(excess postexercise oxygen consumption)* genannt. Nach einem Kettlebell-Snatch beispielsweise steigert sich der Stoffwechsel, und dazu gehört auch ein erhöhter Sauerstoffverbrauch. Der Nachbrenneffekt ist einer der positiven Nebeneffekte einer hohen Trainingsintensität. Wenn man abnehmen möchte, kann der Nachbrenneffekt definitiv hilfreich sein. Man sollte sich damit auseinandersetzen, besonders wenn man ballistische Kettlebell-Übungen, also solche, bei denen die Kettlebell explosiv im Raum beschleunigt wird, oder sonstige hochintensive Workouts durchführt. Auch noch nach dem Training verbrennt man nämlich Kalorien – sogar im Ruhezustand.

## Richtige Technik

Erfolgreiches Kettlebell-Training bedeutet nicht nur, die Übungen mit der richtigen Technik auszuführen, sondern auch, dass man während des Trainings die Umgebung im Blick behält, und zwar nicht nur aus Sicherheitsgründen, sondern auch wegen der Effizienz. Viele der Richtlinien, die für ein verletzungsfreies Training mit Hanteln, Maschinen, Sandsäcken und sonstigem Gerät zu beachten sind, gelten ebenso für Kettlebells. Kettlebells haben allerdings besondere Erfordernisse und Vorteile.

## Sicherheitsregeln

Wie bei allen Krafttrainingsgeräten sollten Sie sich beim Heben immer um Ihre Sicherheit kümmern. Sicherheit bedeutet auch, mental wie körperlich stark genug zu sein, um die nächste Trainingseinheit absolvieren zu können.

Bevor Sie mit dem Kettlebell-Training oder irgendeinem anderen Training beginnen, sollten Sie sich ärztlich untersuchen lassen. Fragen Sie bei der Untersuchung, ob Sie gesund genug sind, um mit Kugelhanteln zu trainieren. Falls Sie Herzprobleme haben, sollten Sie erst mal einen Kardiologen aufsuchen.

Achten Sie auf Ihre Umgebung. Stellen Sie sicher, dass in dem Bereich, in dem Sie trainieren, nichts herumsteht, damit Sie sich ungefährdet bewegen können. Der Platzbedarf richtet sich nach der Übung: Ein Kettlebell Swing ist raumgreifender als beispielsweise eine Kniebeuge. Achten Sie darauf, dass der Boden nicht rutschig ist.

Trainieren Sie am besten barfuß oder tragen Sie Schuhe mit flacher, dünner Sohle und Spielraum für die Zehen. In unseren Füßen funken Tausende von Nervenrezeptoren zum Gehirn. Diese Rezeptoren können besser arbeiten, wenn Sie barfuß trainieren, und das verbessert Gleichgewicht und Koordination. Arbeitsstiefel und Sportschuhe mit dicken Sohlen dämpfen die Mithilfe dieser Rezeptoren beim Kettlebell-Training. Wenn Sie Schuhe tragen müssen, dann wählen Sie welche mit Nullabsatz.

Arbeiten Sie mit der Kettlebell, nicht gegen sie. Wenn Sie beispielsweise beim Get-up oder Press mit einem schweren Gewicht merken, dass die Kettlebell seitlich zu kippen droht, dann fahren Sie nicht einfach fort: Führen Sie die Kettlebell lieber so gut es geht zum Boden. Nehmen Sie dabei Ihren Körper und Ihre Füße so schnell wie möglich aus dem Weg, damit Sie das Gewicht sicher abstellen können.

Befolgen Sie jederzeit sämtliche Sicherheitsregeln. Achten Sie vom Anfang bis zum Schluss auf Ihre Sicherheit, vom Aufheben der Kettlebell über die Ausführung der Übung bis hin zum Ablegen. Machen Sie nicht den Fehler, dass Sie nach einem harten und nahezu perfekten Zehnersatz von Kettlebell-Swings die Kettlebell schlampig hochheben, um sie wegzustellen. Genau dabei verletzt man sich leicht.

Streben Sie Qualität an, nicht Quantität. Diesen Leitspruch kennen alle meine Kettlebell-Schüler in- und auswendig. Qualität ist immer wichtiger als Quantität, vor allem wenn bei einer Ballistik- (explosive Bewegung) oder Grind-Übung (langsame Bewegung, zur Krafterzeugung) Ermüdungserscheinungen auftreten. Quantität ist auch ein wichtiger Aspekt in Bezug auf das Volumen, das wir erreichen wollen. Es ist besser, vier gute Wiederholungen zu machen und den Satz an diesem Punkt zu beenden, als eine fünfte Wiederholung mit schlechter Qualität dranzuhängen. Unser neuromuskuläres System merkt sich dann nämlich die letzte Wiederholung als Modell dafür, wie die Übung bei Erschöpfung auszuführen ist. Trainieren Sie nie bis zum Versagen. Hier treten die meisten Verletzungen auf.

Wenn Ihre Herzfrequenz erhöht ist, sollten Sie in Bewegung bleiben. Wie nach jeder die Herzfrequenz steigernden Anstrengung sollten Sie auch beim Ausruhen, während der

Herzschlag sinkt, in Bewegung bleiben, und sei es nur langsam. So bleibt der Kreislauf in Gang, und das Herz kann das Blut im Körper zirkulieren lassen.

Halten Sie die Wirbelsäule beim Training neutral. Wenn ich meinen Schülern beibringe, wie man richtig hebt, achte ich peinlich genau darauf, dass ihr Rückgrat von der Schädelbasis bis zum Steißbein in einer neutralen Position bleibt. Beim Ausführen der Übungen und beim Heben von Lasten bewegen sich die Hüft- und Schultergelenke, nicht die Wirbelsäule.

Steigern Sie die Trainingsbelastung allmählich und hören Sie dabei auf Ihren gesunden Menschenverstand und auf Ihren Körper. Auch wenn Sie sich wie ein Superheld fühlen, sollten Sie vernünftig bleiben und die beim Training verwendeten Gewichte, Sätze und Wiederholungen nur allmählich steigern. Beständigkeit und Beharrlichkeit sind zwei sehr wichtige Leitwerte beim Krafttraining. Beim Dehnen sollten Sie sich nicht in Körperhaltungen zwingen, an die Sie nicht gewöhnt sind. Flexibilität und Gelenkigkeit wollen nach und nach aufgebaut werden. Zuletzt gilt: Keine Anleitung kann alle Szenarien abdecken. Es gibt keinen Ersatz für das eigene Urteilsvermögen.

## Griffarten

Stellen Sie sich vor, Sie sitzen auf einem Stuhl. Wenn beide Hände mit den Handflächen auf den Knien liegen, sind Ihre Hände proniert. Das Gegenteil ist supiniert: Die Handflächen zeigen nach oben. In der neutralen Position zeigen die Handflächen zueinander, die Daumen nach oben.

## Hüftknick und Hüftimpuls

Ein Kettlebell-Swing beginnt mit der Kettlebell auf dem Boden. Bevor Sie die Kettlebell bewegen, ist die ideale Hüftposition für den Kettlebell-Swing eine gebeugte oder »geknickte« Haltung *(hip hinge)*, bei der sich die Hüften noch über den Knien und unter den Schultern befinden. Das Steißbein würde auf einem Ziffernblatt auf acht Uhr zeigen. Wenn ich Sie bitten würde, so hoch wie möglich zu springen, und Sie vor dem Sprung in die Hocke gingen, dann wäre die Hüfte genau im gleichen Winkel in der gleichen Position.

Der Hüftimpuls oder *hip snap* ist das, was beim Übergang von der gebeugten Hüfte zur Streckung, einer »vertikalen Plank«, am Hüftgelenk passiert. Er endet am oberen Ende des Kettlebell-Swings im aufrechten Stand (Abbildung Seite 21). Stellen Sie sich vor, dass die Hüftgelenke beim explosiven Nach-vorn-Schieben des Beckens in dieser Position »einrasten«. Dies erfordert eine maximale Kontraktion Ihres *Musculus glutaeus maximus*, des stärksten und größten Muskels im Körper.

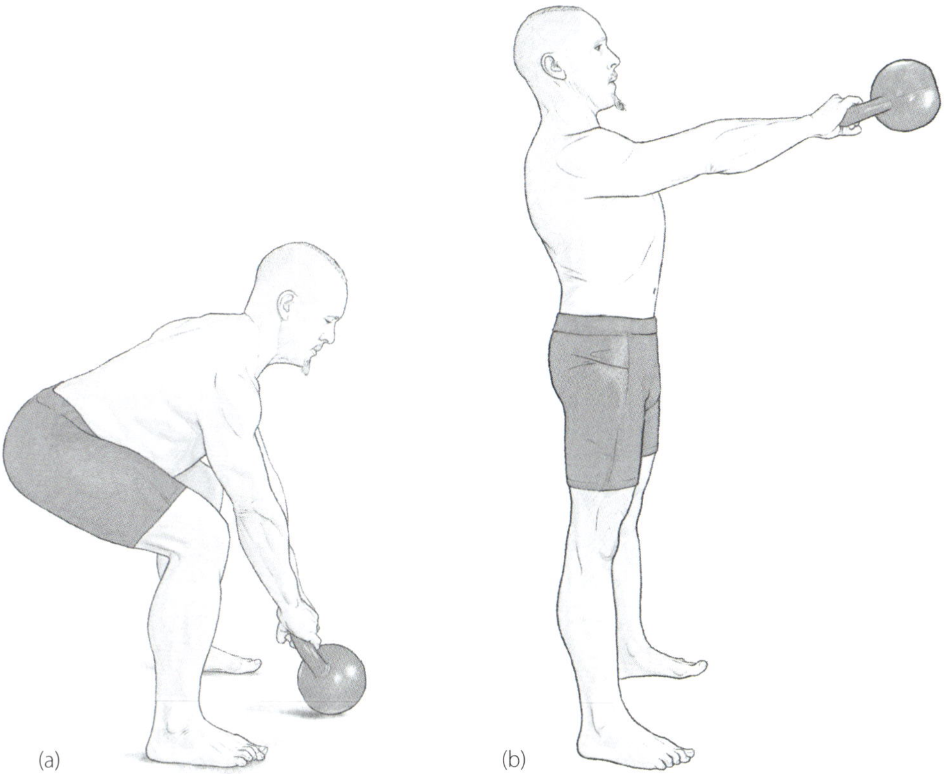


Kettlebell-Swing: *(a)* Hüftknick; *(b)* Hüftimpuls

## Handwechsel beim Swing

Wenn Sie einarmige Swings mit der Kettlebell zwischen den Beinen ausführen, kann die Kettlebell auf zwei verschiedene Arten von der einen Hand in die andere wechseln. Die erste Methode wird als *swing switch* (Schwungwechsel) bezeichnet. Wenn die Kettlebell so weit hoch geschwungen ist, dass der Arm ungefähr parallel zum Boden ist, heben Sie die andere Hand zur Kettlebell, packen den Griff, lassen gleichzeitig die andere Hand los und schwingen dann weiter. Die andere Möglichkeit des Handwechsels besteht darin, die Kettlebell auf dem Boden abzusetzen und loszulassen, sie dann mit der anderen Hand zu greifen und von Neuem in Schwung zu bringen. Die erste Methode, der Handwechsel mitten im Swing, ist vorzuziehen, denn er kommt nicht nur beim Kettlebell-Swing zum Einsatz, sondern auch bei allen anderen Übungen, bei denen schnell die Hände und Seiten gewechselt werden müssen.

## Asymmetrische Last

Bei asymmetrischer Belastung erfährt der Körper während des Trainings unausgewogene Lasten. Kettlebells sind besonders praktisch für die asymmetrische Belastung. Oft sind asymmetrische Lasten nicht gerne gesehen. Aber bei richtiger Ausführung hat diese Belastungsart durchaus Vorteile.

Beim asymmetrischen Training tut man bei der Ausführung der räumlichen Bewegung so, als würde der Körper gleichmäßig belastet, obwohl dies nicht der Fall ist. Wenn man eine Übung mit asymmetrischer Last ausführt, spannen sich bestimmte Muskeln auf einer Körperseite aufgrund der höheren Beanspruchung stärker an als die gleichen Muskeln auf der anderen Seite.

Bei allen Übungen mit asymmetrischer Belastung wird der Rotation, Streckung, Beugung oder Seitbeugung der Wirbelsäule entgegengewirkt. Sobald Sie Übungen mit symmetrischer Last (zum Beispiel beidhändiger Swing) richtig erlernt haben, können Sie zu Übungen mit asymmetrischer Last (zum Beispiel einhändiger Swing) übergehen. Beim Kettlebell-Swing werden Sie feststellen, dass sich der mittlere und kleine Gesäßmuskel sowie der quadratische Lendenmuskel (*Musculus glutaeus medius* und *Musculus glutaeus minimus* sowie *Musculus quadratus lumborum*) auf der gegenüberliegenden Seite stärker anspannen als auf der Seite mit der Schwunghand. Wenn Sie auf beiden Körperseiten asymmetrische, einhändige Swings üben, werden Sie feststellen, dass Ihr beidhändiger Swing stärker wird.

## Atmung

Wer beim Ausführen von Übungen, egal mit welchem Gerät, richtig atmet, hat einige Vorteile, unter anderem bessere Konzentration und geringeres Verletzungsrisiko. Für die richtige Atemtechnik beim Kettlebell-Training sind zwei entscheidende Aspekte das Atmen »hinter dem Schild« und das bewegungssynchrone Atmen.

### »Hinter dem Schild« atmen

Wenn Sie ein Gewicht anheben, müssen Sie die Bauchmuskeln anspannen, um die Wirbelsäule zu schützen und die Kräfte an die richtigen Orte zu übertragen, damit das Heben gelingt. Dabei hilft es, »hinter dem Schild« (das heißt: hinter die angespannten Bauchmuskeln) zu atmen, nicht nur bei Grind-Übungen, sondern auch bei ballistischen Bewegungen.

Mit Grind-Übungen sind Übungen wie Get-up (Kapitel 5) oder Squat (Kapitel 6) gemeint, die in der Regel aus einer langen, körperlich anstrengenden Bewegung von mittlerem Schwierigkeitsgrad und mittlerer bis hoher Intensität bestehen. Die Bewegungsgeschwindigkeit ist niedrig, die Masse hoch. Bei einer ballistischen Übung wie dem Kettlebell-Swing (Kapitel 3) wechselt die Bewegung zwischen Anspannung und Entspannung. Beim Swing lernt man, große Kräfte zu erzeugen und sich dann sofort zu entspannen und den Vorgang zu wiederholen: Anspannung und Entspannung, hin und her. Die Bewegungsgeschwindigkeit ist hoch, die Masse moderat.

Stellen Sie sich das Atmen »hinter dem Schild« so vor, dass Sie auf dem Rücken liegen, während sich jemand auf Ihren Bauch stellt. Um Ihre Organe vor Quetschungen zu schützen, müssen Sie die Bauchmuskeln stark anspannen, dies nennt sich auch Bauchpresse. Um dennoch sprechen zu können, atmen Sie flach, aber doch so viel wie nötig. Falls Sie Herz-Kreislauf-Probleme haben, sollten Sie ärztlichen Rat einholen, bevor Sie diese Art von Training ausprobieren.

### Bewegungssynchron atmen

Bewegungssynchrones Atmen bedeutet, dass man die Ein- und Ausatmung mit den Bewegungen einer Übung synchronisiert. Die meisten Kraftübungen haben eine negative exzentrische Phase, gepaart mit einer positiven konzentrischen Phase.

Eine exzentrische Kontraktion tritt auf, wenn sich der primäre Muskel unter Last verlängert, bespielsweise wenn man beim Squat (Kapitel 6) in die Hocke geht. Eine konzentrische Kontraktion liegt vor, wenn sich der primäre Muskel unter Last verkürzt, etwa beim Aufstehen aus der Hocke.

Bei den meisten Übungen wird während der exzentrischen Phase ein- und während der konzentrischen Phase ausgeatmet. Das ist bewegungssynchrones Atmen. Ich rate dazu, noch ein paar andere Faktoren zu berücksichtigen. Erstens wird das Zwerchfell stärker aktiv, wenn man durch die Nase einatmet. Die Atmung wird dadurch tiefer. Zweitens sollten Sie sich beim Einatmen vorstellen, bis hinunter ins Becken zu atmen. Das Lungengewebe reicht zwar nicht tiefer als bis zum Zwerchfell, aber wenn Sie ins Zwerchfell atmen, spüren Sie es bis in den Beckenboden. Drittens dürfen Sie in der konzentrischen Phase einer Hebebewegung nicht vollständig ausatmen. Wenn Sie dies tun, verlieren Sie den Druck in der Bauchhöhle, der durch das Anspannen der Bauchmuskulatur erzeugt wurde und die Wirbelsäule schützt. Stattdessen sollten Sie am Scheitelpunkt kräftig zischen und die Bauchpresse beibehalten, indem Sie die Bauchdecke weiter anspannen. Mehr hierzu finden Sie im Abschnitt »›Hinter dem Schild‹ atmen«.

## Standbilder

Wenn ich ins Studio käme, während Sie Get-up, Press oder Snatch üben und gerade die obere Position erreicht haben, dürfte ich nicht erkennen können, welche Übung Sie ausführen. Das gefällt mir am Kettlebell-Training so gut: Drei verschiedene Bewegungen enden in genau derselben Position, aber innerhalb einer Sekunde sind es wieder drei unterschiedliche Übungen. Erst in dem Augenblick, in dem Sie die Kettlebell bewegen, würde ich erkennen, welche Übung es ist.

Wenn ich ein Standbild von einer beliebigen Zwischenstufe Ihres Get-up betrachten würde, dürfte ich nicht erkennen können, ob Sie die Kettlebell gerade heben oder senken. Achten Sie bei dieser Übung darauf, dass Sie sowohl beim Aufstehen als auch beim Absenken die korrekte Haltung und richtige Technik wahren.

## Wasserschale

Bei einer Kettlebell-Übung – zum Beispiel beim Double Kettlebell-Front-Squat – handelt es sich in erster Linie um eine Bewegung der Hüft-, Knie- und Sprunggelenke. Die Wirbelsäule, die an der Schädelbasis beginnt und bis zum Steißbein reicht, sollte sich nicht bewegen, wenn man mit einer Last in die Hocke geht. Wenn Ihnen der Stift herunterfällt und Sie sich bücken, um ihn aufzuheben, ist es egal, wie Sie sich dabei krümmen. Wenn Sie jedoch mit zwei 24-Kilogramm-Kettlebells in die Kniebeuge gehen, ist es äußerst wichtig, wie Sie die Wirbelsäule halten.

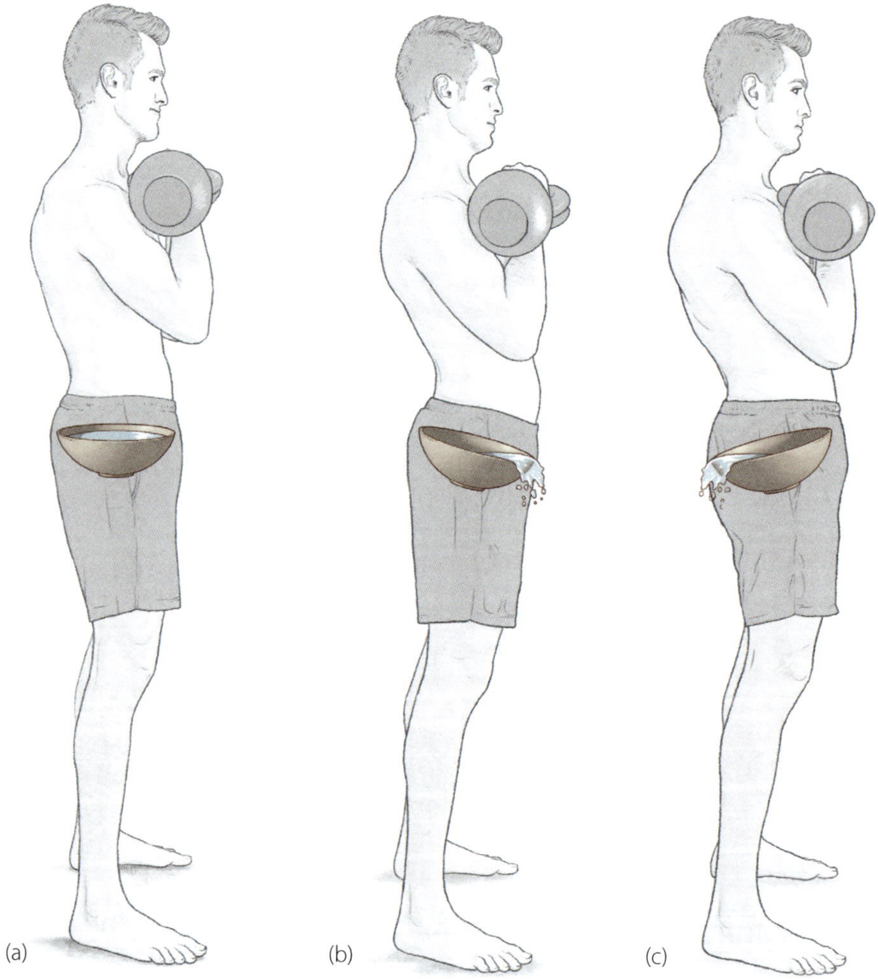


Der Double Kettlebell-Front-Squat mit Wasserschale: *(a)* richtige Position; *(b)* Becken nach hinten gekippt; *(c)* Becken nach vorn geschoben

Wenn Sie vom aufrechten Stand in die tiefe Hocke (mit den Hüften unterhalb der Knie) und wieder zurück in die Vertikale gehen, sollten Brustkorb und Becken übereinandergestapelt bleiben. Stellen Sie sich vor, Ihr Becken wäre eine mit Wasser gefüllte Schale (Abbildung Seite 24). Neigt sich die Schale nach vorn oder nach hinten, läuft das Wasser über. Der Brustkorb sollte immer horizontal über dieser Schale bleiben. Wenn Sie die Schale nach vorn neigen und Wasser verschütten, dann kippt die Vorderseite des Brustkorbs nach oben, während die Lendenwirbelsäule kippt und der untere Rücken gestaucht wird. Dies kann zu Gesundheitsproblemen mit der Lendenwirbelsäule führen. Mit anderen Worten: Bitte kein Wasser verschütten.

## Schultern runter

Schultern rauf oder runter? Das ist hier die Frage!

Mit Shakespeare wenden wir uns einer Bewegung zu, die ich *antishrug* nenne, »Anti-Achselzucken«. Sie fördert nicht nur die Gesundheit der Schultern, sondern stabilisiert auch die ausgeführte Übung ebenso wie die Wirbelsäule. Um die Bewegung zu finden, lasse ich meine Schüler zuerst achselzuckend die Schultern hochziehen und dann das Gegenteil tun: die Schultern bewusst senken. Sie sollen versuchen, im aufrechten Stand mit den Fingern den Boden zu berühren. Für die Gesundheit und die Mechanik des Oberkörpers und der Halswirbelsäule ist es wichtig, dass man den Hals nach oben und die Schultern nach unten zieht.

Wenn man die Schultern bewusst senkt, kontrahiert unter anderem der *Musculus latissimus dorsi*, der breite Rückenmuskel. Dadurch kommt es gleichzeitig zu einer Kontraktion der Bauchmuskeln, was die Stabilisierung der Wirbelsäule durch die thorakolumbale Faszie in der Lendenregion erhöht. Wenn Sie vor den Übungen die Schultern runterziehen, kann ich Ihnen fast garantieren, dass Sie nicht ins Hohlkreuz fallen werden. Der Latissimus drückt auf das Schulterblatt hinab, wodurch die Schultern noch mehr unter Spannung gesetzt werden. Außerdem bringt er das Schultergelenk in eine sichere und gespannte Position, was vor allem beim Heben schwerer Gewichte hilfreich ist. Dass der große Rückenmuskel in dieser Weise funktioniert, trägt dazu bei, Verletzungen zu verringern und die Leistung zu steigern, im Fitnessstudio wie im Alltag. Um die Frage zu beantworten, mit der dieser Abschnitt begann: Schultern runter!

## Schwierigkeitsgrade

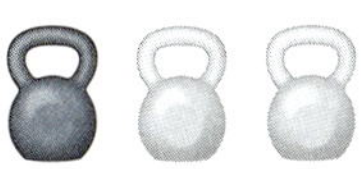

Bei jeder Übungsbeschreibung zeigen drei Kettlebells an, wie die Übung einzuschätzen ist. Sie stellen den Schwierigkeitsgrad der Übung dar: Eine farbige Kettlebell steht für eine Anfängerübung, zwei farbig gezeichnete Kettlebells zeichnen eine Übung für Fortgeschrittene aus und drei farbige Kettlebells stehen für eine Übung für Erfahrene. Am Schwierigkeitsgrad können Sie sich orientieren, wenn Sie Übungen suchen, die zu Ihrem Trainingsstand passen.

## Wie Sie grundsätzlich vorgehen

Wenn Sie bis hierhin gelesen haben, dann blättern Sie bitte zurück und lesen Sie das Kapitel noch einmal. In den nun folgenden Kapiteln wird die richtige Technik für viele Kettlebell-Übungen beschrieben. Diese Übungen werden nicht nur Ihre Kraft steigern, sondern auch Ihre allgemeine Gesundheit verbessern. Die Grundübungen des Kettlebell-Trainings haben zahllose Varianten. Ich empfehle jedoch, zunächst einige Zeit ins Erlernen der Grundbewegungen zu investieren und erst dann zu Varianten zu wechseln, wenn Sie die Grundbewegungen gut beherrschen. Irgendjemand hat mal gesagt, der Hauptunterschied zwischen einem Anfänger und einem Spitzensportler bestehe darin, dass der Spitzensportler die Grundlagen viel besser beherrsche. Im zweiten Kapitel mit dem Thema Deadlift lernen Sie die Grundlagen des Hebens mit Kettlebells sowie des Hebens an sich kennen. Viele der in diesem Buch und gerade auch in diesem Kapitel vermittelten Grundlagen gelten auch für den Umgang mit anderen Geräten wie Langhanteln, Kurzhanteln oder Sandsäcken. Ich wünsche Ihnen viel Kraft!

# 2

# Deadlift

Ganzkörperspannung. Kraft. Latissimus. In diesem Kapitel, dem ersten, in dem konkrete Kettlebell-Übungen vorgestellt werden, geht es um die Ausführung des Kettlebell-Deadlifts. Bevor Sie den Swing oder den Squat lernen, müssen Sie den Deadlift beherrschen. Die Grundbewegung beim Deadlift (deutsch: Kreuzheben) ist immer dieselbe, unabhängig vom verwendeten Gerät – Kugel-, Lang- oder Kurzhantel, Sandsack oder Trap beziehungsweise Hex Bar. All diese Geräte werden im Krafttraining genutzt, besonders bei Bewegungen, bei denen etwas vom Boden gehoben werden muss. Beim Deadlift wird der gesamte Körper angespannt, um das Gewicht vom Boden zu heben, ohne dass eine exzentrische Kontraktion vorausgeht. Letztlich ist es eine sehr einfache Bewegung, die Menschen seit Jahrhunderten ausführen. Die Übung ist sehr nützlich für alle Sportarten, bei denen man aus dem Stillstand heraus viel Kraft entfalten muss.

Beim Deadlift mit der Kettlebell ist das Gewicht aufgrund der Beschaffenheit der Kettlebell selbst begrenzt, denn sie ist ja eine »Kanonenkugel« mit Griff – ein Stück Eisen mit bereits vorgegebener Masse. Wenn Sie das Gewicht erhöhen oder verringern möchten, müssen Sie eine Kettlebell von anderer Größe wählen.

Einer der Vorteile des Kettlebell-Deadlifts besteht darin, dass Sie dabei lernen, wie man eine vertikale Plank unter Last ausführt. Dies sollten Sie verstehen und trainieren, denn in den folgenden Kapiteln kommen wir darauf zurück. Ein weiterer Vorteil ist, dass Sie lernen, wie Sie schon vor der Bewegung die nötige Spannung aufbauen, um die Kettlebell anzuheben.

Eine der Analogien, die ich beim Lehren des Kettlebell-Deadlifts gerne verwende, ist die des Piloten. Piloten gehen vor jedem Flug eine Checkliste durch. Als sie noch lernten, brauchten sie länger, um die Checkliste durchzugehen. Als erfahrene Piloten gehen sie die Checkliste immer noch durch, nur viel schneller. Dasselbe Prinzip gilt beim Kettlebell-Deadlift. Anfangs dauert es vor dem Anheben eine ganze Weile, bis Sie sicher sind, dass alles bereit ist. Am Ende brauchen Sie für das Durchgehen Ihrer mentalen Checkliste vor jeder Wiederholung nur noch eine bis drei Sekunden.

Wenn Sie erst die richtige Technik erlernt haben und die für die Ausführung erforderliche Anspannung erzeugen können, werden Sie merken, dass sich Ihre Körperhaltung bessert, dass Sie mehr Kraft beim Hochheben von Gegenständen haben und dass Sie insgesamt Ihren Körper bei Freizeitaktivitäten und bei Sportarten wie Basketball effizienter einsetzen (Abbildung Seite 29).

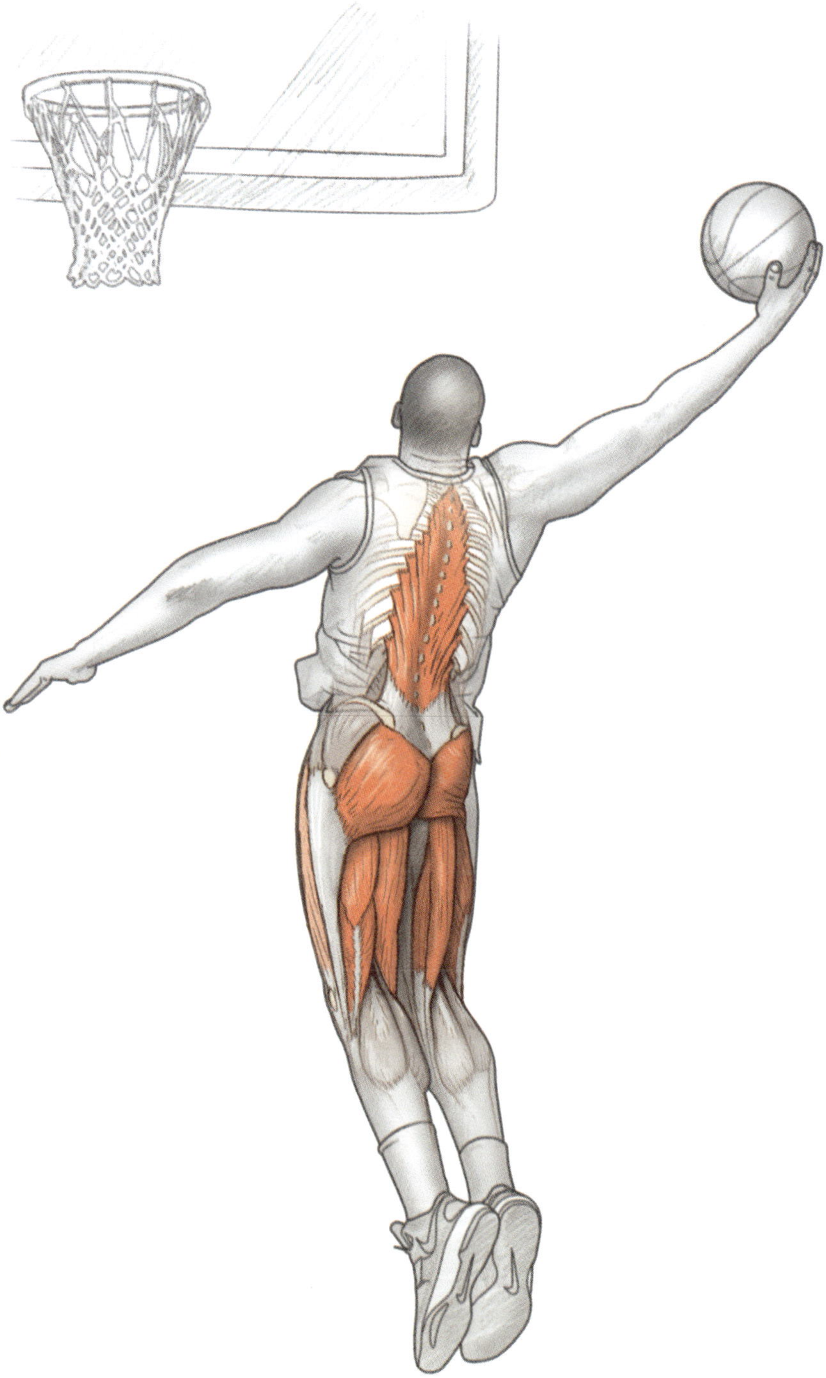

Deadlifts bauen Kraft in der Oberschenkelrückseite auf, was bei Sportarten nützlich ist, die Sprünge erfordern, wie zum Beispiel Basketball.

# Wichtige Aspekte beim Kettlebell-Deadlift

Die Übungen in diesem Kapitel lassen sich in drei Kategorien einteilen:

1. Kettlebell-Deadlift zwischen den Beinen
2. Kettlebell-Deadlift neben den Beinen
3. Deadlift mit einem Bein

Jede Kategorie des Deadlifts bietet ihre eigenen Ansätze, wie sich die richtige Technik am besten erlernen lässt und wie am effizientesten Kraft aufgebaut wird. Zunächst legen wir den Fokus auf die einzelnen Kategorien dieser Übungen.

## Kettlebell-Deadlift zwischen den Beinen

Der Deadlift mit der Kettlebell zwischen den Beinen ist im Allgemeinen die einfachste Übungsform, um die richtige Technik des Kreuzhebens zu erlernen. Bei dieser Ausführungsweise bekommen Sie einiges an Kenntnissen mit: Sie lernen, am oberen Ende des Hebevorgangs die vertikale Plank einzunehmen und zu halten; Sie lernen den richtigen Spannungsaufbau, den Sie später auch bei anderen Kraftübungen einsetzen; und Sie lernen die Ausgangsposition für den Kettlebell-Swing und damit verwandte Bewegungen. Beim einarmigen Kettlebell-Deadlift lernt zudem die Körperseite, auf der keine Kettlebell in der Hand gehalten wird, dennoch hart zu arbeiten und während der gesamten Bewegung die Wirbelsäule gerade zu halten. Beim Kettlebell-Deadlift mit zwei Kettlebells lernen Sie, in jeder Hand eine Kettlebell zu halten, was bei Doppel-Swings und Doppel-Squats nützlich sein wird. Die meisten finden den Deadlift mit der Kettlebell zwischen den Beinen am einfachsten, wenn die Füße etwa hüft- bis schulterbreit auseinanderstehen.

## Kettlebell-Deadlift an der Beinaußenseite

Der Deadlift mit der Kettlebell an der Beinaußenseite wird wie das herkömmliche Kreuzheben mit der Langhantel ausgeführt. Aber anders als beim Langhantel-Kreuzheben werden die Hüft- und Kniegelenke beim Kettlebell-Deadlift ungefähr gleich stark gebeugt. Ähnlich wie beim Kettlebell-Deadlift zwischen den Beinen lernen Sie bei dieser Übung, am oberen Ende des Hebevorgangs in die vertikale Plank zu gehen. Mit zwei schwereren Kettlebells lernen Sie außerdem, die richtige Spannung aufzubauen, was bei anderen Kraftübungen nützlich sein wird. Da Sie in jeder Hand eine Kettlebell halten, müssen Sie die Gesamtlast ausbalancieren. Beim einarmigen Kettlebell-Deadlift, der auch als Koffer-Deadlift bezeichnet wird, weil Sie die Kettlebell an der Beinaußenseite wie einen Koffer halten, lernen Sie, eine asymmetrische Last zu heben und dabei Wirbelsäule, Hüften und Becken in der Mitte zu halten. Da die Kettlebell ein gutes Stück von der Körpermitte entfernt ist, muss die Körperseite, auf der Sie keine Kettlebell greifen, hart arbeiten, um die Wirbelsäule gerade zu halten.

## Deadlift auf einem Bein

Der einbeinige Deadlift ist eine interessante Übung, denn er wird zwar einseitig ausgeführt, trainiert aber den gesamten Körper. Zu den Lektionen des Deadlifts auf einem Bein gehört, dass Sie lernen, dynamisch auf einem Bein zu balancieren, wodurch ganz allgemein das Gleichgewicht und die Stabilität verbessert werden. Sie werden auch merken, dass Ihnen das Balancieren auf einem Bein leichter fällt als auf dem anderen. Da hilft nur Training, um das schwächere Bein zu fördern. Die Übung schult auch die richtige Anspannung und das asymmetrische Arbeiten, was beides bei anderen Kraftübungen gebraucht wird. Wenn Sie beim einbeinigen Deadlift eine Kettlebell verwenden, wird das Standbein durch das zusätzliche Gewicht gekräftigt und das Gleichgewicht durch die größere Herausforderung noch mehr verbessert. Eine weitere Steigerung besteht darin, jeweils eine Kettlebell in jeder Hand zu halten, was die Belastung erhöht und die Kraft und Balancefähigkeit des Standbeins noch weiter steigert.

# Kettlebell-Deadlift zwischen den Beinen

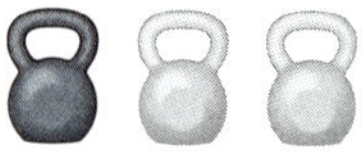

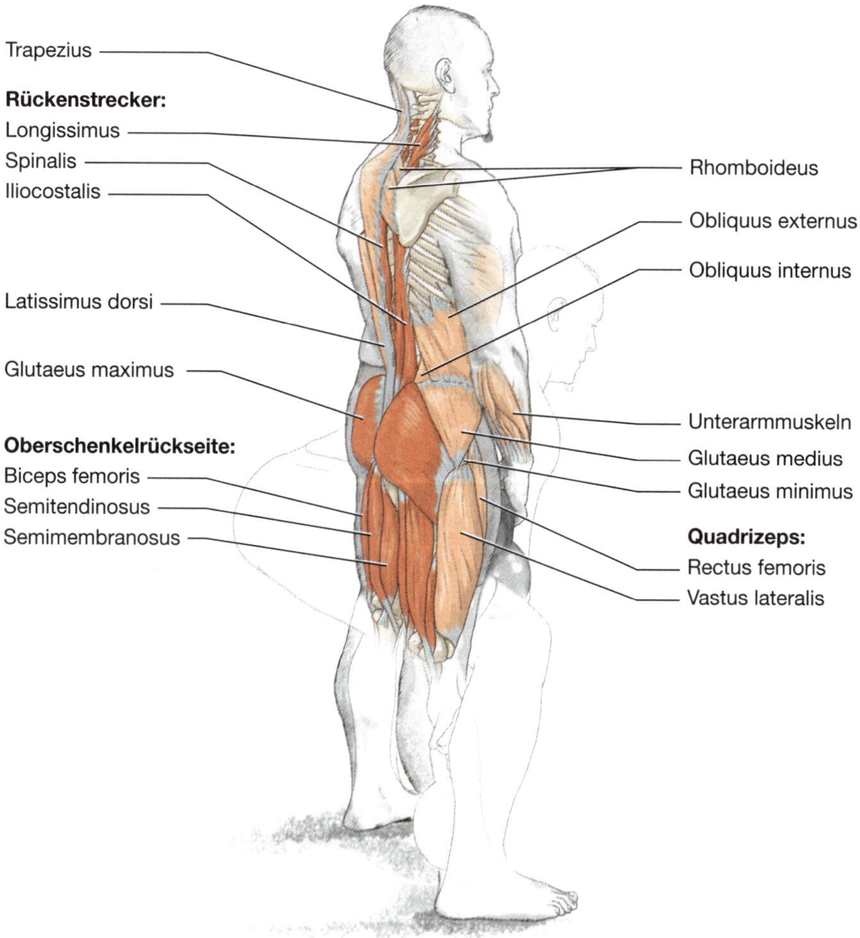


## Ausführung

1. Stellen Sie sich schulterbreit über der Kettlebell auf. Die Zehen zeigen leicht nach außen. Der Griff befindet sich knapp vor den Beinen.
2. Greifen Sie den Kettlebell-Griff mit beiden Händen. Beugen Sie dazu die Hüfte, wobei die Hüfte oberhalb der Knie und unterhalb der Schultern bleibt. In der Oberschenkelrückseite müsste Anspannung zu spüren sein.

3. Greifen Sie mit den Zehen in den Boden. Spannen Sie Latissimus und Bauchmuskeln an und greifen Sie die Kettlebell fest, sodass sich alle dafür nötigen Muskeln anspannen. Kneifen Sie die Gesäßmuskeln zusammen und richten Sie sich mit der Kettlebell bis in den aufrechten Stand auf.
4. Kommen Sie auf dem gleichen Weg in die Ausgangsposition zurück. Beachten Sie alle Anweisungen auch bei der nächsten Wiederholung.

## Beteiligte Muskeln

**Primär:** Rückenstrecker *(Erector spinae)*: *Iliocostalis* (Darmbein-Rippen-Muskel), *Longissimus* (längster Muskel), *Spinalis* (Dornfortsatzmuskel); *Glutaeus maximus* (großer Gesäßmuskel); Oberschenkelrückseite: *Semitendinosus* (halbsehniger Muskel), *Semimembranosus* (halbmembranöser Muskel), *Biceps femoris* (Schenkelbeuger)
**Sekundär:** *Trapezius* (Trapezmuskel), *Rhomboideus major* und *minor* (großer und kleiner Rautenmuskel), *Latissimus dorsi* (breiter Rückenmuskel); Quadrizeps: *Rectus femoris* (gerader Oberschenkelmuskel), *Vastus lateralis, medialis* und *intermedius* (äußerer, innerer und mittlerer breiter Muskel); *Glutaeus medius* und *minimus* (mittlerer und kleiner Gesäßmuskel), *Rectus abdominis* (gerader Bauchmuskel), *Obliquus externus* und *internus* (innerer und äußerer schräger Bauchmuskel), *Transversus abdominis* (quer verlaufender Bauchmuskel); Unterarme: *Flexor carpi ulnaris* (Handbeuger), Fingerbeuger

## Hinweise zur Anatomie

**Handabstand:** Legen Sie beide Hände nebeneinander auf den Griff der Kettlebell. Tun Sie, als wollten Sie den Griff durchbrechen, das aktiviert den Latissimus.
**Griff:** Doppelter Obergriff (proniert, Handrücken nach vorn).
**Stand:** Beine etwa schulterbreit auseinander, die Kettlebell befindet sich zwischen den Beinen. Zehen leicht auswärts gestellt. Knie etwa 60 bis 70 Grad gebeugt.
**Bewegungsbahn:** Die Kettlebell folgt beim Heben und Senken einer geraden Linie dicht am Körper.
**Bewegungsablauf:** Beim Aufstehen mit der Kettlebell Arme gestreckt und Ellbogen steif halten. Die Wirbelsäule bleibt während der gesamten Bewegung gerade und stabil. Rückenstrecker, Bauchmuskeln und Latissimus *(Musculus latissimus dorsi)* sorgen für die Stabilität und Länge der Wirbelsäule, während der große Gesäßmuskel *(Musculus glutaeus maximus)* und die Oberschenkelrückseite die Hüfte strecken. Ziehen Sie die Schultern aktiv nach unten (Schultern von den Ohren wegschieben, statt sie hoch zu den Ohren zu ziehen), damit der Latissimus arbeitet. Zum Aufstehen die Gesäßmuskeln anspannen. Nicht ins Hohlkreuz fallen.

# Kettlebell-Deadlift mit zwei Kettlebells zwischen den Beinen

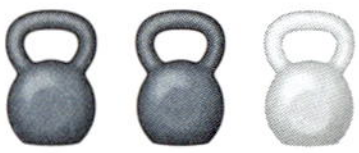

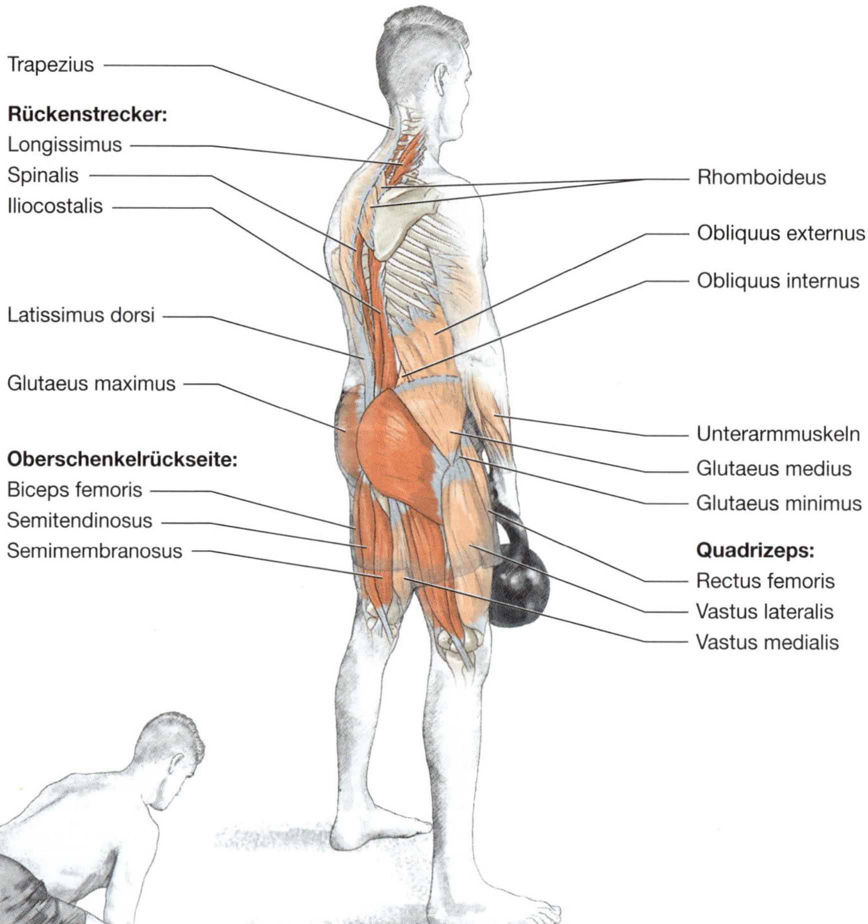


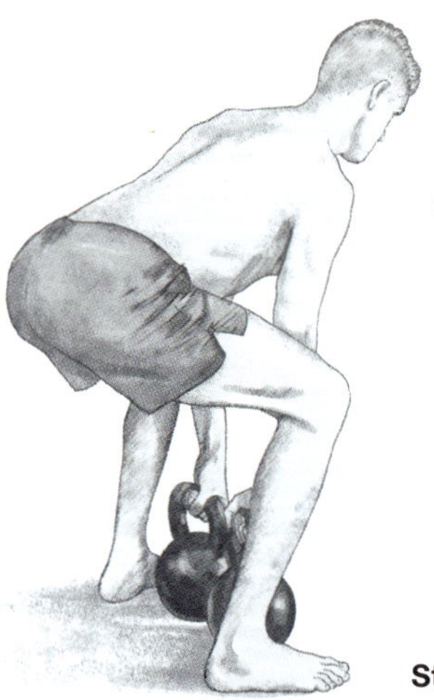

**Startposition**

## Ausführung

1. Stellen Sie sich etwas breiter als schulterbreit über der Kettlebell auf. Die Zehen zeigen leicht nach außen. Die Griffe befinden sich knapp vor den Beinen.
2. Greifen Sie mit jeder Hand einen Kettlebell-Griff. Beugen Sie dazu die Hüfte, wobei die Hüfte oberhalb der Knie und unterhalb der Schultern bleibt. In der Oberschenkelrückseite müsste Anspannung zu spüren sein.
3. Greifen Sie mit den Zehen in den Boden. Spannen Sie Latissimus und Bauchmuskeln an und greifen Sie die Kettlebell fest, sodass sich alle dafür nötigen Muskeln anspannen. Kneifen Sie die Gesäßmuskeln zusammen und richten Sie sich mit den Kettlebells bis in den aufrechten Stand auf.
4. Kommen Sie auf dem gleichen Weg in die Ausgangsposition zurück. Beachten Sie alle Anweisungen auch bei der nächsten Wiederholung.

## Beteiligte Muskeln

**Primär:** Rückenstrecker *(Erector spinae)*: *Iliocostalis* (Darmbein-Rippen-Muskel), *Longissimus* (längster Muskel), *Spinalis* (Dornfortsatzmuskel); *Glutaeus maximus* (großer Gesäßmuskel); Oberschenkelrückseite: *Semitendinosus* (halbsehniger Muskel), *Semimembranosus* (halbmembranöser Muskel), *Biceps femoris* (Schenkelbeuger)
**Sekundär:** *Trapezius* (Trapezmuskel), *Rhomboideus major* und *minor* (großer und kleiner Rautenmuskel), *Latissimus dorsi* (breiter Rückenmuskel); Quadrizeps: *Rectus femoris* (gerader Oberschenkelmuskel), *Vastus lateralis, medialis* und *intermedius* (äußerer, innerer und mittlerer breiter Muskel); *Glutaeus medius* und *minimus* (mittlerer und kleiner Gesäßmuskel), *Rectus abdominis* (gerader Bauchmuskel), *Obliquus externus* und *internus* (innerer und äußerer schräger Bauchmuskel), *Transversus abdominis* (quer verlaufender Bauchmuskel); Unterarme: *Flexor carpi ulnaris* (Handbeuger), Fingerbeuger

## Hinweise zur Anatomie

**Handabstand:** Jede Hand hält einen Kettlebell-Griff.
**Griff:** Jeweils Obergriff (proniert, Handrücken nach vorn).
**Stand:** Beine etwas mehr als schulterbreit auseinander, die Kettlebells befinden sich zwischen den Beinen. Zehen leicht auswärts gerichtet. Knie gebeugt.
**Bewegungsbahn:** Die Kettlebell folgt beim Heben und Senken einer geraden Linie dicht am Körper.
**Bewegungsablauf:** Beim Aufstehen mit den Kettlebells Arme gestreckt und Ellbogen steif halten. Die Wirbelsäule bleibt während der gesamten Bewegung gerade und stabil. Rückenstrecker, Bauchmuskeln und Latissimus *(Musculus latissimus dorsi)* halten die Wirbelsäule stabil und gestreckt, während der große Gesäßmuskel *(Musculus glutaeus maximus)* und die Oberschenkelrückseite die Hüfte strecken. Ziehen Sie die Schultern aktiv nach unten, damit der Latissimus arbeitet. Zum Aufstehen die Gesäßmuskeln anspannen. Nicht ins Hohlkreuz fallen.

# Einhändiger Kettlebell-Deadlift zwischen den Beinen

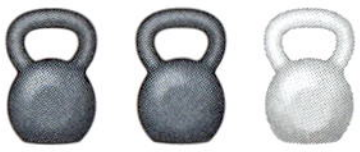

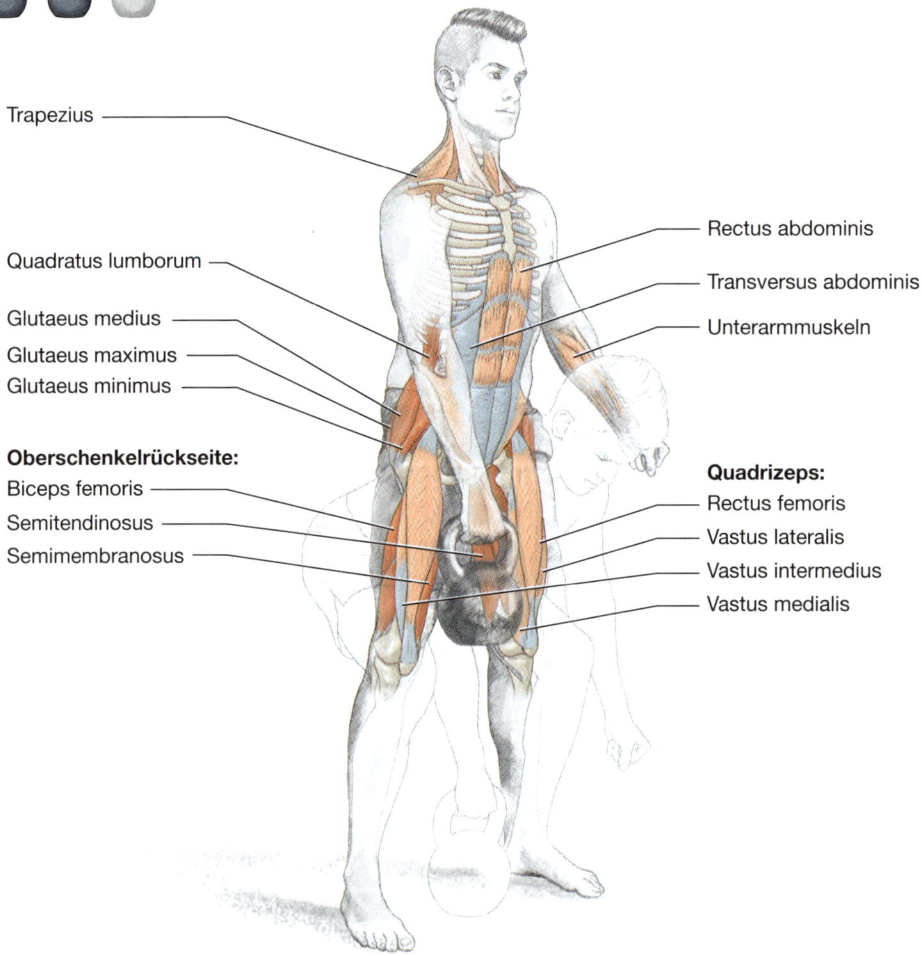


## Ausführung

1. Stellen Sie sich schulterbreit über der Kettlebell auf. Die Zehen sind leicht auswärts gerichtet. Der Kettlebell-Griff befindet sich direkt vor den Beinen.
2. Greifen Sie mit einer Hand den Kettlebell-Griff. Beugen Sie dazu die Hüfte, wobei die Hüfte oberhalb der Knie und unterhalb der Schultern bleibt. Die andere Hand bleibt neben dem Griff. In der Oberschenkelrückseite müsste Anspannung zu spüren sein.

3. Greifen Sie mit den Zehen in den Boden. Spannen Sie Latissimus und Bauchmuskeln an und greifen Sie die Kettlebell so fest, dass sich alle dafür nötigen Muskeln anspannen. Kneifen Sie die Gesäßmuskeln zusammen und richten Sie sich mit den Kettlebells bis in den aufrechten Stand auf. Widerstehen Sie der Kraft, die den Oberkörper beim Aufstehen zur Seite ziehen möchte.
4. Kommen Sie auf dem gleichen Weg in die Ausgangsposition zurück. Beachten Sie alle Anweisungen auch bei der nächsten Wiederholung. Nach dem kompletten Satz wechseln Sie die Kettlebell in die andere Hand.

## Beteiligte Muskeln

**Primär:** Rückenstrecker *(Erector spinae)*: *Iliocostalis* (Darmbein-Rippen-Muskel), *Longissimus* (längster Muskel), *Spinalis* (Dornfortsatzmuskel); *Glutaeus maximus, medius* und *minimus* (großer, mittlerer und kleiner Gesäßmuskel); Oberschenkelrückseite: *Semitendinosus* (halbsehniger Muskel), *Semimembranosus* (halbmembranöser Muskel), *Biceps femoris* (Schenkelbeuger); *Quadratus lumborum* (quadratischer Lendenmuskel)
**Sekundär:** *Trapezius* (Trapezmuskel), *Rhomboideus major* und *minor* (großer und kleiner Rautenmuskel), *Latissimus dorsi* (breiter Rückenmuskel); Quadrizeps: *Rectus femoris* (gerader Oberschenkelmuskel), *Vastus lateralis, medialis* und *intermedius* (äußerer, innerer und mittlerer breiter Muskel); *Rectus abdominis* (gerader Bauchmuskel), *Obliquus externus* und *internus* (innerer und äußerer schräger Bauchmuskel), *Transversus abdominis* (quer verlaufender Bauchmuskel); Unterarme: *Flexor carpi ulnaris* (Handbeuger), Fingerbeuger

## Hinweise zur Anatomie

**Handabstand:** Eine Hand hält den Griff der Kettlebell. Die andere Hand bleibt neben dem Griff, um zu Beginn und während der gesamten Bewegung die richtige Körper- und Rumpfhaltung zu gewährleisten.
**Griff:** Einfacher Obergriff (proniert, Handrücken nach oben).
**Stand:** Die Beine stehen etwa schulterbreit auseinander, die Kettlebell ist dazwischen platziert. Die Zehen zeigen leicht nach außen, die Knie sind leicht gebeugt.
**Bewegungsbahn:** Die Kettlebell folgt beim Heben und Senken einer geraden Linie dicht am Körper.
**Bewegungsablauf:** Beim Aufstehen mit der Kettlebell den Arm gestreckt und Ellbogen steif halten. Die Wirbelsäule bleibt während der gesamten Bewegung gerade und stabil. Rückenstrecker, Bauchmuskeln und Latissimus halten die Wirbelsäule stabil und gestreckt, während der große Gesäßmuskel und die Oberschenkelrückseite die Hüfte strecken. Ziehen Sie die Schultern aktiv nach unten, damit der Latissimus arbeitet. Zum Aufstehen die Gesäßmuskeln anspannen. Nicht ins Hohlkreuz fallen.

# Kettlebell-Deadlift mit zwei Kettlebells neben den Beinen

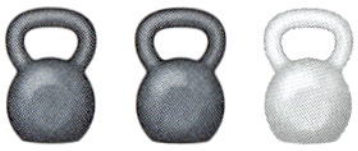

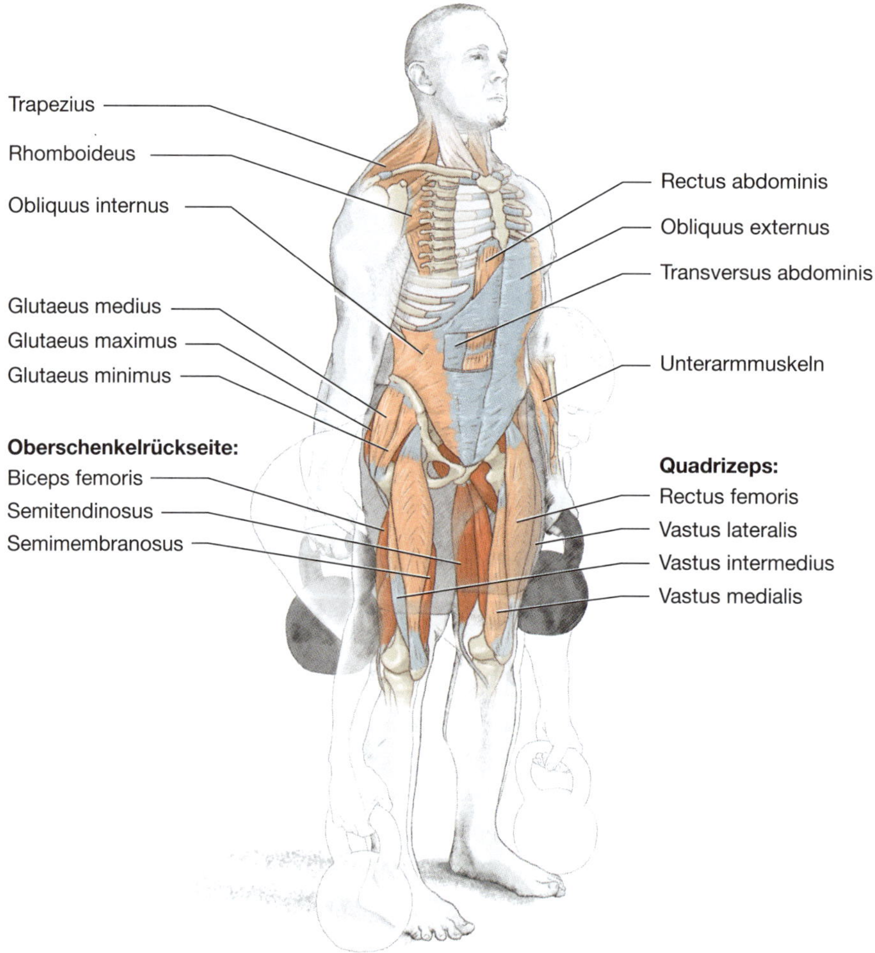

## Ausführung

1. Stellen Sie sich schulterbreit hin und platzieren Sie die Kettlebells außen neben den Fußknöcheln. Die Zehen zeigen leicht nach außen.
2. Greifen Sie mit jeder Hand einen Kettlebell-Griff. Beugen Sie dazu die Hüfte, wobei die Hüfte oberhalb der Knie und unterhalb der Schultern bleiben. In der Oberschenkelrückseite müsste Anspannung zu spüren sein.
3. Greifen Sie mit den Zehen in den Boden. Spannen Sie Latissimus und Bauchmuskeln an und greifen Sie die Kettlebells so fest, dass sich alle dafür nötigen Muskeln anspannen. Kneifen Sie die Gesäßmuskeln zusammen und richten Sie sich mit den Kettlebells bis in den aufrechten Stand auf.
4. Kommen Sie auf dem gleichen Weg in die Ausgangsposition zurück. Beachten Sie alle Anweisungen auch bei der nächsten Wiederholung.

## Beteiligte Muskeln

**Primär:** Rückenstrecker *(Erector spinae)*: *Iliocostalis* (Darmbein-Rippen-Muskel), *Longissimus* (längster Muskel), *Spinalis* (Dornfortsatzmuskel); *Glutaeus maximus* (großer Gesäßmuskel); Oberschenkelrückseite: *Semitendinosus* (halbsehniger Muskel), *Semimembranosus* (halbmembranöser Muskel), *Biceps femoris* (Schenkelbeuger)
**Sekundär:** *Trapezius* (Trapezmuskel), *Rhomboideus major* und *minor* (großer und kleiner Rautenmuskel), *Latissimus dorsi* (breiter Rückenmuskel); Quadrizeps: *Rectus femoris* (gerader Oberschenkelmuskel), *Vastus lateralis, medialis* und *intermedius* (äußerer, innerer und mittlerer breiter Muskel); *Glutaeus medius* und *minimus* (mittlerer und kleiner Gesäßmuskel), *Rectus abdominis* (gerader Bauchmuskel), *Obliquus externus* und *internus* (innerer und äußerer schräger Bauchmuskel), *Transversus abdominis* (quer verlaufender Bauchmuskel); Unterarme: *Flexor carpi ulnaris* (Handbeuger), Fingerbeuger

## Hinweise zur Anatomie

**Handabstand:** Jede Hand hält einen Kettlebell-Griff.
**Griff:** Neutraler Griff.
**Stand:** Die Beine stehen schulterbreit auseinander, die Kettlebells befinden sich neben den Fußknöcheln. Zehen leicht auswärts. Knie leicht gebeugt.
**Bewegungsbahn:** Die Kettlebell folgt beim Heben und Senken einer geraden Linie dicht am Körper.
**Bewegungsablauf:** Beim Aufstehen mit den Kettlebells Arme gestreckt und Ellbogen steif halten. Die Wirbelsäule bleibt während der gesamten Bewegung gerade und stabil. Rückenstrecker, Bauchmuskeln und Latissimus stabilisieren und strecken die Wirbelsäule, während der große Gesäßmuskel und die Oberschenkelrückseite die Hüfte strecken. Schultern runter, damit der Latissimus arbeitet. Zum Aufstehen die Gesäßmuskeln anspannen. Nicht ins Hohlkreuz gehen.

# Einhändiger Kettlebell-Deadlift neben den Beinen (Koffer-Deadlift)

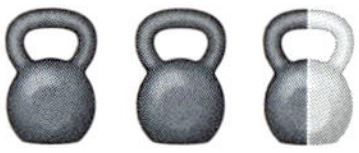

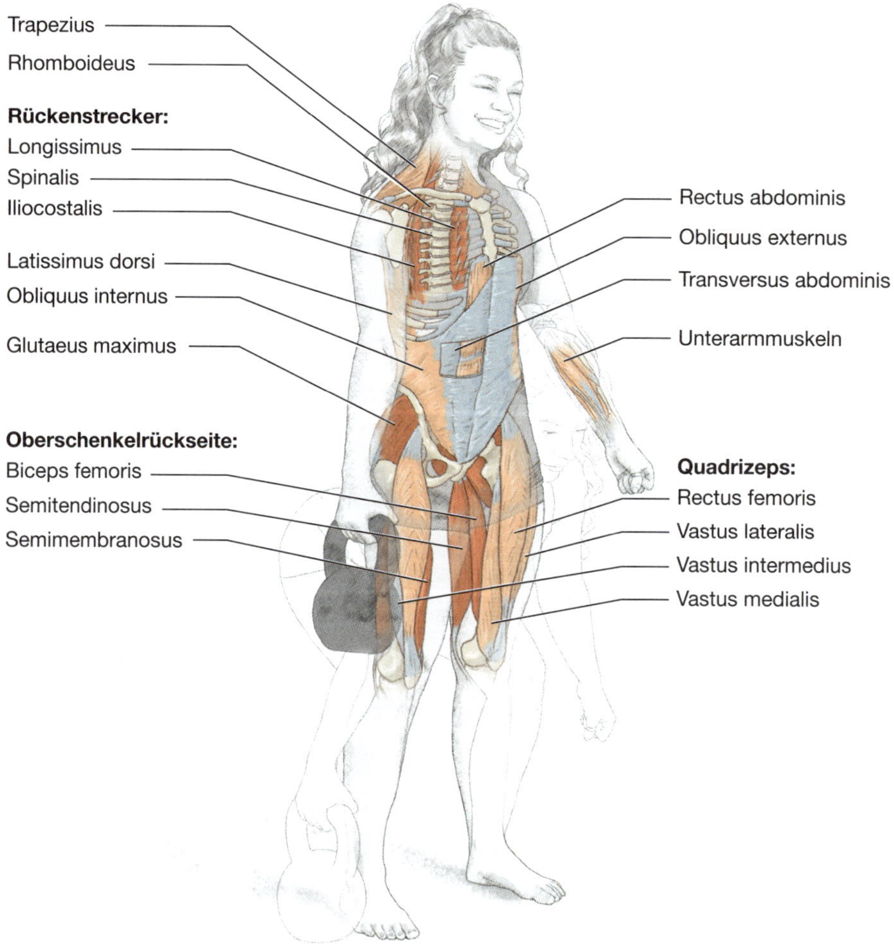


## Ausführung

1. Stellen Sie sich schulterbreit hin und platzieren Sie die Kettlebell außen neben einem Fußknöchel. Die Zehen zeigen leicht nach außen.
2. Greifen Sie den Kettlebell-Griff mit einer Hand. Beugen Sie dazu die Hüfte, wobei die Hüfte oberhalb der Knie und unterhalb der Schultern bleibt. Halten Sie die andere Hand

neben dem Körper in einer ähnlichen Stellung, als ob sie auch eine Kettlebell halten würde. In der Oberschenkelrückseite müsste Anspannung zu spüren sein.

3. Greifen Sie mit den Zehen in den Boden. Spannen Sie Latissimus und Bauchmuskeln an und greifen Sie die Kettlebell so fest, dass sich alle dafür nötigen Muskeln anspannen. Kneifen Sie die Gesäßmuskeln zusammen und richten Sie sich mit den Kettlebells bis in den aufrechten Stand auf.
4. Kommen Sie auf dem gleichen Weg in die Ausgangsposition zurück. Beachten Sie alle Anweisungen auch bei der nächsten Wiederholung.

## Beteiligte Muskeln

**Primär:** Rückenstrecker *(Erector spinae)*: *Iliocostalis* (Darmbein-Rippen-Muskel), *Longissimus* (längster Muskel), *Spinalis* (Dornfortsatzmuskel); *Glutaeus maximus, medius* und *minimus* (großer, mittlerer und kleiner Gesäßmuskel); Oberschenkelrückseite: *Semitendinosus* (halbsehniger Muskel), *Semimembranosus* (halbmembranöser Muskel), *Biceps femoris* (Schenkelbeuger); *Quadratus femoris* (quadratischer Schenkelmuskel)

**Sekundär:** *Trapezius* (Trapezmuskel), *Rhomboideus major* und *minor* (großer und kleiner Rautenmuskel), *Latissimus dorsi* (breiter Rückenmuskel); Quadrizeps: *Rectus femoris* (gerader Oberschenkelmuskel), *Vastus lateralis, medialis* und *intermedius* (äußerer, innerer und mittlerer breiter Muskel); *Rectus abdominis* (gerader Bauchmuskel), *Obliquus externus* und *internus* (innerer und äußerer schräger Bauchmuskel), *Transversus abdominis* (quer verlaufender Bauchmuskel); Unterarme: *Flexor carpi ulnaris* (Handbeuger), Fingerbeuger

## Hinweise zur Anatomie

**Handabstand:** Eine Hand hält den Griff der Kettlebell. Die andere Hand nimmt neben dem Körper eine ähnliche Stellung ein, als ob sie auch eine Kettlebell halten würde.

**Griff:** Einfacher Obergriff (Handrücken nach außen).

**Stand:** Die Beine stehen etwa schulterbreit auseinander, mit der Kettlebell dazwischen. Die Zehen zeigen leicht nach außen, die Knie sind leicht gebeugt.

**Bewegungsbahn:** Die Kettlebell folgt beim Heben und Senken einer geraden Linie dicht am Körper.

**Bewegungsablauf:** Beim Aufstehen mit der Kettlebell Arme gestreckt und Ellbogen steif halten. Die Wirbelsäule bleibt während der gesamten Bewegung gerade und gestreckt. Rückenstrecker, Bauchmuskeln und Latissimus stabilisieren und strecken die Wirbelsäule, während der große Gesäßmuskel und die Oberschenkelrückseite die Hüfte strecken. Ziehen Sie die Schultern aktiv nach unten, damit der Latissimus arbeitet. Zum Aufstehen die Gesäßmuskeln anspannen. Nicht ins Hohlkreuz fallen.

# Einbeiniger Bodyweight-Deadlift

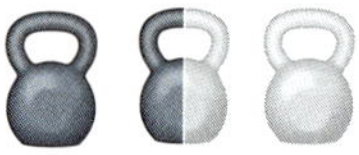

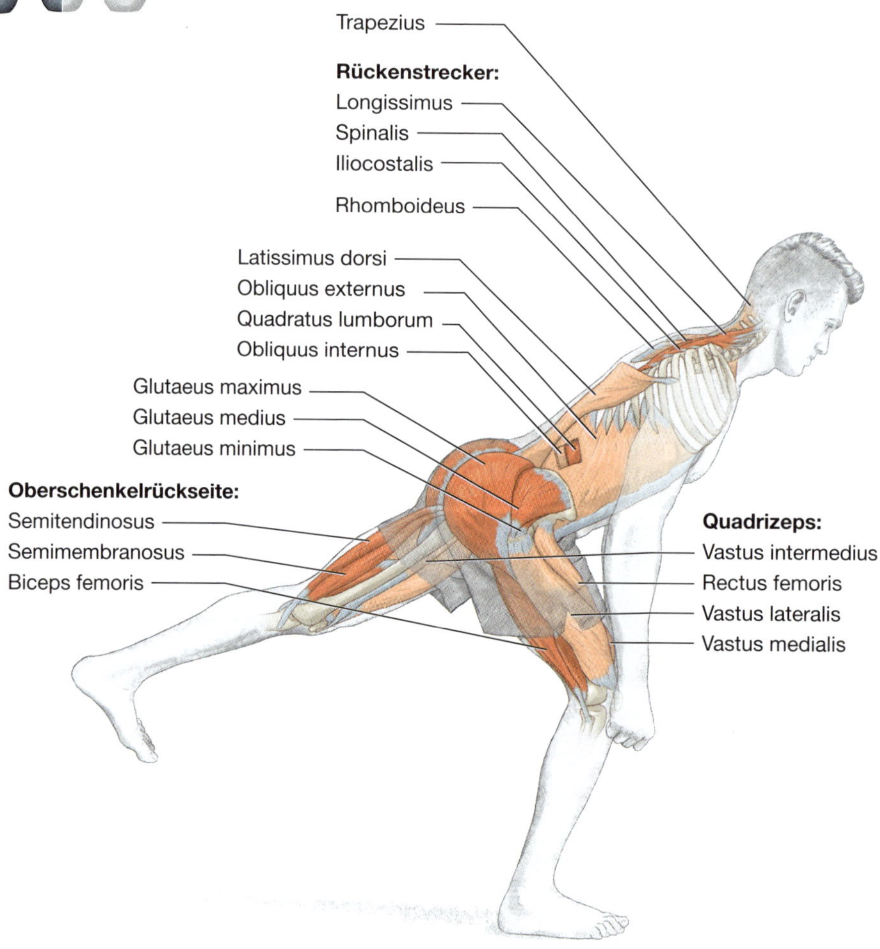


## Ausführung

1. Bei dieser Übung wird keine Kettlebell verwendet, aber sie ist der erste Schritt auf dem Weg zum einbeinigen Deadlift mit einer Kettlebell. Sie sollten erst dann eine Kettlebell dazunehmen, wenn Sie diese Übung gut beherrschen. Stellen Sie sich auf einen Fuß, spannen Sie die Bauchmuskeln an und beugen Sie sich aus der Hüfte heraus nach vorn, bis Sie in der Oberschenkelrückseite des Standbeins maximale Spannung spüren. Heben Sie dabei ein Bein gestreckt nach hinten an. Das Spielbein sollte eine gerade Linie mit dem Oberkörper – vom Ohr bis zum Knöchel – bilden.

2. Greifen Sie mit den Zehen in den Boden. Spannen Sie Latissimus und Bauchmuskeln an und kneifen Sie die Gesäßmuskeln auf der Spielbeinseite zusammen. Winkeln Sie den Fuß des Spielbeins an, sodass die Zehen Richtung Boden zeigen, und schieben Sie die Ferse von sich weg.
3. Halten Sie Schulter und Becken während des Hebens und Senkens waagerecht und symmetrisch. Versuchen Sie, mit den Händen den Boden zu berühren, ohne dabei die Ausrichtung der Wirbelsäule zu verändern.
4. Stemmen Sie den Fuß des Standbeins gegen den Boden und halten Sie das Knie circa 5 bis 15 Grad gebeugt. Richten Sie den Oberkörper wieder nach oben auf. Nachdem Sie alle Wiederholungen mit einem Bein ausgeführt haben, wechseln Sie zum anderen Bein.

## Beteiligte Muskeln

**Primär:** Rückenstrecker *(Erector spinae)*: *Iliocostalis* (Darmbein-Rippen-Muskel), *Longissimus* (längster Muskel), *Spinalis* (Dornfortsatzmuskel); *Glutaeus maximus, medius* und *minimus* (großer, mittlerer und kleiner Gesäßmuskel); Oberschenkelrückseite: *Semitendinosus* (halbsehniger Muskel), *Semimembranosus* (halbmembranöser Muskel), *Biceps femoris* (Schenkelbeuger); *Quadratus lumborum* (quadratischer Lendenmuskel)
**Sekundär:** *Trapezius* (Trapezmuskel), *Rhomboideus major* und *minor* (großer und kleiner Rautenmuskel), *Latissimus dorsi* (breiter Rückenmuskel); Quadrizeps: *Rectus femoris* (gerader Oberschenkelmuskel), *Vastus lateralis, medialis* und *intermedius* (äußerer, innerer und mittlerer breiter Muskel); *Rectus abdominis* (gerader Bauchmuskel), *Obliquus externus* und *internus* (innerer und äußerer schräger Bauchmuskel), *Transversus abdominis* (quer verlaufender Bauchmuskel)

## Hinweise zur Anatomie

**Stand:** Auf einem Bein.
**Bewegungsbahn:** Das Spielbein bildet eine gerade Linie mit dem Oberkörper – vom Ohr bis zum Knöchel. Winkeln Sie während der Bewegung den Fuß des Spielbeins an, sodass die Zehen Richtung Boden zeigen.
**Bewegungsablauf:** Die Wirbelsäule bleibt während der gesamten Bewegung gerade und gestreckt. Da dies eine Hüftbeuge auf einem Bein ist, sollte die Bewegung aus der Hüfte heraus erfolgen. Bauchmuskeln und Latissimus halten die Wirbelsäule stabil und gerade, während der große Gesäßmuskel und die Oberschenkelrückseite die Hüfte strecken. Gesäßmuskeln auf der Standbeinseite anspannen, um aufzustehen.

## Varianten

### Eineinhalbbeiniger Bodyweight-Deadlift

Diese Übung ist eine Abwandlung des einbeinigen Bodyweight Deadlift. Stellen Sie sich mit hüftbreit auseinanderstehenden Füßen hin. Setzen Sie einen Fuß so nach hinten, dass die Zehen auf gleicher Höhe mit der Ferse des anderen Fußes sind. Führen Sie die Übung wie den einbeinigen Bodyweight Deadlift aus, aber belasten Sie den hinteren Fuß leicht auf den Zehen. Wenn Ihnen die Übung leichter fällt, heben Sie hin und wieder die Zehen vom Boden ab oder tippen Sie damit auf den Boden, sodass die Muskeln des Standbeins mehr Last abbekommen. Wenn Sie bereit sind, können Sie eine Kettlebell dazunehmen, die Sie mit der zum hinten aufgestellten Bein gleichseitigen Hand halten.

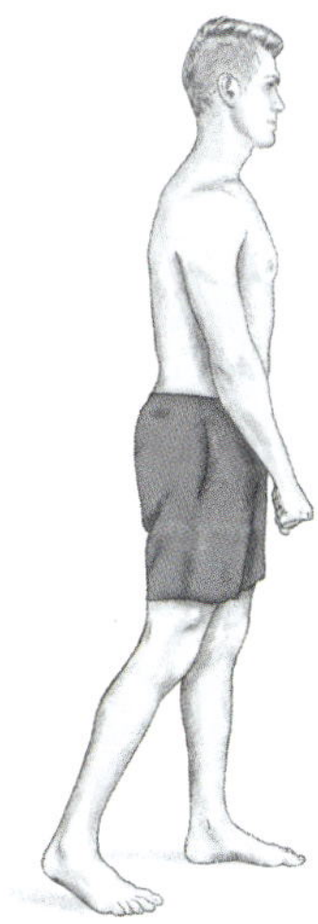

Eineinhalbbeiniger Bodyweight Deadlift

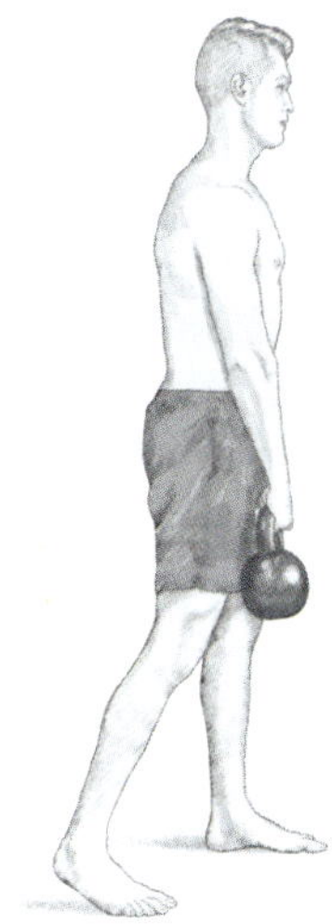

Eineinhalbbeiniger Deadlift mit einer Kettlebell

### Einbeiniger Bodyweight Deadlift mit geschlossenen Augen

Bei dieser Variante für Fortgeschrittene schließen Sie die Augen. Führen Sie die gesamte Bewegung langsam aus. Diese Variante trainiert das Standbein und seine anatomische Kette noch stärker.

# Einbeiniger Deadlift mit einer Kettlebell

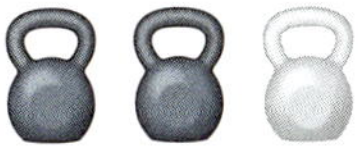

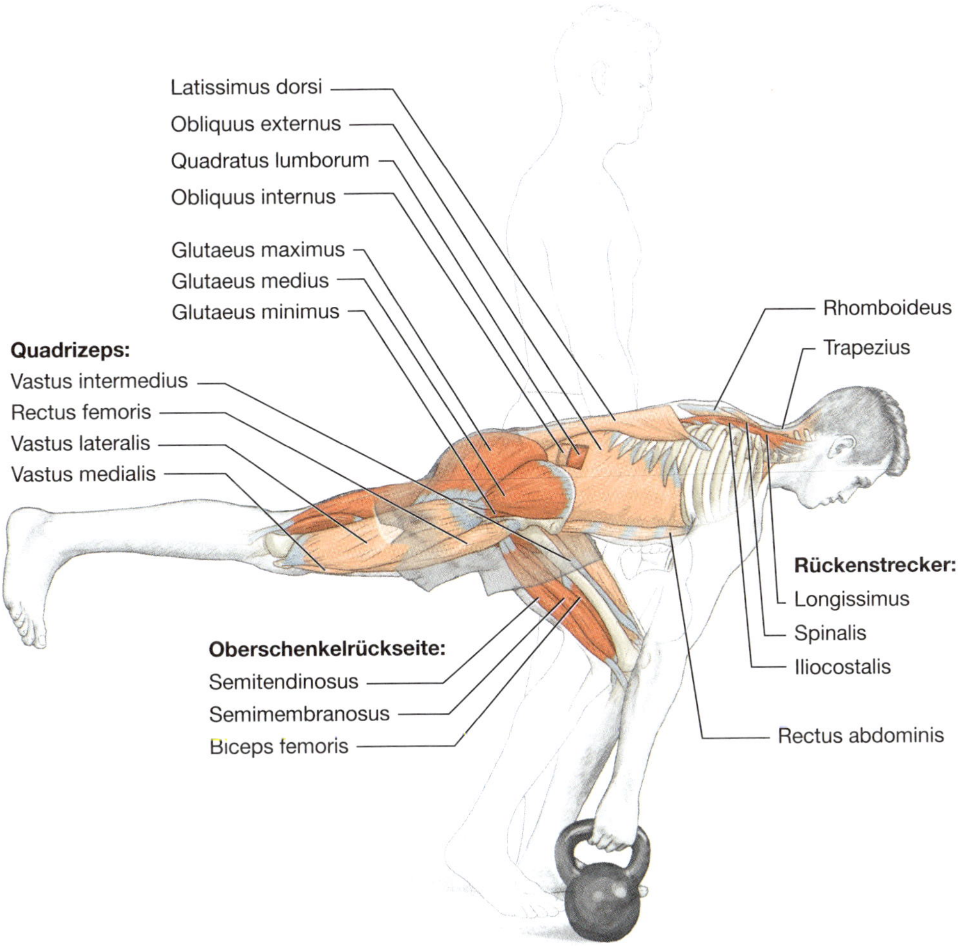

## Ausführung

1. Stellen Sie sich mit der Kettlebell zwischen den Füßen hin. Heben Sie die Kettlebell mit einem einarmigen Deadlift vom Boden an. Wenn Sie dabei das rechte Bein nach hinten anheben, dann greifen Sie die Kettlebell mit der rechten Hand.
2. Stützen Sie das Spielbein auf den Zehenspitzen hinter sich ab. Führen Sie die gleiche Bewegung aus wie beim einbeinigen Bodyweight Deadlift, indem Sie sich aus der Hüfte nach vorn beugen und das Spielbein nach hinten heben. Das Spielbein bildet eine gerade Linie mit dem Oberkörper – vom Ohr bis zum Knöchel.
3. Greifen Sie mit den Zehen in den Boden. Spannen Sie Latissimus und Bauchmuskeln an und kneifen Sie die Gesäßmuskeln auf der Spielbeinseite zusammen. Winkeln Sie den Fuß des Spielbeins an, sodass die Zehen Richtung Boden zeigen, und schieben Sie die Ferse von sich weg.
4. Halten Sie Schulter und Becken während des Hebens und Senkens waagerecht und symmetrisch.
5. Stemmen Sie den Fuß des Standbeins gegen den Boden und halten Sie das Knie etwa 5 bis 15 Grad gebeugt.
6. Tippen Sie mit der Kettlebell auf den Boden oder stellen Sie sie eine Sekunde ab, bevor Sie sich wieder aufrichten. Nachdem Sie alle Wiederholungen mit einem Bein ausgeführt haben, wechseln Sie zum anderen Bein.

## Beteiligte Muskeln

**Primär:** Rückenstrecker *(Erector spinae)*: *Iliocostalis* (Darmbein-Rippen-Muskel), *Longissimus* (längster Muskel), *Spinalis* (Dornfortsatzmuskel); *Glutaeus maximus, medius* und *minimus* (großer, mittlerer und kleiner Gesäßmuskel); Oberschenkelrückseite: *Semitendinosus* (halbsehniger Muskel), *Semimembranosus* (halbmembranöser Muskel), *Biceps femoris* (Schenkelbeuger); *Quadratus lumborum* (quadratischer Lendenmuskel)
**Sekundär:** *Trapezius* (Trapezmuskel), *Rhomboideus major* und *minor* (großer und kleiner Rautenmuskel), *Latissimus dorsi* (breiter Rückenmuskel); Quadrizeps: *Rectus femoris* (gerader Oberschenkelmuskel), *Vastus lateralis, medialis* und *intermedius* (äußerer, innerer und mittlerer breiter Muskel); *Rectus abdominis* (gerader Bauchmuskel), *Obliquus externus* und *internus* (innerer und äußerer schräger Bauchmuskel), *Transversus abdominis* (quer verlaufender Bauchmuskel)

## Hinweise zur Anatomie

**Handabstand und Griff:** Die Hand auf der Seite des Spielbeins hält die Kettlebell in einem neutralen Griff.

**Stand:** Auf einem Bein.

**Bewegungsbahn:** Das Spielbein bildet eine gerade Linie mit dem Oberkörper – vom Ohr bis zum Knöchel. Winkeln Sie während der Bewegung den Fuß des Spielbeins an, sodass die Zehen Richtung Boden zeigen.

**Bewegungsablauf:** Die Wirbelsäule bleibt während der gesamten Bewegung gerade und stabil. Da dies eine Hüftbeuge auf einem Bein ist, sollte die Bewegung aus der Hüfte heraus erfolgen. Bauchmuskeln und Latissimus halten die Wirbelsäule stabil und gerade, während der große Gesäßmuskel und die Oberschenkelrückseite auf der Standbeinseite die Hüfte strecken. Gesäßmuskeln auf der Standbeinseite anspannen, um aufzustehen.

## Variante

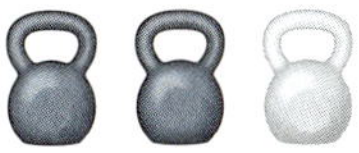

### Einbeiniger Kettlebell-Deadlift von unten

Die eben beschriebene Übung beginnt im aufrechten Stand, die Kettlebell wurde mit beiden Beinen am Boden angehoben. Sie können zur Abwechslung auch aus der unteren Position beginnen. Bringen Sie Stand- und Spielbein in Position und greifen Sie nach der Kettlebell. Halten Sie dabei die Wirbelsäule korrekt ausgerichtet. Heben Sie die Kettlebell im Deadlift nach oben und senken Sie sie dann wieder auf den Boden, wobei Sie sie entweder nur auf den Boden tippen oder kurz absetzen können.

# Einbeiniger Kettlebell-Deadlift mit zwei Kettlebells

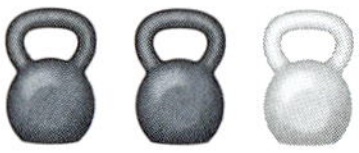

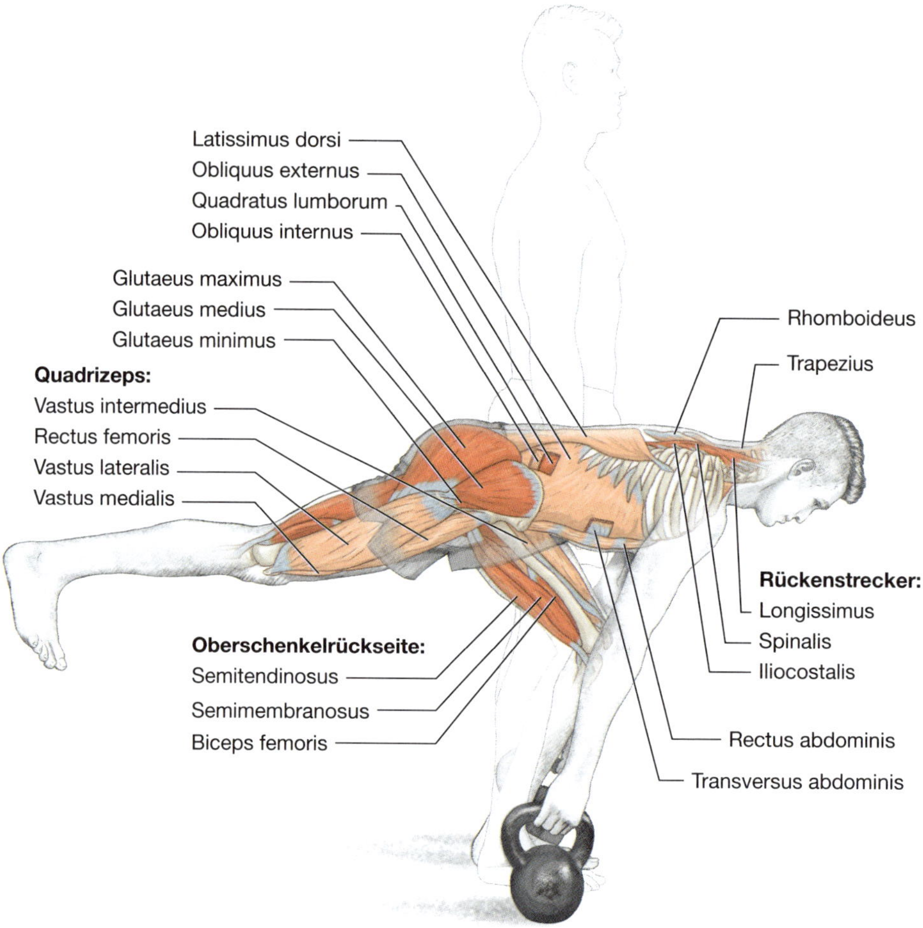

## Ausführung

1. Platzieren Sie die Kettlebells zwischen den Füßen. Neigen Sie sich im Deadlift nach vorn und heben Sie beide Kettlebells an.
2. Stützen Sie das Spielbein auf den Zehenspitzen hinter sich ab. Führen Sie die gleiche Bewegung aus wie beim einbeinigen Bodyweight Deadlift, indem Sie sich mit der Hüfte aus dem Standbein nach vorn neigen und das Spielbein nach hinten heben. Das Spielbein bildet eine gerade Linie mit dem Oberkörper – vom Ohr bis zum Knöchel.
3. Greifen Sie mit den Zehen in den Boden. Spannen Sie Latissimus und Bauchmuskeln an und kneifen Sie die Gesäßmuskeln auf der Spielbeinseite zusammen. Winkeln Sie den Fuß des Spielbeins an, sodass die Zehen Richtung Boden zeigen, und schieben Sie die Ferse von sich weg.
4. Halten Sie Schulter und Becken während des Hebens und Senkens waagerecht und symmetrisch.
5. Stemmen Sie den Fuß des Standbeins gegen den Boden und halten Sie das Knie etwa 5 bis 15 Grad gebeugt.
6. Tippen Sie mit den Kettlebells auf den Boden oder stellen Sie sie eine Sekunde ab, bevor Sie sich wieder aufrichten. Nachdem Sie alle Wiederholungen mit einem Bein ausgeführt haben, wechseln Sie zum anderen Bein.

## Beteiligte Muskeln

**Primär:** Rückenstrecker *(Erector spinae)*: *Iliocostalis* (Darmbein-Rippen-Muskel), *Longissimus* (längster Muskel), *Spinalis* (Dornfortsatzmuskel); *Glutaeus maximus, medius* und *minimus* (großer, mittlerer und kleiner Gesäßmuskel); Oberschenkelrückseite: *Semitendinosus* (halbsehniger Muskel), *Semimembranosus* (halbmembranöser Muskel), *Biceps femoris* (Schenkelbeuger); *Quadratus lumborum* (quadratischer Lendenmuskel)

**Sekundär:** *Trapezius* (Trapezmuskel), *Rhomboideus major* und *minor* (großer und kleiner Rautenmuskel), *Latissimus dorsi* (breiter Rückenmuskel); Quadrizeps: *Rectus femoris* (gerader Oberschenkelmuskel), *Vastus lateralis, medialis* und *intermedius* (äußerer, innerer und mittlerer breiter Muskel); *Rectus abdominis* (gerader Bauchmuskel), *Obliquus externus* und *internus* (innerer und äußerer schräger Bauchmuskel), *Transversus abdominis* (quer verlaufender Bauchmuskel)

## Hinweise zur Anatomie

**Handabstand und Griff:** Beide Hände halten jeweils eine Kettlebell in einem neutralen Griff, die Handrücken zeigen nach außen.
**Stand:** Auf einem Bein.
**Bewegungsbahn:** Das Spielbein bildet eine gerade Linie mit dem Oberkörper – vom Ohr bis zum Knöchel. Winkeln Sie während der Bewegung den Fuß des Spielbeins an, sodass die Zehen Richtung Boden zeigen.
**Bewegungsablauf:** Die Wirbelsäule bleibt während der gesamten Bewegung gerade und stabil. Da dies eine Beugung aus der Hüfte auf einem Bein ist, sollte die Bewegung aus der Hüfte heraus erfolgen. Bauchmuskeln und Latissimus halten die Wirbelsäule stabil und gerade, während der große Gesäßmuskel und die Oberschenkelrückseite auf der Standbeinseite die Hüfte strecken. Beim Aufrichten Gesäßmuskeln auf der Standbeinseite anspannen.

## Variante

### Einbeiniger Kettlebell-Deadlift von unten mit zwei Hanteln

Die eben beschriebene Übung beginnt im aufrechten Stand, nachdem die Kettlebell – mit beiden Beinen am Boden – angehoben wurde. Sie können aber auch von unten aus der unteren Position beginnen. Kommen Sie in die Standwaage und greifen Sie nach den Kettlebells. Halten Sie dabei die Wirbelsäule korrekt ausgerichtet. Heben Sie die Kettlebells im Deadlift nach oben und senken Sie sie dann wieder auf den Boden, wobei Sie sie entweder nur antippen oder kurz absetzen.

# 3

# Swing

Explosivität. Anspannung. Becken nach vorn. Diese Worte beschreiben den Kettlebell-Swing sehr gut. Der Swing ist der dynamische Bruder des Deadlifts. Beide Bewegungen beanspruchen die Muskeln auf ähnliche Weise, aber der Swing ist ein einzigartiger Bestandteil des Kettlebell-Trainings. So soll Mark Reifkind, StrongFirst Master Instructor und ehemaliger Powerlifter, gesagt haben: »Der Swing ist der Mittelpunkt des Kettlebell-Universums.«

Was ist der Swing? Kräftigt er wirklich die richtigen Muskeln? Werden Sie von Swings fitter, werden Sie schneller laufen und höher springen, werden Sie ein besserer Sportler, wird Ihre Körperhaltung besser? Die Antwort auf all diese Fragen lautet eindeutig »Ja!«.

Der Swing beansprucht nicht nur die wichtigsten großen Muskeln, die für Bewegung relevant sind – die primären Muskeln –, sondern auch die sogenannten sekundären Muskeln, die unterstützend ebenfalls an der Bewegung beteiligt sind, und den gesamten Körper. Das Herz-Kreislauf-System wird gestärkt: Wenn Sie regelmäßig Swings üben, können Sie Herzfrequenz und Blutdruck senken. Das Nervensystem verbessert die Koordination und kann beim Bewegen der Kettlebell besser die korrekte Körperhaltung bewahren, sowohl bei statischen als auch bei dynamischen Übungen. Die Muskulatur nimmt an Kraft und Belastbarkeit zu.

Der Swing kann mit einer oder zwei Kettlebells ausgeführt werden, die Kettlebell kann zwischen oder neben den Beinen, mit einer Hand oder mit zweien gegriffen werden. Für jede Variante gilt die Grundidee, in der Kniebeuge mit aktiviertem Hüftbeuger zu beginnen und sich kraftvoll aufzurichten.

Beim Erlernen des Swings ist zu beachten, dass die Bewegung von der Hüfte ausgeht. Es ist keine Aufrichtung der Lendenwirbelsäule oder der Knie, sondern eine Öffnung der Hüftgelenke beziehungsweise ein Strecken der Hüfte. Man könnte sagen, dass Wirbelsäule und Knie nur Trittbrett fahren. Aber auch sie werden dabei stärker und beweglicher.

Wenn ich meinen Schülern den Kettlebell Swing beibringe, bei dem sie die Kettlebell zwischen den Beinen halten, ermahne ich sie, die Kettlebell beim Ausholen und beim Rückschwung nahe der Spitze des kleinen Dreiecks zwischen den Beinen hindurchzuführen. Was ist »das kleine Dreieck«? Wenn jemand vor Ihnen steht, bilden Boden und Beine ein großes Dreieck. Beim kleinen Dreieck betrachte ich die – gedachte – Linie zwischen beiden Knien als Unterseite des Dreiecks (Abbildung auf Seite 53). In diesem Buch wird immer wieder auf das kleine Dreieck Bezug genommen. Wenn die Kettlebell beim Swing möglichst hoch bleibt (nah an der Spitze des kleinen Dreiecks), verringern sich eventuelle Beschwerden im unteren Rücken und der Muskel-Dehnreflex wird besser ausgenutzt, was die neuromuskulären Wirkungen des Swings noch verbessert.

Das Swing-Training bewirkt, dass Sie höher springen, schwerere Gewichte heben, schneller laufen und eine bessere Körperhaltung bekommen (siehe die Volleyballerin und den Sprinter in der Abbildung auf Seite 54). Und das alles mit nur einer Übung! Ich kannte einen Kettlebell-Trainer, der seinen Highschool-Footballern ausschließlich Swings und Get-ups verordnete, also nur eine dynamische und eine statische Übung! Diese zwei Übungen sind die perfekte Kombination aus einer Ballistik- und einer Grind-Übung.

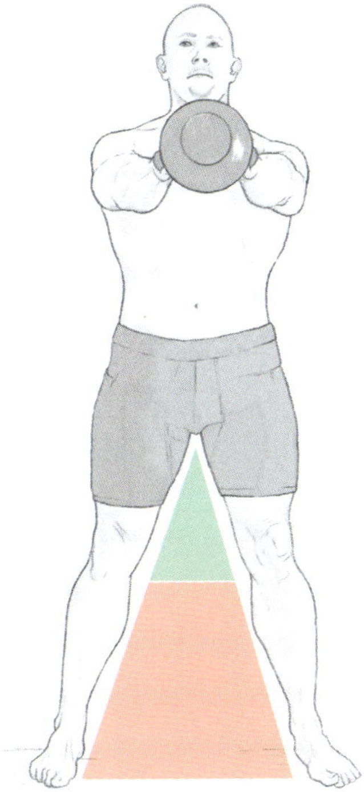

Das kleine und das große Dreieck zwischen den Beinen beim Kettlebell-Swing

Zu dem, was Sie beim Kettlebell-Deadlift gelernt haben, kommt nun noch hinzu, dass Sie während aller Phasen des Swings vernetzt bleiben, und das wird Ihnen bei allen Übungen in diesem Buch helfen. Was bedeutet »vernetzt bleiben«? Zunächst einmal bedeutet es, dass Sie am höchsten Punkt des Swings mit den Füßen fest auf dem Boden stehen, dass Sie die Kniescheiben hochziehen, die Gesäßmuskeln zusammenkneifen, die Bauchmuskeln und den Latissimus fest und stark kontrahieren und die Schultern nach unten ziehen. Der Kopf – auf den Schultern – ist stabil geradeaus gerichtet.

Was es bedeutet, die Schultern aktiv nach unten zu ziehen und damit zu spannen, können Sie sich folgendermaßen vorstellen: Strecken Sie im Stehen die Arme waagerecht nach vorn. Greifen Sie nach etwas vor Ihnen, ohne etwas anderes als Ihre Arme zu bewegen, aber lassen Sie den oberen Rücken der Bewegung nach vorn folgen. Würden Sie jetzt eine Kettlebell in den Händen halten und schwingen, würden Sie an diesem Punkt Kraft verlieren. Ziehen Sie nun die Schultern nach hinten und unten. Jetzt bleiben Sie vernetzt und verlieren keine Kraft. Dies ist die ideale Position am oberen Ende des Swings.

Ein gängiges Sprichwort unter Trainern lautet, wie bereits erwähnt: »Der Unterschied zwischen Durchschnittssportlern und Spitzensportlern besteht darin, dass der Spitzensportler die Grundübungen viel besser beherrscht.« Der Kettlebell-Swing ist eine Grundübung, und zwar eine besonders wirkungsvolle. Die Auswirkungen auf die allgemeine Gesundheit und die sportliche Leistungsfähigkeit sind enorm und erheblich.

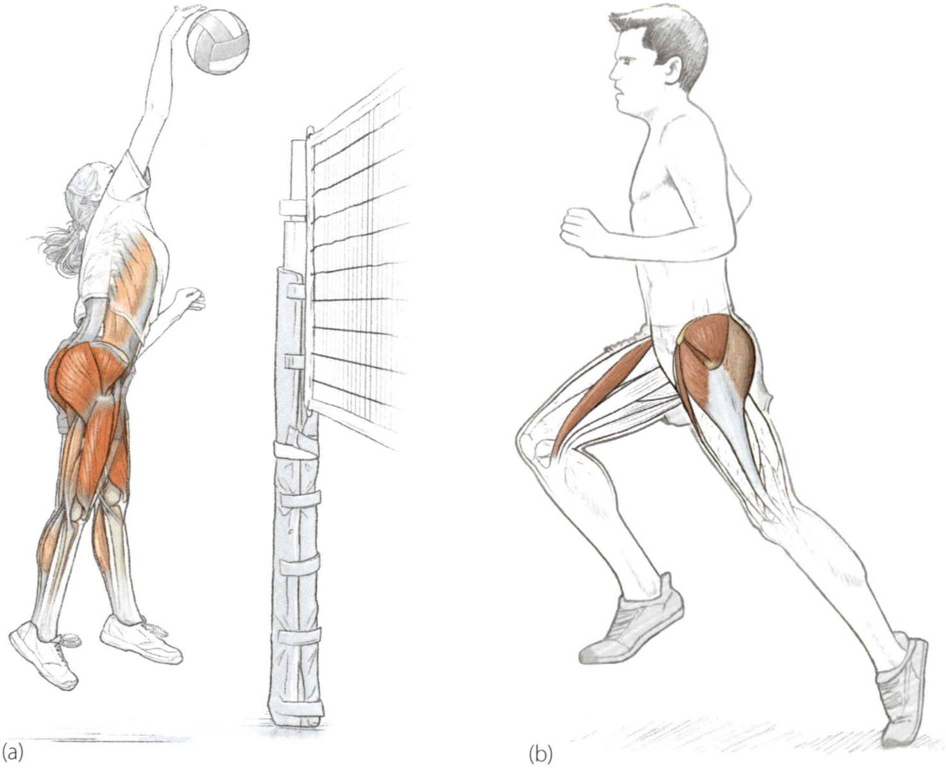

(a) (b)

Kettlebell Swings sind in vielen Sportarten nutzbringend, darunter *(a)* Volleyball und *(b)* Sprint.

Mein Freund Fabio Zonin, ebenfalls Kettlebell-Fan, sagt: »Ich habe den perfekten Swing geschafft … ein einziges Mal.« Üben und trainieren Sie den Swing regelmäßig, dann werden Sie seine enormen Vorteile am eigenen Leib erfahren.

## Wichtige Aspekte beim Kettlebell-Swing

Die Übungen in diesem Kapitel lassen sich in zwei Kategorien einteilen:

1. Kettlebell-Swing zwischen den Beinen
2. Kettlebell-Swing entlang der Beinaußenseiten

Bei jeder Kategorie des Kettlebell-Swings haben Sie verschiedene Möglichkeiten, die richtige Technik zu erlernen und Kraft aufzubauen. Hier werfen wir einen genaueren Blick darauf, was bei den Übungen in jeder Kategorie zu beachten ist.

## Kettlebell-Swing zwischen den Beinen

Der beidhändige Kettlebell-Swing ist eine dynamische Bewegung. Die Körperhaltung, die Sie beim Üben des Kettlebell-Deadlifts im vorigen Kapitel erlernt haben, ist die Grundlage für den Swing. Der Nutzen des Kettlebell-Swings liegt unter anderem darin, dass die hintere Muskelkette gekräftigt wird, die beim Laufen und Springen in vielen Sportarten und im Alltag nützlich ist; Sie lernen, am oberen Ende des Swings kurz die vertikale Plank-Position einzunehmen und zu halten; Sie eignen sich Techniken zum Spannungsaufbau an, die später bei anderen Kraftübungen hilfreich sind; und Sie lernen die richtige Haltung für den einhändigen Kettlebell-Swing und weitere verwandte Übungen.

Eine Abwandlung des beidhändigen Kettlebell-Swings ist der einhändige Kettlebell-Swing. Zusätzlich zu den oben genannten Vorteilen lernt man dabei, Schultern und Becken unter einer asymmetrischen Last gerade zu halten. Im Vergleich zum beidhändigen Swing werden zusätzliche Muskeln aktiviert: Auf der Gegenseite werden der mittlere und der kleine Gesäßmuskel (*Musculus glutaeus medius* und *minimus*) und der quadratische Lendenmuskel *(Musculus quadratus lumborum)* stärker beansprucht. Außerdem lernen Sie die richtige Haltung für den Kettlebell-Swing mit Handwechsel. Bei diesem verstärken Sie zusätzlich zu den Vorteilen des einarmigen Kettlebell-Swings den Hüftimpuls in der vertikalen Plank und verlängern so die Schwebephase der Kettlebell, sodass Sie für die nächste Wiederholung schnell die Hände wechseln können. Und schließlich verbessert der Kettlebell-Swing mit zwei Kettlebells noch mal das Halten der vertikalen Plank am oberen Ende des Aufschwungs und kräftigt gleichzeitig die Hüftgelenke in der Streckbewegung bei schwererem Gewicht.

## Kettlebell-Swing an den Beinaußenseiten

Wenn Sie Swings mit der Kettlebell an den Beinaußenseiten ausführen wollen, ist es wichtig, dass Sie vorher genau auf Ihre Körperhaltung achten. Ähnlich wie beim einhändigen Kettlebell-Swing zwischen den Beinen wird auch beim Swing an den Beinaußenseiten die Muskelkette der Körperrückseite aufgebaut, die beim Laufen und Springen in vielen Sportarten und im Alltag gebraucht wird. Außerdem lernen Sie, während der gesamten Bewegung Schultern und Becken gerade zu halten, auch unter einer asymmetrischen Last. Da die Kettlebell ein gutes Stück seitlich vom Körperschwerpunkt gehalten wird, muss der Körper mehr Stabilisierungsarbeit leisten, um die Wirbelsäule während der gesamten Bewegung gerade zu halten.

Am oberen Ende des Swings sind Sie kurz in der Plank-Position und Sie eignen sich Techniken zum Spannungsaufbau an, die für asymmetrische Kraftübungen nötig sind. Dies ist für viele Sportarten von Vorteil, bei denen Bewegungen zu oder mit einer Seite ausgeführt werden, beispielsweise beim Schwingen eines Baseballschlägers, beim Ballwerfen oder beim Golfspiel. Der Kettlebell-Swing mit zwei Kettlebells an den Beinaußenseiten lehrt, die Hüftgelenke unter einer schwereren Last zu strecken und Schultern und Becken währenddessen gerade zu halten.

# Zweihändiger Kettlebell-Swing zwischen den Beinen

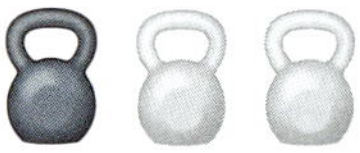

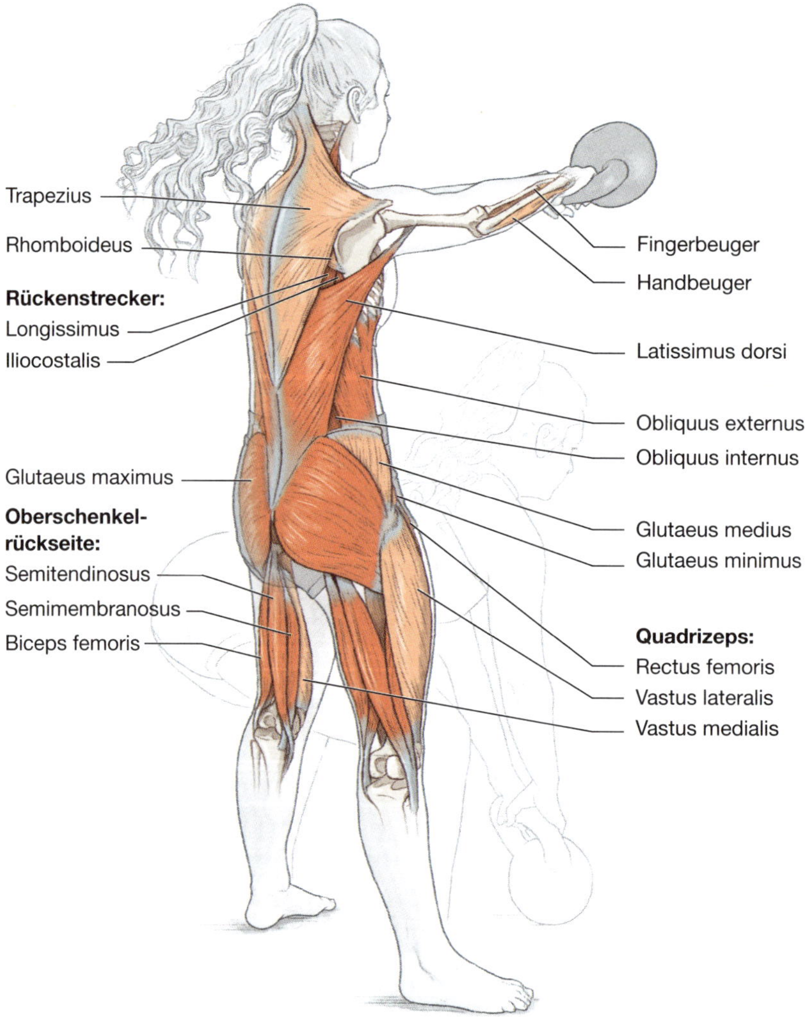

## Ausführung

1. Stellen Sie sich schulterbreit etwa 30 Zentimeter hinter die Kettlebell. Die Zehen zeigen leicht nach außen.
2. Greifen Sie den Kettlebell-Griff mit beiden Händen. Beugen Sie dafür die Hüfte, wobei die Hüfte oberhalb der Knie und unterhalb der Schultern bleibt. In der Oberschenkelrückseite müsste Anspannung zu spüren sein. Neigen Sie den Griff zu sich hin, sodass er in Verlängerung der Arme ausgerichtet ist.
3. Greifen Sie mit den Zehen in den Boden. Spannen Sie Latissimus und Bauchmuskeln an und halten Sie die Kettlebell fest, sodass sich alle dafür nötigen Muskeln anspannen. Ziehen Sie die Kettlebell zwischen den Beinen hindurch in den Rückschwung, ohne den Winkel in der Hüfte zu verändern. Zielen Sie mit der Kettlebell auf das kleine Dreieck oberhalb der Knie.
4. Richten Sie sich mit der Kettlebell vollständig auf, indem Sie die Gesäßmuskeln fest anspannen, die Kniescheiben kräftig hochziehen und die Bauchmuskeln fest kontrahieren. Die Kettlebell schwingt nun ungefähr bis auf Brusthöhe.
5. Sobald die Kettlebell wieder zu sinken beginnt, ziehen Sie die Schultern nach unten, sodass sich die Latissimus-Muskeln nach unten bewegen. Bleiben Sie bis zum letzten Moment in der vertikalen Plank, beugen Sie dann rasch die Hüfte (als würden Sie vor der nach unten schwingenden Kettlebell zurückweichen) und führen Sie die Kettlebell an der Spitze des kleinen Dreiecks wieder zwischen die Beine. Immer wenn die Hüfte gebeugt ist, befindet sich die Kettlebell also im kleinen Dreieck zwischen den Beinen.
6. Dies ist eine ballistische Übung. Schließen Sie also sofort die nächste Wiederholung an.

## Beteiligte Muskeln

**Primär:** Rückenstrecker *(Erector spinae)*: *Iliocostalis* (Darmbein-Rippen-Muskel), *Longissimus* (längster Muskel), *Spinalis* (Dornfortsatzmuskel); *Glutaeus maximus* (großer Gesäßmuskel); Oberschenkelrückseite: *Semitendinosus* (halbsehniger Muskel), *Semimembranosus* (halbmembranöser Muskel), *Biceps femoris* (Schenkelbeuger); *Latissimus dorsi* (breiter Rückenmuskel), *Rectus abdominis* (gerader Bauchmuskel), *Obliquus externus* und *internus* (innerer und äußerer schräger Bauchmuskel), *Transversus abdominis* (quer verlaufender Bauchmuskel)
**Sekundär:** *Trapezius* (Trapezmuskel), *Rhomboideus major* und *minor* (großer und kleiner Rautenmuskel); Quadrizeps: *Rectus femoris* (gerader Oberschenkelmuskel), *Vastus lateralis, medialis* und *intermedius* (äußerer, innerer und mittlerer breiter Muskel); *Glutaeus medius* und *minimus* (mittlerer und kleiner Gesäßmuskel); Unterarme: *Flexor carpi ulnaris* (Handbeuger), Fingerbeuger

## Hinweise zur Anatomie

**Handabstand:** Beide Hände sind nebeneinander auf dem Griff der Kettlebell platziert.
**Griff:** Obergriff (beiden Händen proniert). Versuchen Sie, den Griff der Kettlebell durchzubrechen, das aktiviert den Latissimus.
**Stand:** Die Füße sind schulterbreit etwa 30 Zentimter hinter der Kettlebell. Die Zehen zeigen leicht nach außen.
**Bewegungsbahn:** Die Ellbogen bleiben beim Aufschwung gestreckt. Der Griff der Kettlebell schwingt bis in die Horizontale, am Scheitelpunkt des Swings verläuft der Kraftimpuls horizontal.
**Bewegungsablauf:** Lassen Sie die Kettlebell mit gestreckten Armen zwischen den Beinen nach hinten schwingen, Ziel ist dabei das kleine Dreieck oberhalb der Knie – so, wie wenn man beim Football einen Pass zu einem Mitspieler wirft, der sich 10 bis 15 Meter hinter einem befindet. Der Winkel in der Hüfte bleibt beim Rückschwung konstant. Sobald der Endpunkt des Rückschwungs erreicht ist, richten Sie sich schnell auf. Verwurzeln Sie die Zehen fest im Boden, ziehen Sie die Kniescheiben hoch, kneifen Sie die Gesäßmuskeln zusammen und spannen Sie Latissimus und Bauchmuskeln fest an. Wie beim Kettlebell-Deadlift halten Rückenstrecker, Bauchmuskeln und Latissimus die Wirbelsäule stabil und gerade, während der große Gesäßmuskel und die Oberschenkelrückseite die Hüfte strecken. Die Wirbelsäule bleibt während der gesamten Bewegung gerade und stabil. Ziehen Sie die Schultern aktiv nach unten, damit der Latissimus arbeitet. Nicht ins Hohlkreuz fallen.

## Variante

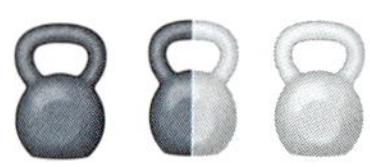

### Swing mit Zwischenstopp (Power-Swing)

Diese Variante wird wie der obige Kettlebell-Swing ausgeführt, nur dass jede Wiederholung auf dem Boden beginnt und endet. Die Übung verlangt viel explosive Kraft und wird in der Regel mit 3 bis 5 Wiederholungen pro Satz ausgeführt. Sie kann mit einer oder zwei Händen an der Kettlebell ausgeführt werden, am besten platzieren Sie die Kettlebell zwischen den Beinen. Diese Variante eignet sich dafür, gezielt den Rückschwung zu Beginn des Kettlebell-Swings zu üben, kann aber auch als eigenständige Übung ins Training eingeplant werden.

# Einhändiger Kettlebell-Swing zwischen den Beinen

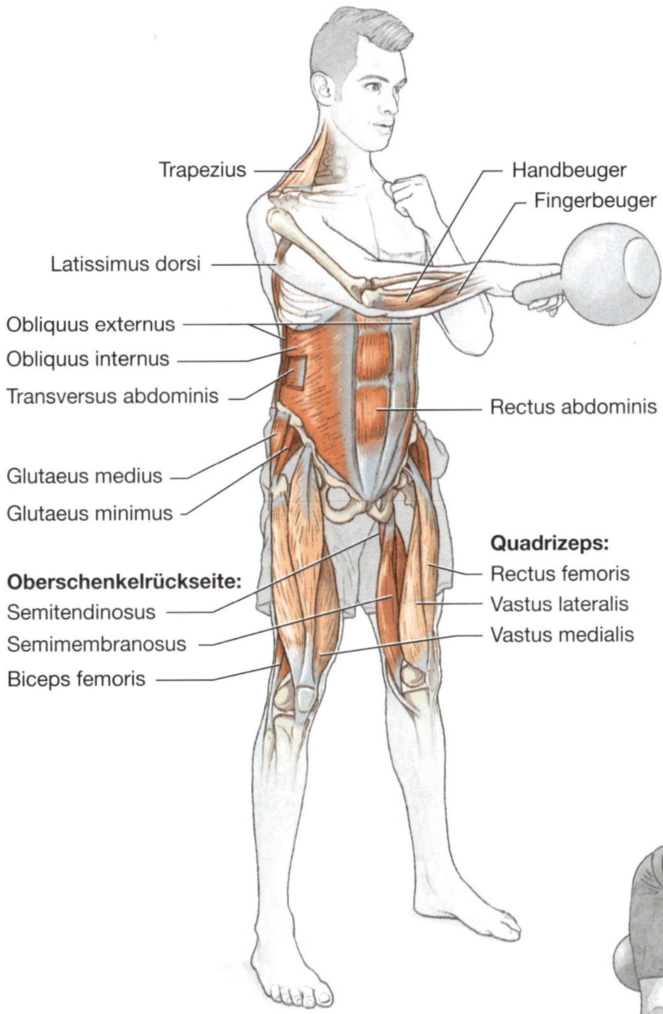


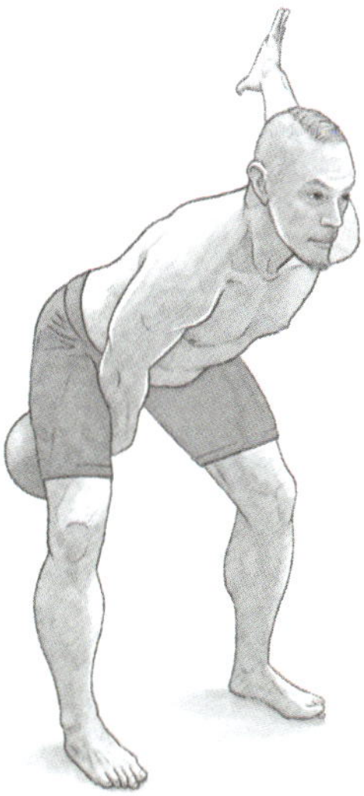

**Rückschwung zwischen den Beinen**

## Ausführung

1. Stellen Sie sich schulterbreit etwa 30 Zentimeter hinter die Kettlebell. Die Zehen zeigen leicht nach außen.
2. Greifen Sie den Kettlebell-Griff mit einer Hand. Beugen Sie dafür die Hüfte, wobei die Hüfte oberhalb der Knie und unterhalb der Schultern bleibt. In der Oberschenkelrückseite müsste Anspannung zu spüren sein. Neigen Sie den Griff zu sich hin, sodass er in Verlängerung des Arms ausgerichtet ist.
3. Halten Sie die freie Hand zunächst neben der Kettlebell, aber nicht an den Griff, um die Schultern von vornherein gerade auszurichten.
4. Greifen Sie mit den Zehen in den Boden. Spannen Sie Latissimus und Bauchmuskeln an und halten Sie die Kettlebell so fest, dass sich alle dafür nötigen Muskeln anspannen. Schwingen Sie die Kettlebell zwischen den Beinen hindurch nach hinten, ohne den Winkel in der Hüfte zu verändern. Zielen Sie mit der Kettlebell auf das kleine Dreieck oberhalb der Knie.
5. Richten Sie sich mit der Kettlebell vollständig auf, indem Sie die Gesäßmuskeln fest anspannen, die Kniescheiben kräftig hochziehen und die Bauchmuskeln fest kontrahieren. Die Kettlebell schwingt nun ungefähr bis auf Brusthöhe.
6. Am Scheitelpunkt sollten Schultern und Becken parallel und nach vorn ausgerichtet sein, obwohl nur eine Hand die Kettlebell hält.
7. Sobald die Kettlebell wieder zu sinken beginnt, ziehen Sie sie mit dem Latissimus nach unten. Bleiben Sie bis zum letzten Moment in der vertikalen Plank, ehe Sie vor der nach unten schwingenden Kettlebell zurückweichen und die Hüfte beugen. So schwingt die Kettlebell wieder in das kleine Dreieck zwischen Ihren Beinen.
8. Führen Sie alle Wiederholungen auf einer Seite durch und wechseln Sie dann die Hände.

## Beteiligte Muskeln

**Primär:** Rückenstrecker *(Erector spinae)*: *Iliocostalis* (Darmbein-Rippen-Muskel), *Longissimus* (längster Muskel), *Spinalis* (Dornfortsatzmuskel); *Glutaeus maximus, medius* und *minimus* (großer, mittlerer und kleiner Gesäßmuskel), *Quadratus lumborum* (quadratischer Lendenmuskel); Oberschenkelrückseite: *Semitendinosus* (halbsehniger Muskel), *Semimembranosus* (halbmembranöser Muskel), *Biceps femoris* (Schenkelbeuger); *Latissimus dorsi* (breiter Rückenmuskel), *Rectus abdominis* (gerader Bauchmuskel), *Obliquus externus* und *internus* (innerer und äußerer schräger Bauchmuskel), *Transversus abdominis* (quer verlaufender Bauchmuskel)

**Sekundär:** *Trapezius* (Trapezmuskel), *Rhomboideus major* und *minor* (großer und kleiner Rautenmuskel); Quadrizeps: *Rectus femoris* (gerader Oberschenkelmuskel), *Vastus lateralis, medialis* und *intermedius* (äußerer, innerer und mittlerer breiter Muskel); Unterarme: *Flexor carpi ulnaris* (Handbeuger), Fingerbeuger

## Hinweise zur Anatomie

**Handabstand:** Die Hand greift die Kettlebell mittig am Griff.
**Griff:** Obergriff (proniert).
**Stand:** Die Füße sind schulterbreit etwa 30 Zentimeter hinter der Kettlebell. Die Zehen zeigen leicht nach außen.
**Bewegungsbahn:** Der Ellbogen bleibt beim Aufschwung gestreckt. Der Griff der Kettlebell schwingt bis in die Horizontale, am Scheitelpunkt des Swings verläuft der Kraftimpuls horizontal.
**Bewegungsablauf:** Lassen Sie die Kettlebell am gestreckten Arm zwischen den Beinen nach hinten schwingen, Ziel ist dabei das kleine Dreieck oberhalb der Knie – so, wie wenn man beim Football einen Pass zu einem Mitspieler wirft, der sich 10 bis 15 Meter hinter einem befindet. Der Winkel in der Hüfte bleibt beim Rückschwung konstant. Wenn das Ende des Rückschwungs erreicht ist, richten Sie sich schnell auf. Verwurzeln Sie die Zehen fest im Boden, ziehen Sie die Kniescheiben hoch, kneifen Sie die Gesäßmuskeln zusammen und spannen Sie Latissimus und Bauchmuskeln fest an. Wie beim Kettlebell-Deadlift halten Rückenstrecker, Bauchmuskeln und Latissimus die Wirbelsäule stabil und gerade, während der große Gesäßmuskel und die Oberschenkelrückseite die Hüfte strecken. Die Wirbelsäule bleibt während der gesamten Bewegung gerade und stabil. Ziehen Sie die Schultern aktiv nach unten, damit der Latissimus arbeitet. Nicht ins Hohlkreuz fallen.

Ich empfehle, beim einhändigen Swing mit dem freien Arm die Bewegung des arbeitenden Arms mitzumachen. Wenn Sie möchten, können Sie am Scheitelpunkt des Aufschwungs den freien Arm in eine Schutzhaltung bringen (dafür anwinkeln und die Hand vor die Schulter nehmen), anstatt ihn nach vorn auszustrecken. Wenn Sie den freien Arm auf diese Weise mitschwingen lassen, können Sie einer Verdrehung des Körpers während der Übung besser vorbeugen.
**Technik:** Starten Sie bei jedem neuen Satz mit einer anderen Hand. So vermeiden Sie, dass Sie den Swing immer mit der Lieblingshand beginnen, und sorgen für ein ausgewogenes Training.

# Einhändiger Kettlebell-Swing zwischen den Beinen mit Handwechsel

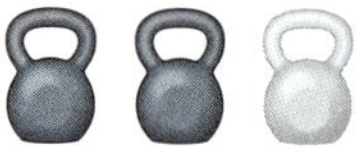

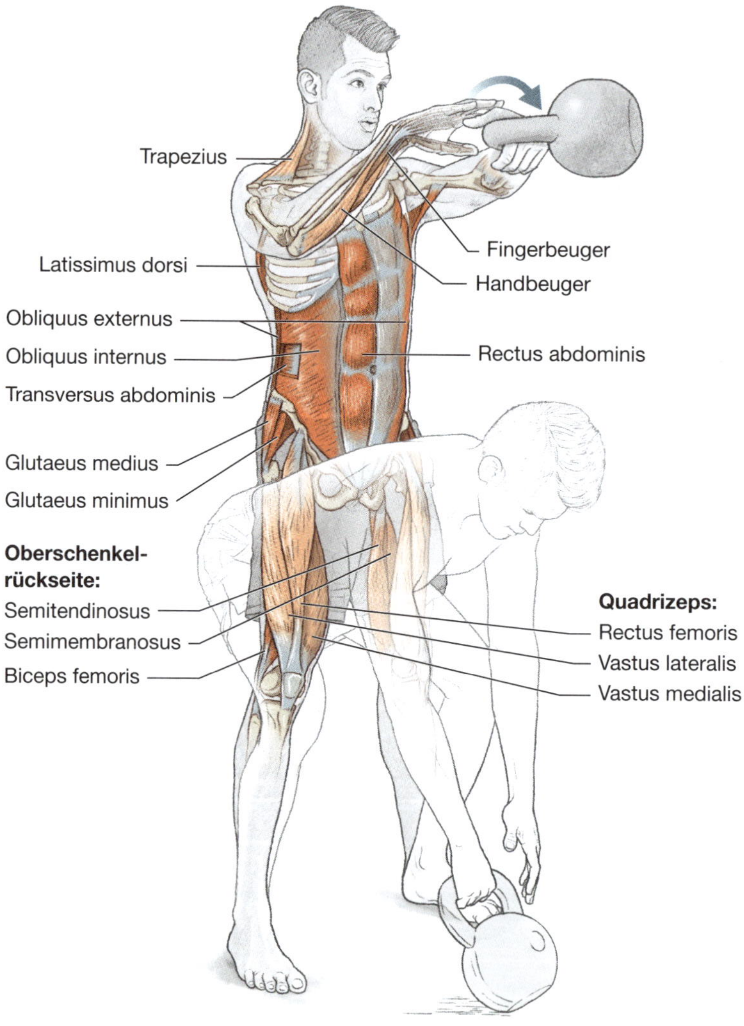

## Ausführung

1. Stellen Sie sich schulterbreit etwa 30 Zentimeter hinter die Kettlebell. Die Zehen zeigen leicht nach außen.
2. Greifen Sie die Kettlebell mit einer Hand. Beugen Sie dafür die Hüfte, wobei die Hüfte oberhalb der Knie und unterhalb der Schultern bleibt. In der Oberschenkelrückseite müsste Anspannung zu spüren sein. Neigen Sie den Griff zu sich hin, sodass er in Verlängerung des Arms ausgerichtet ist.
3. Halten Sie die freie Hand neben die Kettlebell, um die Schultern von vornherein gerade auszurichten.
4. Greifen Sie mit den Zehen in den Boden. Spannen Sie Latissimus und Bauchmuskeln an und halten Sie die Kettlebell so fest, dass sich alle dafür nötigen Muskeln anspannen. Schwingen Sie die Kettlebell zwischen den Beinen hindurch nach hinten, ohne den Winkel in der Hüfte zu verändern. Zielen Sie mit der Kettlebell auf das kleine Dreieck oberhalb der Knie.
5. Richten Sie sich mit der Kettlebell vollständig auf, indem Sie die Gesäßmuskeln fest anspannen, die Kniescheiben kräftig hochziehen und die Bauchmuskeln fest kontrahieren. Die Kettlebell schwingt nun ungefähr bis auf Brusthöhe.
6. Am Scheitelpunkt sollten Schultern und Becken parallel und nach vorn ausgerichtet sein, obwohl nur eine Hand die Kettlebell hält.
7. Sobald Sie in der vertikalen Plank mit starker Gesäßmuskelkontraktion angelangt sind und die Kettlebell kurz in der Luft schwebt, wechseln Sie die Hände am Griff.
8. Wenn die Kettlebell wieder zu sinken beginnt, ziehen Sie sie mit dem Latissimus nach unten. Bleiben Sie bis zum letzten Moment in der vertikalen Plank, ehe Sie vor der nach unten schwingenden Kettlebell zurückweichen und die Hüfte beugen. So schwingt die Kettlebell wieder in das kleine Dreieck zwischen den Beinen.

## Beteiligte Muskeln

**Primär:** Rückenstrecker *(Erector spinae)*: *Iliocostalis* (Darmbein-Rippen-Muskel), *Longissimus* (längster Muskel), *Spinalis* (Dornfortsatzmuskel); *Glutaeus maximus, medius* und *minimus* (großer, mittlerer und kleiner Gesäßmuskel), *Quadratus lumborum* (quadratischer Lendenmuskel); Oberschenkelrückseite: *Semitendinosus* (halbsehniger Muskel), *Semimembranosus* (halbmembranöser Muskel), *Biceps femoris* (Schenkelbeuger); *Latissimus dorsi* (breiter Rückenmuskel), *Rectus abdominis* (gerader Bauchmuskel), *Obliquus externus* und *internus* (innerer und äußerer schräger Bauchmuskel), *Transversus abdominis* (quer verlaufender Bauchmuskel)
**Sekundär:** *Trapezius* (Trapezmuskel), *Rhomboideus major* und *minor* (großer und kleiner Rautenmuskel); Quadrizeps: *Rectus femoris* (gerader Oberschenkelmuskel), *Vastus lateralis, medialis* und *intermedius* (äußerer, innerer und mittlerer breiter Muskel); Unterarme: *Flexor carpi ulnaris* (Handbeuger), Fingerbeuger

## Hinweise zur Anatomie

**Handabstand:** Mit einer Hand mittig den Griff der Kettlebell locker mit den Fingern greifen. Handwechsel am Scheitelpunkt des Swings.
**Griff:** Obergriff (proniert).
**Stand:** Die Füße sind schulterbreit etwa 30 Zentimeter hinter der Kettlebell. Die Zehen zeigen leicht nach außen.
**Bewegungsbahn:** Der Ellbogen bleibt beim Aufschwung gestreckt. Der Griff der Kettlebell schwingt bis in die Horizontale, am Scheitelpunkt des Swings verläuft der Kraftimpuls horizontal.
**Bewegungsablauf:** Lassen Sie die Kettlebell am gestreckten Arm zwischen den Beinen nach hinten schwingen, Ziel ist dabei das kleine Dreieck oberhalb der Knie – so, wie wenn man beim Football einen Pass zu einem Mitspieler wirft, der sich 10 bis 15 Meter hinter einem befindet. Der Winkel in der Hüfte bleibt beim Rückschwung konstant. Wenn das Ende des Rückschwungs erreicht ist, richten Sie sich schnell auf. Verwurzeln Sie die Zehen fest im Boden, ziehen Sie die Kniescheiben hoch, kneifen Sie die Gesäßmuskeln zusammen und spannen Sie Latissimus und Bauchmuskeln fest an. Wie beim Kettlebell-Deadlift halten Rückenstrecker, Bauchmuskeln und Latissimus die Wirbelsäule stabil und gerade, während der große Gesäßmuskel und die Oberschenkelrückseite die Hüfte strecken. Die Wirbelsäule bleibt während der gesamten Bewegung gerade und stabil. Ziehen Sie die Schultern nach unten, damit der Latissimus arbeitet. Spannen Sie beim Aufrichten die Gesäßmuskeln an. Nicht ins Hohlkreuz fallen.

Ich empfehle, beim einhändigen Swing mit dem freien Arm die Bewegung des arbeitenden Arms mitzumachen. Wenn Sie den freien Arm auf diese Weise mitschwingen lassen, vermeiden Sie, dass der Körper sich verdreht, und Sie haben den Handwechsel am Scheitelpunkt des Swings perfekt vorbereitet.
**Technik:** Starten Sie bei jedem neuen Satz mit einer anderen Hand. So vermeiden Sie, dass Sie den Swing immer mit der Lieblingshand beginnen, und sorgen für ein ausgewogenes Training.

# Kettlebell-Swing mit zwei Kettlebells zwischen den Beinen

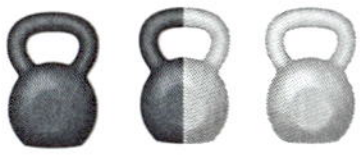

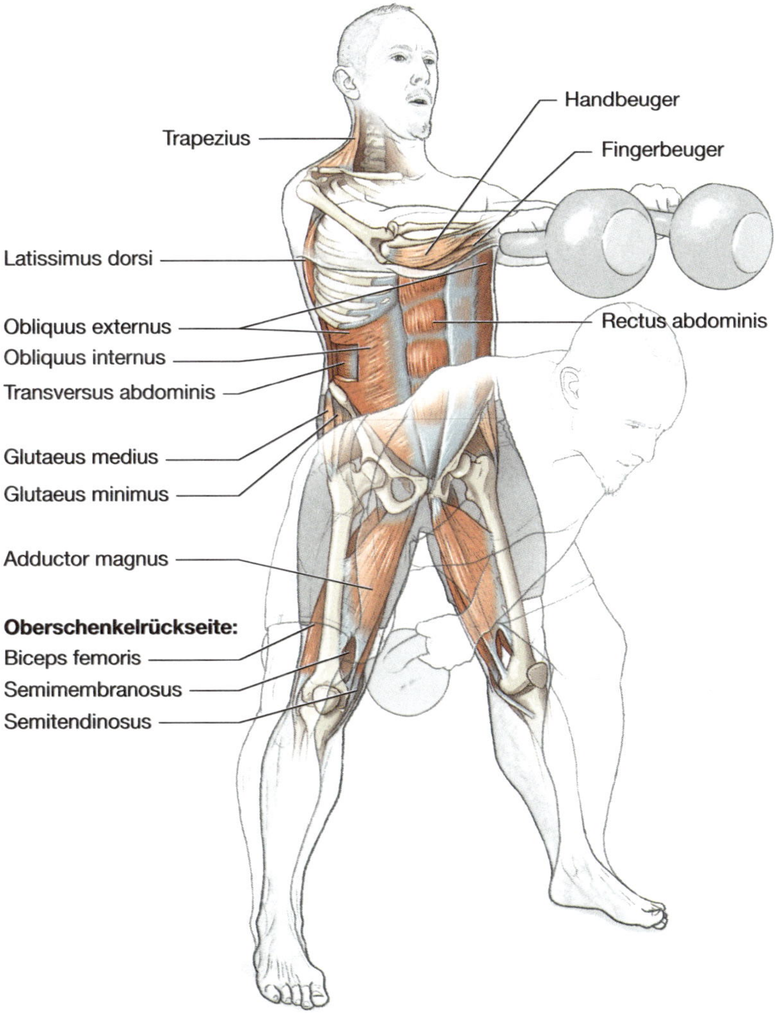

## Ausführung

1. Stellen Sie zwei Kettlebells so nebeneinander, dass die Griffe eine Linie bilden.
2. Stellen Sie sich etwa 30 Zentimeter hinter die Kettlebells, und zwar mehr als schulterbreit (Füße so weit auseinander, dass die Knie in Sicherheit sind und Sie zwischen den Knien schwingen können). Die Zehen zeigen leicht nach außen.
3. Greifen Sie mit jeder Hand eine Kettlebell am Griff. Beugen Sie dafür die Hüfte, wobei die Hüfte oberhalb der Knie und unterhalb der Schultern bleibt. In der Oberschenkelrückseite müsste Anspannung zu spüren sein. Neigen Sie die Griffe zu sich hin, sodass sie in Verlängerung der Arme ausgerichtet sind.
4. Greifen Sie mit den Zehen in den Boden. Spannen Sie Latissimus und Bauchmuskeln an und halten Sie die Kettlebell so fest, dass sich alle dafür nötigen Muskeln anspannen. Schwingen Sie die Kettlebells zwischen den Beinen hindurch nach hinten, ohne den Winkel in der Hüfte zu verändern. Zielen Sie mit den Kettlebells auf das kleine Dreieck oberhalb der Knie.
5. Richten Sie sich mit den Kettlebells vollständig auf, indem Sie die Gesäßmuskeln fest anspannen, die Kniescheiben kräftig hochziehen und die Bauchmuskeln fest kontrahieren. Die Kettlebells schwingen nun ungefähr bis auf Bauch- oder Brusthöhe.
6. Sobald die Kettlebells wieder zu sinken beginnen, ziehen Sie sie mit dem Latissimus nach unten. Bleiben Sie bis zum letzten Moment in der vertikalen Plank, ehe Sie vor den nach unten schwingenden Kettlebells zurückweichen und die Hüfte beugen. So schwingen die Kettlebells wieder in das kleine Dreieck zwischen den Beinen.

## Beteiligte Muskeln

**Primär:** Rückenstrecker *(Erector spinae)*: *Iliocostalis* (Darmbein-Rippen-Muskel), *Longissimus* (längster Muskel), *Spinalis* (Dornfortsatzmuskel); *Glutaeus maximus* (großer Gesäßmuskel); Oberschenkelrückseite: *Semitendinosus* (halbsehniger Muskel), *Semimembranosus* (halbmembranöser Muskel), *Biceps femoris* (Schenkelbeuger); *Adductor magnus* (großer Adduktor), *Latissimus dorsi* (breiter Rückenmuskel), *Rectus abdominis* (gerader Bauchmuskel), *Obliquus externus* und *internus* (innerer und äußerer schräger Bauchmuskel), *Transversus abdominis* (quer verlaufender Bauchmuskel)
**Sekundär:** *Trapezius* (Trapezmuskel), *Rhomboideus major* und *minor* (großer und kleiner Rautenmuskel); Quadrizeps: *Rectus femoris* (gerader Oberschenkelmuskel), *Vastus lateralis, medialis* und *intermedius* (äußerer, innerer und mittlerer breiter Muskel); *Glutaeus medius* und *minimus* (mittlerer und kleiner Gesäßmuskel); Unterarme: *Flexor carpi ulnaris* (Handbeuger), Fingerbeuger

## Hinweise zur Anatomie

**Handabstand:** Jede Hand greift eine Kettlebell an ihrem Griff.

**Griff:** Obergriff (beide Hände proniert).

**Stand:** Die Füße sind mehr als schulterbreit etwa 30 Zentimeter hinter den Kettlebells platziert. Die Zehen zeigen leicht nach außen.

**Bewegungsbahn:** Die Ellbogen bleiben beim Schwung nach oben gestreckt. Die Griffe der Kettlebells schwingen bis in die Horizontale, am Scheitelpunkt des Swings verläuft der Kraftimpuls horizontal.

**Bewegungsablauf:** Lassen Sie die Kettlebells mit gestreckten Armen zwischen den Beinen nach hinten schwingen, Ziel ist dabei das kleine Dreieck oberhalb der Knie – so, wie wenn man beim Football einen Pass zu einem Mitspieler wirft, der sich 10 bis 15 Meter hinter einem befindet. Der Winkel in der Hüfte bleibt beim Rückschwung konstant. Wenn das Ende des Rückschwungs erreicht ist, richten Sie sich schnell auf. Verwurzeln Sie die Zehen fest im Boden, ziehen Sie die Kniescheiben hoch, kneifen Sie die Gesäßmuskeln zusammen und spannen Sie Latissimus und Bauchmuskeln fest an. Wie beim Kettlebell-Deadlift halten Rückenstrecker, Bauchmuskeln und Latissimus die Wirbelsäule stabil und gerade, während der große Gesäßmuskel und die Oberschenkelrückseite die Hüfte strecken. Die Wirbelsäule bleibt während der gesamten Bewegung gerade und stabil. Ziehen Sie die Schultern nach unten, damit der Latissimus arbeitet. Spannen Sie die Gesäßmuskeln an, wenn Sie sich aufrichten. Nicht ins Hohlkreuz fallen.

**Technik:** Wenn Sie mit zwei Kettlebells arbeiten, schwingen Sie eine schwerere Last in einem breiteren Stand. Achten Sie darauf, dass die Kettlebells Sie nicht aus dem Gleichgewicht bringen. Eventuell müssen Sie sich beim Schwingen nach vorn oben etwas nach hinten lehnen – wenn Sie das tun, dann aus dem Fußgelenk heraus, nicht aus dem unteren Rücken. Beim Rückschwung müssen Sie Ihr Gewicht dann wieder über die Füße verlagern. Je nach Gewicht schwingen die Kettlebells bis auf Bauch- oder Brusthöhe.

# Einhändiger Kettlebell-Swing an der Beinaußenseite

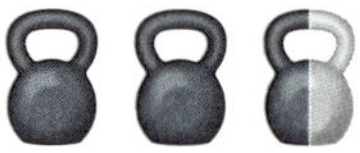

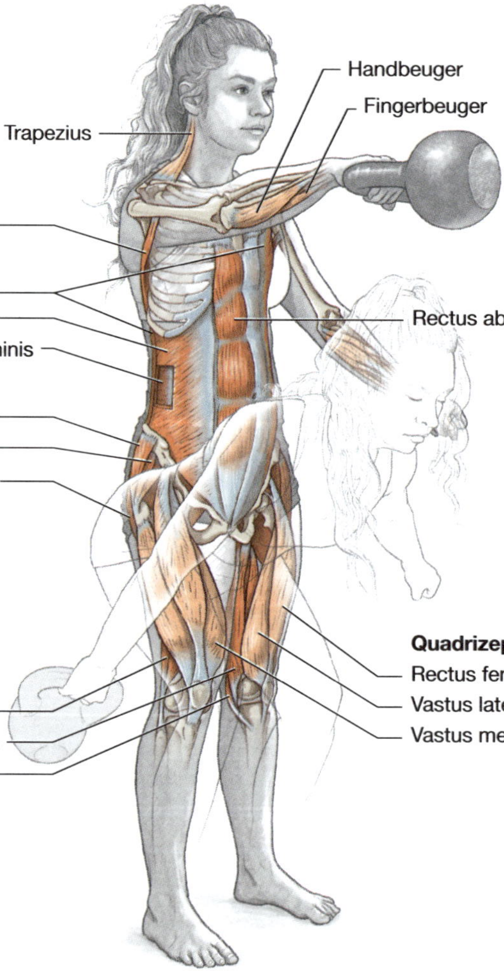

## Ausführung

1. Die Füße höchstens schulterbreit platzieren. Die Kettlebell seitlich neben einem Fuß abstellen. Die Füße stehen auf einer Linie knapp hinter der Kettlebell.
2. Greifen Sie den Kettlebell-Griff mit der Hand. Beugen Sie dafür die Hüfte, wobei die Hüfte oberhalb der Knie und unterhalb der Schultern bleibt. In der Oberschenkelrückseite müsste Anspannung zu spüren sein. Neigen Sie den Griff zu sich hin, sodass er in Verlängerung des Arms ausgerichtet ist.
3. Halten Sie die freie Hand neben dem Körper, als hielte auch sie eine Kettlebell. So richten Sie die Schultern von vornherein gerade aus.
4. Greifen Sie mit den Zehen in den Boden. Spannen Sie Latissimus und Bauchmuskeln an und halten Sie die Kettlebells so fest, dass sich alle dafür nötigen Muskeln anspannen. Schwingen Sie die Kettlebell an den Beinen vorbei nach hinten, ohne den Winkel in der Hüfte zu verändern.
5. Richten Sie sich mit der Kettlebell vollständig auf, indem Sie die Gesäßmuskeln fest anspannen, die Kniescheiben kräftig hochziehen und die Bauchmuskeln fest kontrahieren. Die Kettlebell schwingt nun ungefähr bis auf Bauch- oder Brusthöhe.
6. Am Scheitelpunkt sollten Schultern und Becken parallel und nach vorn ausgerichtet sein, obwohl nur eine Hand die Kettlebell hält.
7. Wenn die Kettlebell wieder zu sinken beginnt, ziehen Sie sie mit dem Latissimus nach unten. Bleiben Sie bis zum letzten Moment in der vertikalen Plank und beugen Sie Hüfte und Knie erst dann, wenn die Kettlebell nach hinten schwingt.
8. Führen Sie alle vorgegebenen Wiederholungen auf einer Seite durch und wechseln Sie dann die Seite.

## Beteiligte Muskeln

**Primär:** Rückenstrecker *(Erector spinae)*: *Iliocostalis* (Darmbein-Rippen-Muskel), *Longissimus* (längster Muskel), *Spinalis* (Dornfortsatzmuskel); *Glutaeus maximus, medius* und *minimus* (großer, mittlerer und kleiner Gesäßmuskel), *Quadratus lumborum* (quadratischer Lendenmuskel); Oberschenkelrückseite: *Semitendinosus* (halbsehniger Muskel), *Semimembranosus* (halbmembranöser Muskel), *Biceps femoris* (Schenkelbeuger); *Latissimus dorsi* (breiter Rückenmuskel), *Rectus abdominis* (gerader Bauchmuskel), *Obliquus externus* und *internus* (innerer und äußerer schräger Bauchmuskel), *Transversus abdominis* (quer verlaufender Bauchmuskel)
**Sekundär:** *Trapezius* (Trapezmuskel), *Rhomboideus major* und *minor* (großer und kleiner Rautenmuskel); Quadrizeps: *Rectus femoris* (gerader Oberschenkelmuskel), *Vastus lateralis, medialis* und *intermedius* (äußerer, innerer und mittlerer breiter Muskel); Unterarme: *Flexor carpi ulnaris* (Handbeuger), Fingerbeuger

## Hinweise zur Anatomie

**Handabstand:** Eine Hand greift den Griff der Kettlebell mittig mit lockeren Fingern.
**Griff:** Obergriff (proniert).
**Stand:** Die Füße sind höchstens schulterbreit gleich hinter der Kettlebell platziert. Die Zehen zeigen leicht nach außen.
**Bewegungsbahn:** Der Ellbogen bleibt beim Aufschwung gestreckt. Der Griff der Kettlebell schwingt bis in die Horizontale, am Scheitelpunkt des Swings verläuft der Kraftimpuls horizontal.
**Bewegungsablauf:** Schwingen Sie die Kettlebell am gestreckten Arm neben dem Bein nach hinten. Wenden Sie an, was Sie beim einhändigen Kettlebell-Deadlift neben den Beinen (auch Koffer-Deadlift genannt) aus dem zweiten Kapitel gelernt haben, nur dass Sie jetzt aus der Grind- eine dynamische Übung machen. Zunächst werden Sie mit der Kettlebell nur Bauchhöhe erreichen, aber mit etwas Übung steigern Sie sich vielleicht sogar auf Brusthöhe. Da die Kettlebell neben dem Körper schwingt, ist die Last weiter weg von der Körpermitte als bei einhändigen Kettlebell-Swings zwischen den Beinen, und die freie Seite muss mehr arbeiten. Achten Sie darauf, dass Schultern und Becken am unteren wie am oberen Ende des Swings parallel ausgerichtet sind. Wenn der Endpunkt des Rückschwungs erreicht ist, richten Sie sich Sie schnell auf. Verwurzeln Sie dafür die Zehen fest im Boden, ziehen Sie die Kniescheiben hoch, kneifen Sie die Gesäßmuskeln zusammen und spannen Sie Latissimus und Bauchmuskeln fest an.

Wie beim Koffer-Deadlift halten Rückenstrecker, Bauchmuskeln und Latissimus die Wirbelsäule stabil und gerade, während der große Gesäßmuskel und die Oberschenkelrückseite die Hüfte strecken. Die Wirbelsäule bleibt während der gesamten Bewegung gerade und stabil. Ziehen Sie die Schultern nach unten, damit der Latissimus arbeitet. Spannen Sie die Gesäßmuskeln an, wenn Sie sich aufrichten. Nicht ins Hohlkreuz fallen.

Ich empfehle, beim einhändigen Swing mit dem freien Arm die Bewegung des arbeitenden Arms mitzumachen. Wenn Sie möchten, können Sie am Scheitelpunkt des Aufschwungs den freien Arm in eine Schutzhaltung bringen, anstatt ihn nach vorn auszustrecken. Wenn Sie den freien Arm auf diese Weise mitschwingen lassen, beugen Sie einer Verdrehung des Körpers während der Übung vor.

# Kettlebell-Swing mit zwei Kettlebells an den Beinaußenseiten

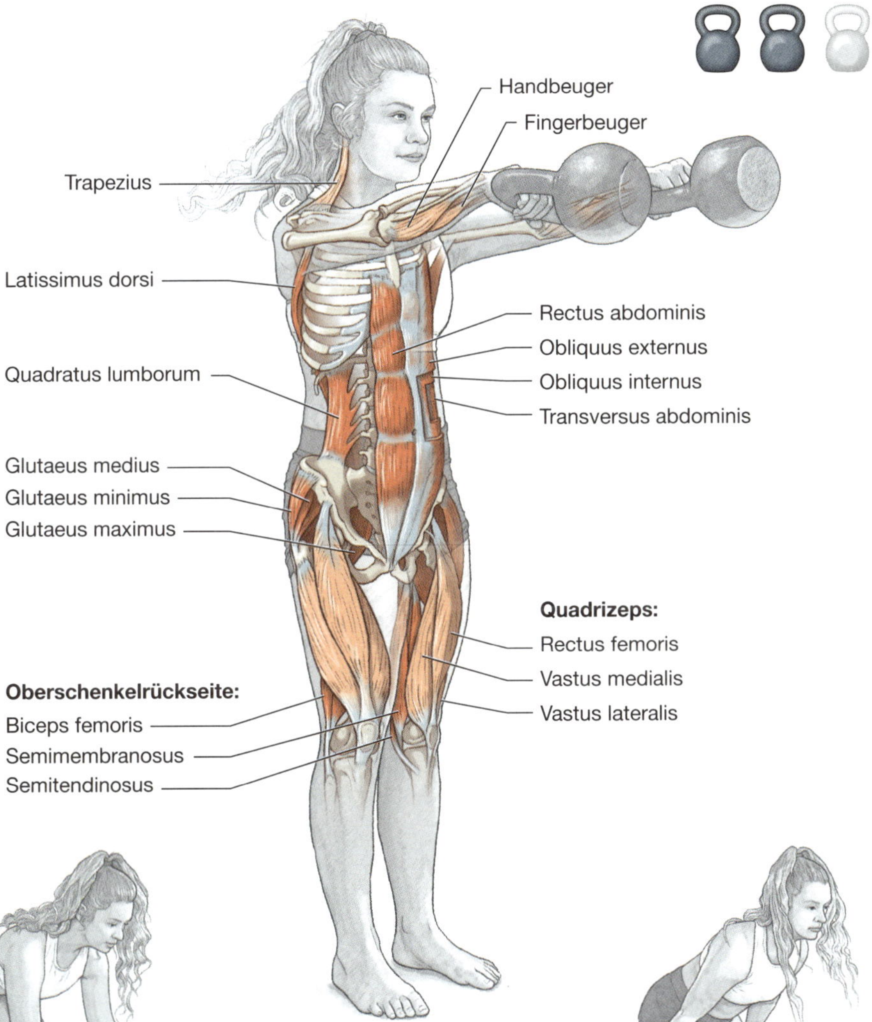


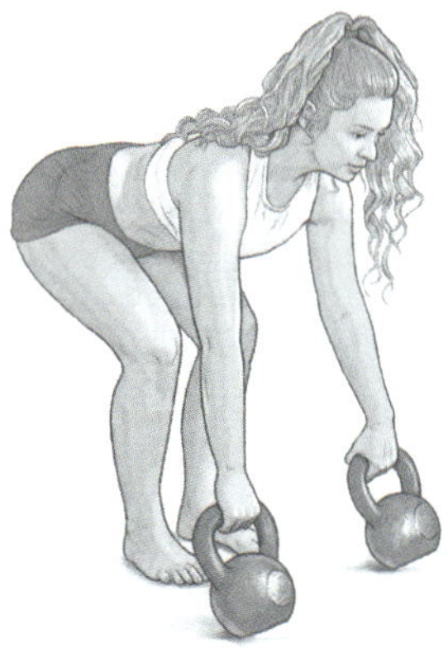

**Ausgangsposition**

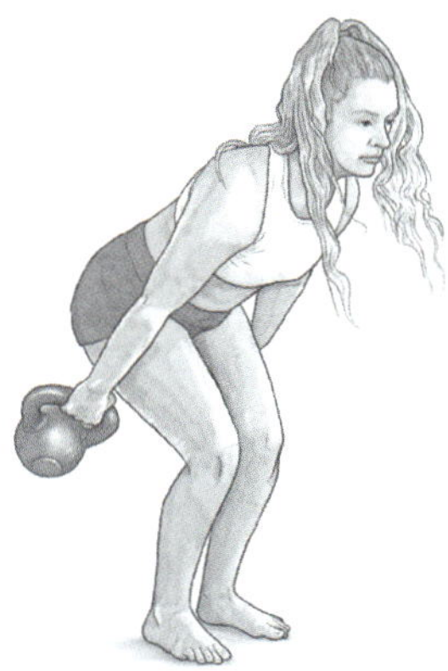

**Rückschwung**

## Ausführung

1. Die Füße hüft- bis schulterbreit platzieren. Die Kettlebells seitlich neben und leicht vor den Füßen ablegen.
2. Greifen Sie mit jeder Hand eine Kettlebell. Beugen Sie dafür die Hüfte, wobei die Hüfte oberhalb der Knie und unterhalb der Schultern bleibt. In der Oberschenkelrückseite müsste Anspannung zu spüren sein. Neigen Sie die Griffe zu sich hin, sodass sie in Verlängerung der Arme ausgerichtet sind.
3. Greifen Sie mit den Zehen in den Boden. Spannen Sie Latissimus und Bauchmuskeln an und halten Sie die Kettlebells so fest, dass sich alle dafür nötigen Muskeln anspannen. Schwingen Sie die Kettlebells seitlich an den Beinen vorbei nach hinten, ohne den Winkel in der Hüfte zu verändern.
4. Richten Sie sich mit den Kettlebells vollständig auf, indem Sie die Gesäßmuskeln stark anspannen, die Kniescheiben kräftig hochziehen und die Bauchmuskeln fest kontrahieren. Die Kettlebells schwingen nun ungefähr bis auf Bauch- oder Brusthöhe.
5. Am Scheitelpunkt sollten Schultern und Becken parallel und nach vorn ausgerichtet sein.
6. Wenn die Kettlebells wieder zu sinken beginnen, ziehen Sie sie mit dem Latissimus nach unten. Bleiben Sie bis zum letzten Moment in der vertikalen Plank und beugen Sie Hüfte und Knie erst dann, wenn die Kettlebells nach hinten schwingen.

## Beteiligte Muskeln

**Primär:** Rückenstrecker *(Erector spinae)*: *Iliocostalis* (Darmbein-Rippen-Muskel), *Longissimus* (längster Muskel), *Spinalis* (Dornfortsatzmuskel); *Quadratus lumborum* (quadratischer Lendenmuskel); Oberschenkelrückseite: *Semitendinosus* (halbsehniger Muskel), *Semimembranosus* (halbmembranöser Muskel), *Biceps femoris* (Schenkelbeuger); *Latissimus dorsi* (breiter Rückenmuskel), *Rectus abdominis* (gerader Bauchmuskel), *Obliquus externus* und *internus* (innerer und äußerer schräger Bauchmuskel), *Transversus abdominis* (quer verlaufender Bauchmuskel)

**Sekundär:** *Trapezius* (Trapezmuskel), *Rhomboideus major* und *minor* (großer und kleiner Rautenmuskel); Quadrizeps: *Rectus femoris* (gerader Oberschenkelmuskel), *Vastus lateralis, medialis* und *intermedius* (äußerer, innerer und mittlerer breiter Muskel); *Glutaeus medius* und *minimus* (mittlerer und kleiner Gesäßmuskel); Unterarme: *Flexor carpi ulnaris* (Handbeuger), Fingerbeuger

## Hinweise zur Anatomie

**Handabstand:** Jede Hand greift den Griff einer Kettlebell mittig mit lockeren Fingern.
**Griff:** Obergriff (beide Hände proniert).
**Stand:** Die Füße stehen hüft- bis schulterbreit direkt hinter den Kettlebells. Die Zehen zeigen leicht nach außen.
**Bewegungsbahn:** Die Ellbogen bleiben beim Schwingen gestreckt. Die Griffe der Kettlebells schwingen bis in die Horizontale, am Scheitelpunkt des Swings verläuft der Kraftimpuls horizontal.
**Bewegungsablauf:** Lassen Sie die Kettlebells mit gestreckten Armen zwischen den Beinen nach hinten schwingen. Wenden Sie an, was Sie beim Kettlebell-Deadlift mit zwei Kettlebells an den Beinaußenseiten aus dem zweiten Kapitel gelernt haben, nur dass Sie jetzt aus der Grind- eine dynamische Übung machen. Zunächst werden Sie mit den Kettlebells nur Bauchhöhe erreichen, aber mit etwas Übung steigern Sie sich vielleicht sogar bis auf Brusthöhe. Da die Kettlebells beidseits der Beine schwingen, ist die Last weiter weg von der Körpermitte, und der große Gesäßmuskel muss mehr arbeiten.

Achten Sie darauf, dass Schultern und Becken am unteren wie am oberen Endpunkt des Swings parallel ausgerichtet sind. Wenn Sie am unteren Endpunkt des Swings angekommen sind, richten Sie sich schnell auf. Verwurzeln Sie die Zehen fest im Boden, ziehen Sie die Kniescheiben hoch, kneifen Sie die Gesäßmuskeln zusammen und spannen Sie Latissimus und Bauchmuskeln fest an. Rückenstrecker, Bauchmuskeln und Latissimus halten die Wirbelsäule stabil und gerade, während der große Gesäßmuskel und die Oberschenkelrückseite die Hüfte strecken. Die Wirbelsäule bleibt während der gesamten Bewegung gerade und stabil. Ziehen Sie die Schultern nach unten, damit der Latissimus arbeitet. Spannen Sie die Gesäßmuskeln an, wenn Sie sich aufrichten. Nicht ins Hohlkreuz fallen.
**Technik:** Mit zwei Kettlebells schwingen Sie hier eine schwerere Last in einem schmaleren Stand. Achten Sie darauf, dass die Kettlebells Sie nicht aus dem Gleichgewicht bringen. Eventuell müssen Sie sich beim Nach-vorn-oben-Schwingen etwas nach hinten lehnen; wenn Sie das tun, dann bitte aus dem Fußgelenk heraus, nicht aus dem unteren Rücken. Verlagern Sie das Gewicht beim Nach-unten-hinten-Schwingen wieder auf die Füße. Je nach Gewicht schwingen die Kettlebells bis auf Bauch- oder Brusthöhe.

# 4

# Clean & Press

In diesem Kapitel werden zwei Kettlebell-Übungen besprochen: Kettlebell-Clean (Kettlebell-Umsetzen) und Kettlebell-Press (Kettlebell-Drücken). Auch wenn es sich um verwandte Bewegungen handelt, sind es doch verschiedene Übungen. Das Gemeinsame liegt darin, dass man für den Kettlebell-Press zuerst einen Clean ausführt, um in die Ausgangsposition für die Pressbewegung zu kommen. Ohne Kettlebell-Clean gibt es keinen Kettlebell-Press, insbesondere bei schweren Gewichten.

## Kettlebell-Clean

Die Schlagwörter, die den Kettlebell-Clean beschreiben, sind Schnelligkeit, Anspannung, fließende Bewegung, Kraft und vertikaler Kraftimpuls. Wenn man einen Clean in Echtzeit sieht, ist das, als hörte man klassische Musik und Heavy Metal zusammen. Zunächst hat der Clean eine Swing-Komponente: Man schwingt die Kettlebell zwischen den Beinen nach hinten und richtet sich mit stark kontrahierenden Gesäß- und Bauchmuskeln auf. Aber anders als beim Swing, bei dem der Kraftimpuls horizontal verläuft, ändert sich dies im Endstadium des Cleans. Da der Oberarm am Körper bleibt, wird die Kettlebell vertikal und nicht horizontal hochgerissen. Im letzten Moment klappt die Kettlebell ans Handgelenk und endet in der Rack-Position. An dieser Stelle wechselt die Musik von Klassik zu Heavy Metal. Die Position gleicht einer Plank, aber im vertikalen, aufrechten Stand. Der gesamte Körper spannt sich Richtung Körpermitte an. Bedenken Sie, dass Ihr Clean nur so gut ist wie Ihr Swing. Arbeiten Sie zunächst an der Schwungbewegung, bevor Sie den Clean üben.

Ein Kettlebell-Clean ist kein Clean (»Umsetzen«) im Sinne des olympischen Gewichthebens. Die Schultern bleiben unten, und man »geht« nicht unter die Kettlebell. Die Ellbogen werden nicht angehoben, sondern bleiben unten und nah am Körper.

Obwohl der Clean eine eigenständige Übung sein kann, wird er in der Regel mit anderen Bewegungen kombiniert. Der Clean dient als Mittel zum Zweck. Um beispielsweise in einen Kettlebell-Squat zu kommen, muss man vorher einen Clean in die Rack-Position ausführen. Dies gilt auch für den Kettlebell-Press, für Rack-Walks (siehe Kapitel 9) und verschiedene andere Übungen.

Man kann Cleans auch in Kombinationsübungen einbauen. Clean plus Press plus Squat wäre ein Beispiel für eine Kombinationsübung (also die Kombination verschiedener Übungen in einem Satz). Hierbei werden drei Kettlebell-Übungen zu einer einzigen umfangreicheren Übung kombiniert, die unter anderem Kraftausdauer und mentale Stärke aufbaut.

## Kettlebell-Press

Beim Kettlebell-Press setzen Sie explosive, aufwärts gerichtete Kraft ein, drücken das Gewicht nach oben, atmen tief und bauen viel Körperspannung auf. Der Press ist eine Grind-Bewegung aus fast purer Kraft. Da ich schon immer gut im Drücken war, fiel mir die Kettlebell-Press von Anfang an leicht. Andere mögen den Grind-Charakter oder den technischen Anspruch dieser Übung nicht so sehr. Ihnen sage ich dann gerne, dass man den Press lieben lernt und die positiven Effekte für den Oberkörper irgendwann zu schätzen weiß.

Wie Sie in diesem Kapitel sehen werden, gibt es beim Press mehrere Varianten. Ich empfehle, zunächst die einfache Pressbewegung zu erlernen und dann zu den Varianten überzugehen. Der in Kapitel 5 besprochene Get-up mit Press ist ein Beispiel für eine solche Variante. Was ich an der Kettlebell-Press liebe, ist, dass sie nicht nur die Brustmuskeln *(Musculus pectoralis)* und Deltamuskeln (*Musculus deltoideus)*, den Trizeps *(Musculus triceps brachii)* und den Latissimus *(Musculus latissimus dorsi)* trainiert, sondern auch die Gesäß- und Bauchmuskeln. Das hat ganz einfach physikalische Gründe. Damit meine ich Folgendes: Nachdem man per Clean die Kettlebell in die Rack-Position gebracht hat, beispielsweise eine 24 Kilogramm schwere Kugelhantel, hat der Körper damit an zusätzlichem Gewicht gewonnen. Wenn der Schwerpunkt eines Menschen typischerweise im Taillenbereich liegt, hat sich der Schwerpunkt nach dem Ausführen des Kettlebell-Cleans soeben nach oben verlagert, wo das Gewicht gehalten wird, nämlich oberhalb des Körperschwerpunkts. Drückt man die Kettlebell dann über Kopf, verlagert sich der Schwerpunkt weiter nach oben und bleibt so lange oben, bis man aufhört zu drücken. Dies bedeutet für die Gesäß- und Bauchmuskeln, dass sie noch mehr arbeiten müssen, um die Kontraktion beizubehalten, als in dem Moment, als sie in der Rack-Position vor dem Brustkorb gehalten wurde. Wenn Sie diese Kontraktion nicht halten, entsteht durch den Press ein Hohlkreuz und der Brustkorb hebt sich unter der Last, was nicht gesund ist.

## Clean & Press mit Kugel nach oben

Die letzten beiden Übungen werden in der sogenannten umgekehrten Haltung ausgeführt. Das bedeutet, dass sich die Kugel der Kettlebell über dem Griff befindet, nicht darunter. Diese beiden Übungen werden Ihre Fähigkeit, die allgemeine Körperspannung zu erhöhen, um das Zehnfache steigern.

Zuerst bespreche ich den Clean mit Kugel nach oben, sowohl mit einer als auch mit zwei Kettlebells. Sobald die Kettlebell in der Rack-Position ist, hält man inne. Man verharrt ein paar Sekunden. Jeder Muskel im Körper ist angespannt. Die Idee hier sollte sein, den Griff zu zerquetschen. Denken Sie an alles, was ich bisher über Körperspannung gesagt habe (Füße in den Boden verwurzeln, Kniescheiben hochziehen, Gesäßmuskeln anspannen und so weiter), und erhöhen Sie die Spannung noch mehr.

Als Nächstes folgt der Kettlebell-Press mit der Kugel nach oben. Auch hier gibt es die Variante mit einer und mit zwei Kettlebells. Die Körperspannung steigt hier ins Unermessliche. Die Kettlebell wird langsam nach oben gedrückt und mit derselben Geschwindigkeit wieder nach unten gezogen.

Ich empfehle, sich etwas Zeit zu nehmen, die Übung mit einer einzelnen Kettlebell zu trainieren, bevor Sie sich an die Versionen von Clean und Press mit zwei Kettlebells wagen. Das Gewicht der Kugel nach oben zu führen, wird Ihnen enorm nützen. Außerdem entwickeln Sie dadurch eine unbezwingbare Griffkraft. Sie werden es mir später danken.

Wenn Sie den Clean und den Press erlernen, wird Ihnen dies viele körperliche Vorteile bringen, Ihre sportliche Leistung wird sich steigern und Sie werden im Fall einer Verletzung widerstandsfähiger.

## Wichtige Aspekte beim Clean und beim Press

Clean- und Press-Übungen bieten verschiedene Möglichkeiten, die richtige Technik zu erlernen und Kraft aufzubauen. Hier werfen wir einen genaueren Blick darauf, was bei den Übungen in jeder Kategorie zu beachten ist.

### Cleans

Im dritten Kapitel haben Sie den Kettlebell-Swing gelernt, hier lernen Sie, wie man einen Kettlebell-Clean effektiv ausführt. Der Clean ist eine eigenständige Übung, aber auch eine Vorstufe zum Erlernen weiterer Kettlebell-Übungen wie Squat, Press und Rack-Walk. Der Nutzen des Kettlebell-Cleans liegt unter anderem darin, dass die hintere Muskelkette gekräftigt wird, die im Alltag etwa beim Schaufeln von Schnee oder beim Ziehen eines schweren Koffers nützlich ist, aber auch bei Sportarten wie Powerlifting, Gewichtheben und American Football (Abbildung auf Seite 79).

Die Rack-Position beim Kettlebell-Clean gehört zu den Grundlagen des Kettlebell-Trainings und dient als Vorstufe für Übungen wie zum Beispiel Kettlebell-Press und Kettlebell-Squat. In der Rack-Position wird die Kettlebell auf Brusthöhe dicht am Körper gehalten, wobei die folgenden Punkte zu beachten sind:

1. **Handhaltung:** Der Griff der Kettlebell liegt diagonal über der Handfläche, wobei der Daumen zum Körper zeigt und der kleine Finger vom Körper weg. Der Griff der Kugelhantel liegt auf dem Handteller, zwischen dem Daumenballen und dem Wulst unterhalb der Finger.
2. **Ellenbogenhaltung:** Der Ellenbogen liegt eng am Körper an, der Unterarm ist senkrecht ausgerichtet. So wird das Gewicht der Kettlebell auf den Unterarmknochen abgestützt, und die Muskeln werden weniger belastet.
3. **Handgelenkhaltung:** Das Handgelenk ist gerade und neutral, das heißt, es wird weder gestreckt noch gebeugt. So wird das Verletzungsrisiko minimiert und eine korrekte Gewichtsverteilung gewährleistet.
4. **Position der Kettlebell:** Die Kettlebell liegt auf der Rückseite des Unterarms und am Oberarm (Bizeps und Schulter) auf.
5. **Körperspannung:** Spannen Sie Bauch- und Gesäßmuskeln stark an, um den Rumpf aufrecht zu halten, während die Kettlebell in der Rack-Position ruht.

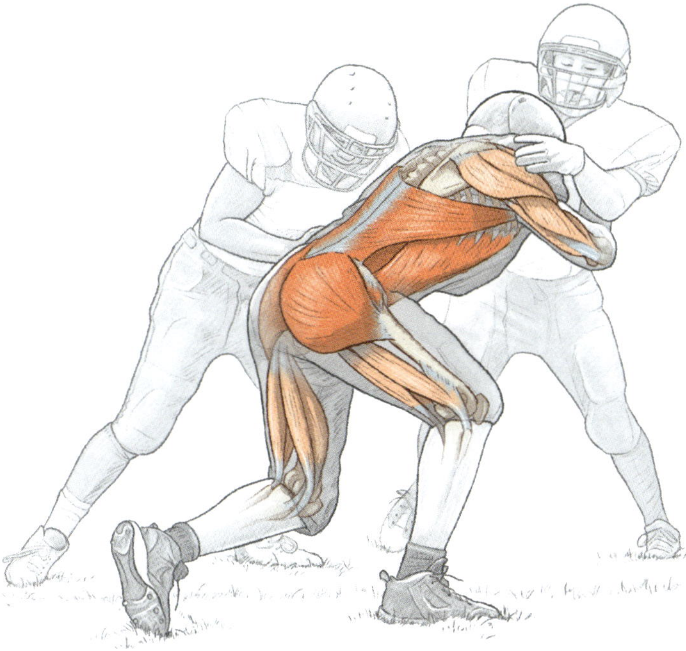

Ein Footballspieler auf der Defensive-Tackle-Position braucht eine starke hintere Muskelkette, um die gegnerische Linie zu durchbrechen.

Es ist wichtig, die Rack-Position gut zu beherrschen, weil dann von dort ausgehend verschiedene weitere Kettlebell-Übungen sicher und effektiv ausgeführt werden können.

Beim einhändigen Kettlebell-Clean wird eine asymmetrische Last bewegt, sodass auf der gegenüberliegenden Seite (ohne Gewicht) mehr Muskeln (mittlere und kleiner Gesäßmuskeln sowie quadratischer Lendenmuskel) aktiviert werden als beim Clean mit zwei Kettlebells. Nebenbei entsteht am oberen Ende der Hebebewegung kurz eine isometrische vertikale Plank, der Körper wird quasi eins mit der Kettlebell, was die Fähigkeit zum Spannungsaufbau schult. Beim Kettlebell-Clean mit zwei Kettlebells erfordert das schwerere Gewicht eine noch stärkere Anspannung, besonders in der Rack-Position.

Eine fortgeschrittene Variante des Clean ist der Clean mit der Kugel nach oben. Dieser Clean kann mit einer oder zwei Kettlebells ausgeführt werden. Da während der gesamten Bewegung der Kettlebell-Griff eisern festgehalten werden muss, sind die neuromuskulären Signale, die den Arm hinauf bis in die Rotatorenmanschette und in verschiedene Stabilisatoren gelangen, nach dem Sherrington'schen Gesetz der Ausstrahlung stärker als bei normalen Kettlebell-Cleans. Das Sherrington-Gesetz besagt, dass ein hart arbeitender Muskel tendenziell auch die Muskeln in der Umgebung aktiviert, und wenn diese ohnehin an der Bewegung beteiligt sind, verstärkt dies die Gesamtkraft. Dadurch wird die Fähigkeit zum Aufbau von Körperspannung ausgebaut, was sich dann wiederum beim Kettlebell-Press auszahlt.

## Press

Man sagt, dass einem guten Kettlebell-Press ein guter Clean vorausgeht, dem wiederum ein guter Swing vorausgeht. Ich habe noch nie einen guten Press nach mangelhaftem Swing und Clean gesehen. Ähnlich wie der Kettlebell-Get-up bei der Entwicklung starker, belastbarer Schultern eine Rolle spielt, fördert auch der Press die Kräftigung des Oberkörpers, besonders der Arme und Schultern, was sich bei Kampfsportarten, beim Hockey und beim Golf in Leistungssteigerung äußert (siehe Abbildung unten).

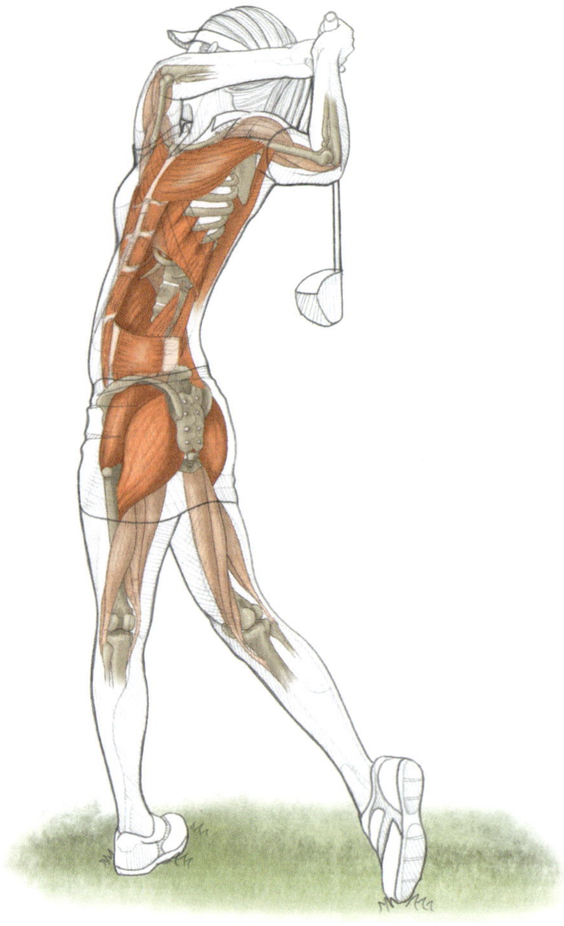

Der Kettlebell-Press kräftigt Arme und Schultern – ideal für Golfer.

Beim Press wird der Körperschwerpunkt nach oben verlagert. Sowohl bei der der Ausführung mit einer Kettlebell als auch bei der Variante mit zwei Kettlebells müssen Gesäß- und Bauchmuskeln stark angespannt werden, damit kein Hohlkreuz entsteht und der Brustkorb nicht nach vorn kippt. Ein positiver Nebeneffekt guter Körperspannung ist, dass der Press ein besseres Fundament hat. Wie bereits bei meinen Ausführungen zum Clean erwähnt, besteht bei der Verwendung einer einzelnen Kettlebell eine asymmetrische Last, was zusätzliche Muskeln auf der gegenüberliegenden Seite herausfordert. Bei der Ausführung eines Kettlebell-Clean mit Press mit zwei Kettlebells werden beim Drücken der Kettlebells über den Kopf weitere Muskelgruppen aktiv. Wenn beim Nach-oben-Drücken die Kettlebell mit der Kugel nach oben gedreht wird, verbessert dieser Press die Fähigkeit, während des Hebevorgangs Körperspannung aufzubauen, was beispielsweise in Sportarten wie Strongman und Leichtathletik erforderlich ist.

Der nach dem russischen Gewichtheber Viktor Sots benannte Sots-Press ist eine interessante Übung für Fortgeschrittene, bei der man die Kettlebell in der tiefen Hocke über den Kopf drückt. Die Übung erfordert sehr viel Beweglichkeit und Kraft in den Fuß- und Sprunggelenken, in Knien und Hüften, im Rumpf und Schultergürtel. Üben Sie sie, und Sie werden widerstandsfähiger gegen Verletzungen und steigern Ihre Leistung.

Der Kettlebell-Press im Liegen ähnelt dem Anheben der Kettlebell am Anfang des Getups. Die Bodenübungen können mit gebeugten oder gestreckten Knien ausgeführt werden und auch mit der nach oben gerichteten Kugel trainiert werden. Eine weitere Variante ist der Kettlebell-Press in der Brücke, bei der man das Becken aus der Rückenlage nach oben schiebt und der Körper nur auf Schultern und Füßen ruht. Das hat unter anderem den Vorteil, dass zwei großartige Kraftübungen – eine dynamische und eine statische – in einer einzigen Übung kombiniert werden. Ansonsten wird die Bewegung wie die Kettlebell-Press in der Rückenlage ausgeführt.

# Kettlebell-Clean

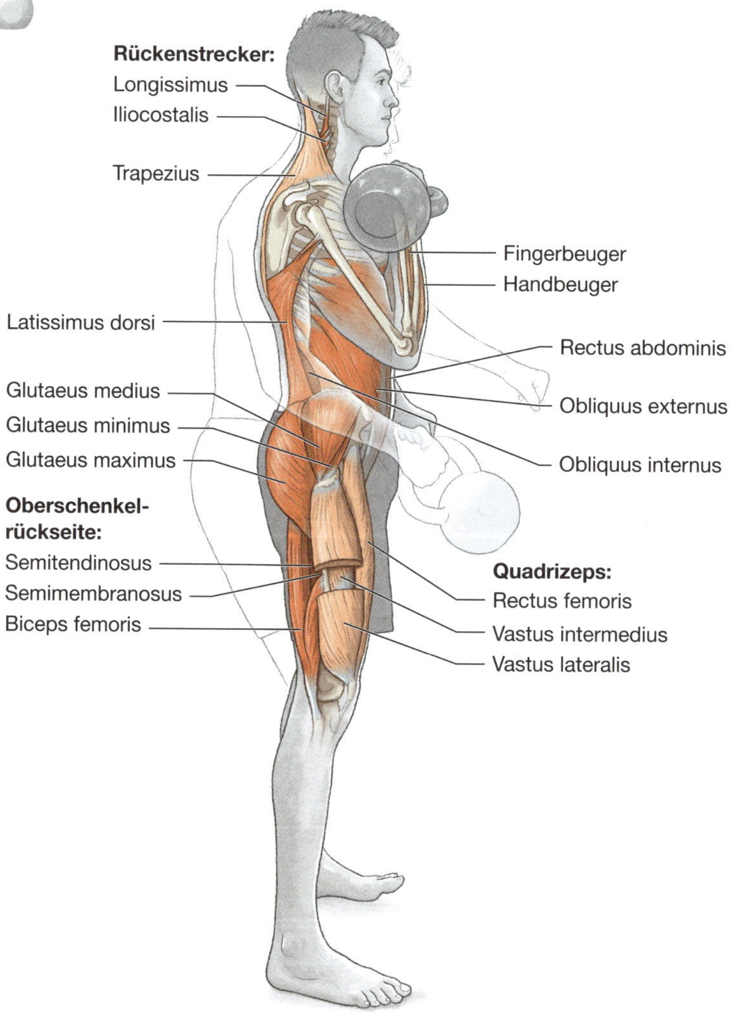


## Ausführung

1. Stellen Sie sich schulterbreit etwa 30 Zentimeter hinter die Kettlebell. Die Zehen zeigen leicht nach außen.
2. Greifen Sie den Kettlebell-Griff mit einer Hand. Beugen Sie dafür die Hüfte, wobei die Hüfte oberhalb der Knie und unterhalb der Schultern bleibt. In der Oberschenkelrückseite müsste Anspannung zu spüren sein. Neigen Sie den Griff zu sich hin, sodass er in Verlängerung des Arms ausgerichtet ist.

3. Halten Sie die freie Hand neben die Kettlebell, um die Schultern von vornherein gerade auszurichten.
4. Greifen Sie mit den Zehen in den Boden. Spannen Sie Latissimus und Bauchmuskeln an und halten Sie die Kettlebells so fest, dass sich alle dafür nötigen Muskeln anspannen. Schwingen Sie die Kettlebell zwischen den Beinen hindurch nach hinten, ohne den Winkel in der Hüfte zu verändern. Zielen Sie mit der Kettlebell auf das kleine Dreieck oberhalb der Knie.
5. Wenn nun die Kettlebell nach dem Rückschwung nach vorn schwingt, halten Sie den Oberarm nah am Körper. Richten Sie sich mit der Kettlebell vollständig auf, indem Sie die Gesäßmuskeln fest zusammenkneifen, die Kniescheiben kräftig nach oben ziehen und die Bauchmuskeln fest anspannen. Ziehen Sie gleichzeitig den Ellbogen nach hinten. Führen Sie diese Bewegung bis zur Taille aus.
6. Stoßen Sie die Hand quasi durch den Griff, damit die Kettlebell in die Rack-Position umklappt, in der das Kugelgewicht an der Außenseite des Unterarms aufliegt.
7. Am oberen Ende des Cleans steht der Körper in einer vertikalen Plank, sehr ähnlich wie beim Kettlebell-Swing. Der Unterschied ist, dass Sie die Kettlebell nicht auf Armlänge von sich weghalten, sondern dass Sie in der Rack-Position mit dem Daumen die Brust oder das Schlüsselbein berühren.
8. Bleiben Sie kurz in dieser Position. Richten Sie Schultern und Hüfte gerade aus. Während Sie die Kettlebell für die nächste Wiederholung wieder nach unten führen, bleibt der Oberarm eng am Körper. Bleiben Sie bis zum letzten Moment in der vertikalen Plank, ehe Sie vor der Kettlebell zurückweichen und die Hüfte beugen. So schwingt die Kettlebell wieder in das kleine Dreieck zwischen den Beinen.
9. Führen Sie alle Wiederholungen mit einem Arm durch und wechseln Sie dann das Gewicht in die andere Hand. Wenn Sie fertig sind, setzen Sie die Kettlebell wie beim Swing auf dem Boden ab.

## Beteiligte Muskeln

**Primär:** Rückenstrecker *(Erector spinae)*: *Iliocostalis* (Darmbein-Rippen-Muskel), *Longissimus* (längster Muskel), *Spinalis* (Dornfortsatzmuskel); *Glutaeus maximus, medius* und *minimus* (großer, mittlerer und kleiner Gesäßmuskel), *Quadratus lumborum* (quadratischer Lendenmuskel); Oberschenkelrückseite: *Semitendinosus* (halbsehniger Muskel), *Semimembranosus* (halbmembranöser Muskel), *Biceps femoris* (Schenkelbeuger); *Latissimus dorsi* (breiter Rückenmuskel), *Brachioradialis* (Oberarmspeichenmuskel), *Rectus abdominis* (gerader Bauchmuskel), *Obliquus externus* und *internus* (innerer und äußerer schräger Bauchmuskel), *Transversus abdominis* (quer verlaufender Bauchmuskel)

**Sekundär:** *Trapezius* (Trapezmuskel), *Rhomboideus major* und *minor* (großer und kleiner Rautenmuskel); Quadrizeps: *Rectus femoris* (gerader Oberschenkelmuskel), *Vastus lateralis, medialis* und *intermedius* (äußerer, innerer und mittlerer breiter Muskel); *Biceps brachii* (Bizeps); Unterarme: *Flexor carpi ulnaris* (Handbeuger), Fingerbeuger

## Hinweise zur Anatomie

**Handabstand:** Die Hand umgreift den Griff der Kettlebell mittig und locker mit den Fingern.
**Griff:** Obergriff (proniert).
**Stand:** Sellen Sie sich schulterbreit etwa 30 Zentimeter hinter die Kettlebell. Die Zehen zeigen leicht nach außen.
**Bewegungsbahn:** Indem der Ellbogen beim Schwung nach oben gebeugt und der Oberarm leicht gestreckt wird, kippt die Kugel der Kettlebell auf den Unterarm. Anders als beim Swing geht beim Clean der Kraftimpuls in die Vertikale, nicht in die Horizontale.
**Bewegungsablauf:** Lassen Sie die Kettlebell am gestreckten Arm zwischen den Beinen nach hinten schwingen, Ziel ist dabei das kleine Dreieck oberhalb der Knie. Der Winkel in der Hüfte bleibt beim Rückschwung konstant. Am Umkehrpunkt des Rückschwungs richten Sie sich schnell auf, wobei der Oberarm eng am Körper bleibt. Der Ellbogen streckt sich und stößt die Hand durch den Griff, um in die Rack-Position zu kommen. Verwurzeln Sie die Zehen fest im Boden, ziehen Sie die Kniescheiben nach oben, kneifen Sie die Gesäßmuskeln zusammen und spannen Sie Latissimus und Bauchmuskeln fest an. Wie beim Kettlebell-Deadlift halten Rückenstrecker, Bauchmuskeln und Latissimus die Wirbelsäule stabil und gerade, während der große Gesäßmuskel und die Oberschenkelrückseite die Hüfte strecken. Die Wirbelsäule bleibt während der gesamten Bewegung gerade und stabil. Ziehen Sie die Schultern nach unten, damit der Latissimus arbeitet. Nicht ins Hohlkreuz fallen.

Ich empfehle, beim einhändigen Clean mit dem freien Arm die Bewegung des arbeitenden Arms mitzumachen. Wenn Sie möchten, können Sie am Endpunkt der Bewegung den freien Arm in eine Schutzhaltung bringen, also anwinkeln und an den Körper ziehen, anstatt ihn vorn zu halten. Wenn Sie den freien Arm auf diese Weise mitbewegen, ist es leichter, eine Verdrehung des Körpers während der Übung zu vermeiden.
**Technik:** Starten Sie bei jedem neuen Satz mit einer anderen Hand. So vermeiden Sie, dass Sie den Clean immer mit der Lieblingshand beginnen, und sorgen für ein ausgewogenes Training. Frauen sollten aufpassen, dass sie mit der Kettlebell oder den Armen nicht gegen die Brüste stoßen.

## Variante

### Clean mit Zwischenstopp

Diese Variante wird genauso ausgeführt wie der Kettlebell-Clean, nur dass Sie die Kettlebell bei jeder Wiederholung vom Boden anheben – platzieren Sie sie immer zwischen den Füßen – und Sie das Gewicht nach einer Ausführung auch dort wieder ablegen, ähnlich wie beim Kettlebell-Deadlift. Endpunkt ist die Rack-Position. Bei dieser Variante lernen Sie, den Oberarm eng am Körper zu halten. Die Übung verlangt viel explosive Kraft und wird in der Regel mit 3 bis 5 Wiederholungen pro Hand in jedem Satz ausgeführt.

# Kettlebell-Clean mit zwei Kettlebells

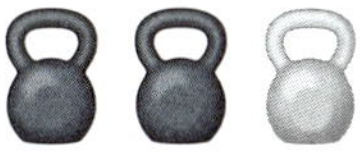

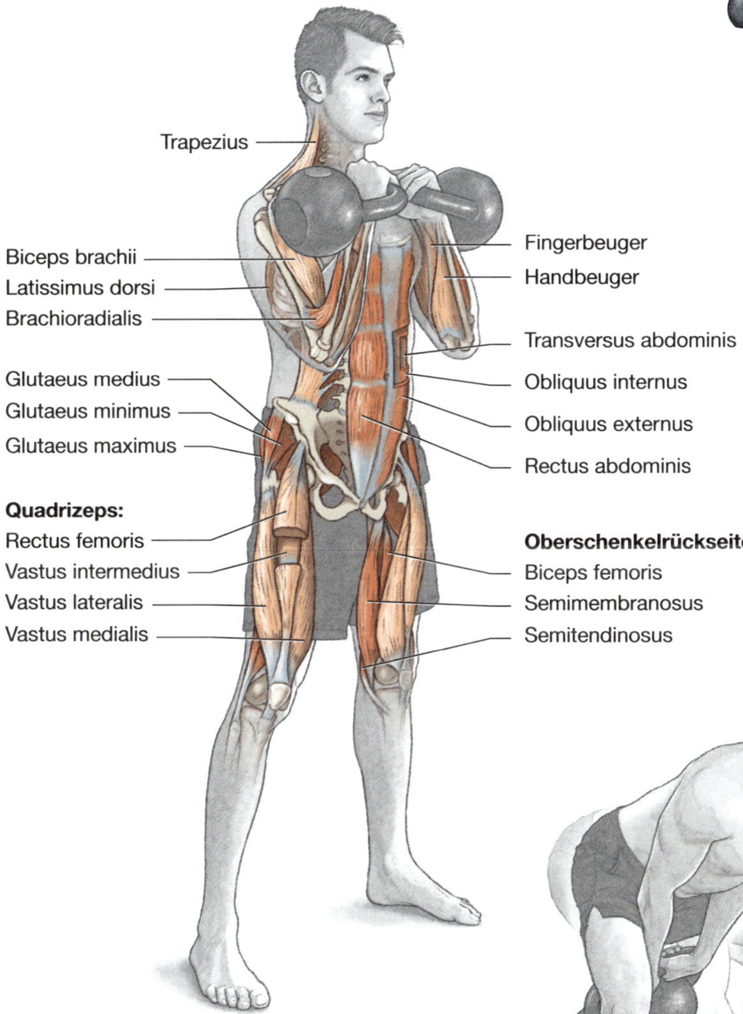


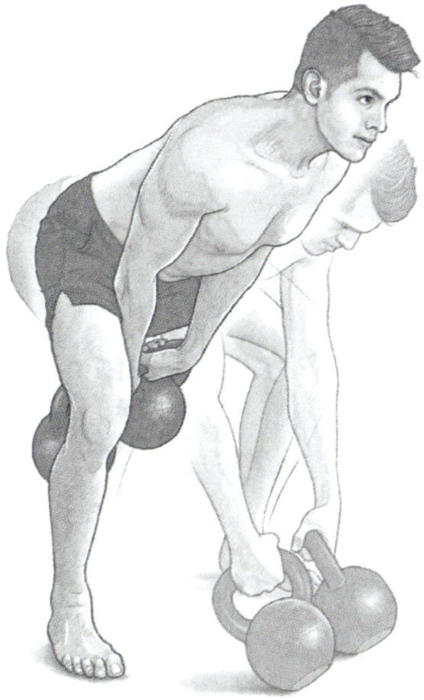

**Ausgangsposition und Rückschwung**

## Ausführung

1. Stellen Sie sich etwas mehr als schulterbreit etwa 30 Zentimeter hinter die Kettlebells. Die Zehen zeigen leicht nach außen.
2. Greifen Sie mit jeder Hand eine Kettlebell am Griff. Beugen Sie dafür die Hüfte, wobei die Hüfte oberhalb der Knie und unterhalb der Schultern bleibt. In der Oberschenkelrückseite müsste Anspannung zu spüren sein. Neigen Sie den Griff zu sich hin, sodass er in Verlängerung des Arms ausgerichtet ist.
3. Greifen Sie mit den Zehen in den Boden. Spannen Sie Latissimus und Bauchmuskeln an und halten Sie die Kettlebells so fest, dass sich alle dafür nötigen Muskeln anspannen. Schwingen Sie die Kettlebell zwischen den Beinen hindurch nach hinten, ohne den Winkel in der Hüfte zu verändern. Zielen Sie mit den Kettlebells auf das kleine Dreieck oberhalb der Knie.
4. Wenn nun die Kettlebells nach dem Rückschwung nach vorn schwingen, halten Sie die Oberarme am Körper. Richten Sie sich mit den Kettlebells vollständig auf, indem Sie die Gesäßmuskeln fest zusammenziehen, die Kniescheiben kräftig hochziehen und die Bauchmuskeln fest anspannen. Ziehen Sie gleichzeitig die Ellbogen nach hinten. Führen Sie die Bewegung bis zur Taille aus.
5. Stoßen Sie die Hände quasi durch die Griffe, damit die Kettlebells in die Rack-Position umklappen und die Kugelgewichte an der Außenseite der Unterarme aufliegen.
6. Am oberen Ende des Cleans befindet sich der Körper in der vertikalen Plank, sehr ähnlich wie beim Kettlebell-Swing. Der Unterschied ist, dass Sie die Kettlebells nicht auf Armlänge von sich weghalten, sondern dass Sie in der Rack-Position mit den Daumen Brust oder Schlüsselbein berühren.
7. Bleiben Sie kurz in dieser Position. Richten Sie Schultern und Hüfte gerade aus.
8. Während Sie die Kettlebells für die nächste Wiederholung wieder nach unten führen, bleiben die Oberarme eng am Körper. Bleiben Sie bis zum letzten Moment in der vertikalen Plank, ehe Sie vor den Kettlebells zurückweichen und die Hüfte beugen. So schwingen die Kettlebells zurück in das kleine Dreieck zwischen den Beinen.
9. Führen Sie alle Wiederholungen durch und setzen Sie dann die Kettlebell auf dem Boden ab, genauso wie beim Swing.

## Beteiligte Muskeln

**Primär:** Rückenstrecker *(Erector spinae)*: *Iliocostalis* (Darmbein-Rippen-Muskel), *Longissimus* (längster Muskel), *Spinalis* (Dornfortsatzmuskel); *Glutaeus maximus* (großer Gesäßmuskel); Oberschenkelrückseite: *Semitendinosus* (halbsehniger Muskel), *Semimembranosus* (halbmembranöser Muskel), *Biceps femoris* (Schenkelbeuger); *Latissimus dorsi* (breiter Rückenmuskel), *Brachioradialis* (Oberarmspeichenmuskel), *Rectus abdominis* (gerader Bauchmuskel), *Obliquus externus* und *internus* (innerer und äußerer schräger Bauchmuskel), *Transversus abdominis* (quer verlaufender Bauchmuskel)

**Sekundär:** *Trapezius* (Trapezmuskel), *Rhomboideus major* und *minor* (großer und kleiner Rautenmuskel); Quadrizeps: *Rectus femoris* (gerader Oberschenkelmuskel), *Vastus lateralis, medialis* und *intermedius* (äußerer, innerer und mittlerer breiter Muskel); *Quadratus lumborum* (quadratischer Lendenmuskel), *Glutaeus medius* und *minimus* (mittlerer und kleiner Gesäßmuskel), *Biceps brachii* (Bizeps); Unterarme: *Flexor carpi ulnaris* (Handbeuger), Fingerbeuger

## Hinweise zur Anatomie

**Handabstand:** Jede Hand umgreift mittig eine Kettlebell locker mit den Fingern.
**Griff:** Obergriff (beide Hände proniert). Die Kettlebell-Griffe sind in der Endposition oben waagerecht auf gleicher Höhe oder bilden ein V.
**Stand:** Die Füße sind etwas mehr als schulterbreit auseinander etwa 30 Zentimeter hinter den Kettlebells platziert. Die Zehen zeigen leicht nach außen.
**Bewegungsbahn:** Indem die Ellbogen beim Schwung nach oben gebeugt und die Oberarme leicht nach vorn gestreckt werden, kippen die Kugeln der Kettlebells auf die Unterarme. Anders als beim Swing geht beim Clean der Kraftimpuls in die Vertikale, nicht in die Horizontale.
**Bewegungsablauf:** Lassen Sie die Kettlebells mit gestreckten Armen zwischen den Beinen nach hinten schwingen, Ziel ist dabei das kleine Dreieck oberhalb der Knie. Der Winkel in der Hüfte bleibt beim Rückschwung konstant. Richten Sie sich in der unteren Position am Ende des Rückschwungs schnell auf, wobei die Oberarme eng am Körper bleiben. Beide Ellbogen strecken sich und winkeln sich dann schnell an, die Hände stoßen quasi durch die Griffe, um in die Rack-Position zu kommen. Verwurzeln Sie die Zehen fest im Boden, ziehen Sie die Kniescheiben nach oben, kneifen Sie die Gesäßmuskeln zusammen und spannen Sie Latissimus und Bauchmuskeln fest an. Wie beim Kettlebell-Deadlift halten Rückenstrecker, Bauchmuskeln und Latissimus die Wirbelsäule stabil und gerade, während der große Gesäßmuskel und die Oberschenkelrückseite die Hüfte strecken. Die Wirbelsäule bleibt während der gesamten Bewegung gerade und stabil. Ziehen Sie die Schultern nach unten, damit der Latissimus arbeitet. Nicht ins Hohlkreuz fallen.
**Technik:** Achten Sie darauf, dass die Finger in der Rack-Position nicht zusammenstoßen. Halten Sie sie entweder gestreckt oder achten Sie auf Abstand zwischen den Griffen. Frauen sollten aufpassen, dass sie mit den Kettlebells oder den Armen nicht gegen die Brüste stoßen.

# Kettlebell-Press

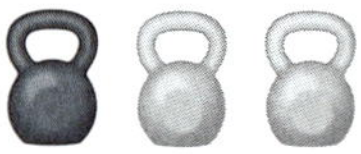

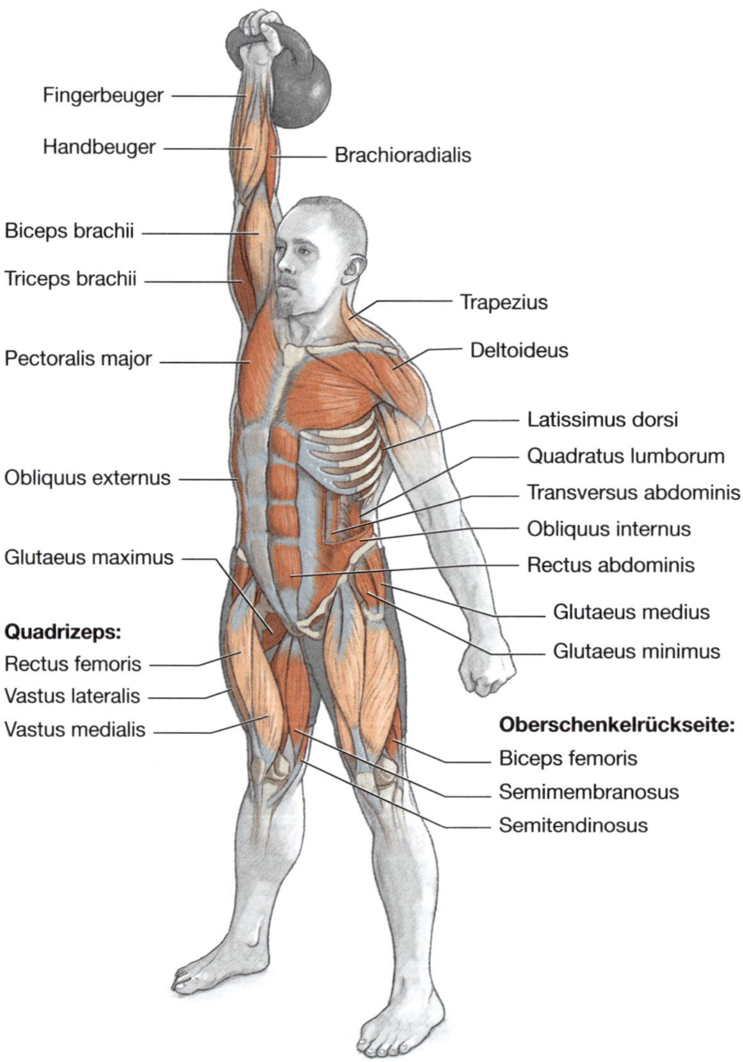

## Ausführung

1. Stellen Sie sich schulterbreit etwa 30 Zentimeter hinter die Kettlebell. Die Zehen zeigen leicht nach außen. Führen Sie einen Kettlebell-Clean (Seite 82) aus und bleiben Sie dann in der Rack-Position.
2. Richten Sie den Unterarm senkrecht oder nahezu senkrecht aus.
3. Drücken Sie die Kettlebell direkt nach oben und halten Sie dabei den Oberarm im 45-Grad-Winkel schräg vor sich, bis die Hand den Kopf passiert. Für den Rest der Bewegung drehen Sie den Ellbogen seitwärts.
4. In der Endposition mit gestrecktem Arm befindet sich die Kettlebell direkt über der Schulter über Kopf. Der Oberarm streckt sich neben dem Ohr nach oben.
5. Beim Absenken führen Sie die Kettlebell auf dem gleichen Weg zurück in die Rack-Position. Halten Sie inne und beginnen Sie die nächste Wiederholung.
6. Führen Sie alle Wiederholungen auf einer Seite durch und wechseln Sie dann die Kettlebell in die andere Hand. Wenn Sie fertig sind, setzen Sie die Kettlebell wie beim Swing auf dem Boden ab.

## Beteiligte Muskeln

**Primär:** Rückenstrecker *(Erector spinae)*: *Iliocostalis* (Darmbein-Rippen-Muskel), *Longissimus* (längster Muskel), *Spinalis* (Dornfortsatzmuskel); *Glutaeus maximus, medius* und *minimus* (großer, mittlerer und kleiner Gesäßmuskel), *Quadratus lumborum* (quadratischer Lendenmuskel); Oberschenkelrückseite: *Semitendinosus* (halbsehniger Muskel), *Semimembranosus* (halbmembranöser Muskel), *Biceps femoris* (Schenkelbeuger); *Latissimus dorsi* (breiter Rückenmuskel), *Brachioradialis* (Oberarmspeichenmuskel), *Rectus abdominis* (gerader Bauchmuskel), *Obliquus externus* und *internus* (innerer und äußerer schräger Bauchmuskel), *Transversus abdominis* (quer verlaufender Bauchmuskel)
**Sekundär:** *Trapezius* (Trapezmuskel), *Rhomboideus major* und *minor* (großer und kleiner Rautenmuskel); Quadrizeps: *Rectus femoris* (gerader Oberschenkelmuskel), *Vastus lateralis, medialis* und *intermedius* (äußerer, innerer und mittlerer breiter Muskel); *Biceps brachii* (Bizeps); Unterarme: *Flexor carpi ulnaris* (Handbeuger), Fingerbeuger

## Hinweise zur Anatomie

**Handabstand:** Die Hand umgreift die Kettlebell mittig locker mit den Fingern.
**Griff:** Obergriff (proniert).
**Stand:** Stellen Sie sich schulterbreit etwa 30 Zentimeter hinter die Kettlebell. Die Zehen zeigen leicht nach außen.
**Bewegungsbahn:** Nach dem Clean bewegt sich die Kettlebell auf einer leicht schrägen Bahn nach oben, der Ellbogen zeichnet ein Bild senkrecht nach oben, bis er komplett gestreckt ist.

**Bewegungsablauf:** Ein starker Clean bildet die Grundlage für eine starke Pressbewegung. Der Press ist eine Grind-, also eine Kraftbewegung. Das Gewicht wird aus einer Ruheposition bis über den Kopf gestemmt und wieder zurückgesenkt. Die erste Wiederholung ist eine rein konzentrische Bewegung, dazu müssen die Zehen fest im Boden verwurzelt, die Kniescheiben hochgezogen, die Gesäßmuskeln zusammengekniffen und Latissimus und Bauchmuskeln fest angespannt sein. Erzeugen Sie nur so viel Anspannung, wie für die Übung nötig ist. Wie beim Kettlebell-Deadlift halten Rückenstrecker, Bauchmuskeln und Latissimus die Wirbelsäule stabil und gerade, während der große Gesäßmuskel und die Oberschenkelrückseite die Hüfte strecken. Die Wirbelsäule bleibt während der gesamten Bewegung gerade und stabil. Ziehen Sie die Schultern nach unten, damit der Latissimus arbeitet. Achtung, überstrecken Sie die Wirbelsäule nicht, besonders nicht am Scheitelpunkt.

Ballen Sie beim einhändigen Press die freie Hand zu einer festen Faust, während Sie zu Beginn der Übung so tun, als wollten Sie den Griff der Kettlebell zerquetschen. Dadurch spannt sich der ganze Körper noch mehr an und Sie haben mehr Kraft für die Vollendung des Kettlebell-Press. Entspannen Sie die Hände in der Rack-Position.

**Technik:** Drücken Sie das Gewicht mit dem Ellbogen, nicht mit der Hand nach oben. Anders gesagt: Schieben Sie den Ellbogen bewusst von der gebeugten in die gestreckte Haltung. Die Hand folgt diesem Schub (auch wenn sie vorauszuschieben scheint).

# Kettlebell-Press mit zwei Kettlebells

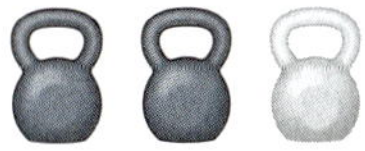

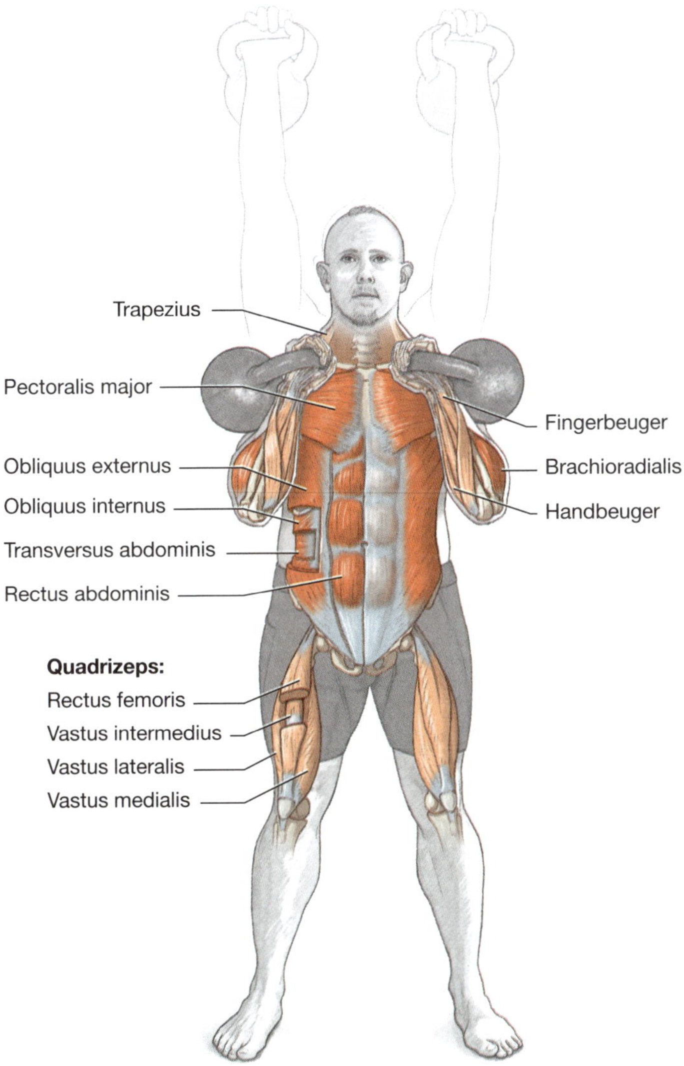

## Ausführung

1. Stellen Sie sich schulterbreit etwa 30 Zentimeter hinter die Kettlebells. Die Zehen zeigen leicht nach außen. Führen Sie einen Kettlebell-Clean mit zwei Kettlebells (Seite 85) aus und bleiben Sie in der Rack-Position.
2. Richten Sie die Unterarme senkrecht oder nahezu senkrecht aus.
3. Drücken Sie die Kettlebells nach oben über Kopf und halten Sie dabei die Oberarme im 45-Grad-Winkel schräg vor sich, bis die Hände den Kopf passieren. Für den Rest der Bewegung drehen Sie die Ellbogen seitwärts.
4. Am Scheitelpunkt in der oberen Position befinden sich die Kettlebells direkt über den Schultern, also seitlich des Kopfes. Die Oberarme sind neben den Ohren.
5. Führen Sie die Kettlebells beim Absenken auf dem gleichen Weg zurück in die Rack-Position. Halten Sie inne und beginnen Sie die nächste Wiederholung.
6. Führen Sie alle Wiederholungen durch und setzen Sie die Kettlebells so wie beim Swing auf dem Boden ab.

## Beteiligte Muskeln

**Primär:** Rückenstrecker *(Erector spinae)*: *Iliocostalis* (Darmbein-Rippen-Muskel), *Longissimus* (längster Muskel), *Spinalis* (Dornfortsatzmuskel); *Glutaeus maximus* (großer Gesäßmuskel); Oberschenkelrückseite: *Semitendinosus* (halbsehniger Muskel), *Semimembranosus* (halbmembranöser Muskel), *Biceps femoris* (Schenkelbeuger); *Latissimus dorsi* (breiter Rückenmuskel), *Pectoralis major* (großer Brustmuskel), *Deltoideus* (Deltamuskel), *Triceps brachii* (Trizeps), *Brachioradialis* (Oberarmspeichenmuskel), *Rectus abdominis* (gerader Bauchmuskel), *Obliquus externus* und *internus* (innerer und äußerer schräger Bauchmuskel), *Transversus abdominis* (quer verlaufender Bauchmuskel)
**Sekundär:** *Trapezius* (Trapezmuskel), *Rhomboideus major* und *minor* (großer und kleiner Rautenmuskel); Quadrizeps: *Rectus femoris* (gerader Oberschenkelmuskel), *Vastus lateralis, medialis* und *intermedius* (äußerer, innerer und mittlerer breiter Muskel); *Glutaeus medius* und *minimus* (mittlerer und kleiner Gesäßmuskel), *Quadratus lumborum* (quadratischer Lendenmuskel), *Biceps brachii* (Bizeps); Unterarme: *Flexor carpi ulnaris* (Handbeuger), Fingerbeuger

## Hinweise zur Anatomie

**Handabstand:** Jede Hand umgreift mittig eine Kettlebell am Griff locker mit den Fingern.
**Griff:** Obergriff (beide Hände proniert). Die Kettlebell-Griffe sind in der Rack-Position parallel zum Boden in einer Linie ausgerichtet oder bilden ein V.
**Stand:** Stellen Sie sich schulterbreit etwa 30 Zentimeter hinter die Kettlebells. Die Zehen zeigen leicht nach außen.

**Bewegungsbahn:** Nach dem Clean bewegen sich die Kettlebells auf einer leicht schrägen Bahn, ausgehend von den Ellbogen, nach oben, bis die Arme durchgestreckt sind.
**Bewegungsablauf:** Ein starker Clean bildet die Grundlage für eine starke Pressbewegung. Der Press ist eine Grind-, also eine Kraftbewegung. Das Gewicht wird aus einer Ruheposition bis über den Kopf gestemmt und wieder zurück. Die erste Wiederholung ist eine rein konzentrische Bewegung, dazu müssen die Zehen fest im Boden verwurzelt, die Kniescheiben hochgezogen, die Gesäßmuskeln zusammengekniffen und Latissimus und Bauchmuskeln fest angespannt sein. Tun Sie so, als wollten Sie den Griff der Kettlebell zerquetschen, wenn Sie mit dem Heben beginnen. Entspannen Sie die Hände in der Rack-Position. Wie beim Kettlebell-Deadlift halten Rückenstrecker, Bauchmuskeln und Latissimus die Wirbelsäule stabil und gerade, während der große Gesäßmuskel und die Oberschenkelrückseite die Hüfte strecken. Die Wirbelsäule bleibt während der gesamten Bewegung gerade und stabil. Ziehen Sie die Schultern nach unten, damit der Latissimus arbeitet. Achtung, überstrecken Sie nicht die Wirbelsäule, insbesondere nicht in der oberen Position am Scheitelpunkt.
**Technik:** Drücken Sie das Gewicht mit den Ellbogen, nicht mit den Händen nach oben. Anders gesagt: Schieben Sie die Ellbogen bewusst von der gebeugten in die gestreckte Haltung. Die Hände folgen diesem Schub (auch wenn sie vorauszuschieben scheinen).

Achten Sie darauf, dass die Finger in der Rack-Position nicht zusammenstoßen. Halten Sie sie entweder gestreckt oder achten Sie auf Abstand zwischen den Griffen. Frauen sollten aufpassen, dass sie mit den Kettlebells oder den Armen nicht gegen die Brüste stoßen.

## Varianten

### Alternierender Kettlebell-Press mit zwei Kettlebells

Diese Variante wird genauso ausgeführt wie der Kettlebell-Press, nur dass hier nicht beide Kettlebells gleichzeitig nach oben gedrückt werden, sondern abwechselnd nacheinander. Der Körper bleibt während des gesamten Satzes in der vertikalen Plank.

### Kettlebell-Press mit zwei Kettlebells im fliegenden Wechsel

Diese Variante wird prinzipiell genauso ausgeführt wie die Kettlebell-Press mit zwei Kettlebells, nur dass sich hier beide Arme gegenläufig bewegen: Ein Arm drückt die Kettlebell nach oben, und der zweite Arm startet die Bewegung, während der erste Arm sich wieder nach unten beugt. Beide Hände sind ungefähr auf Kopfhöhe für einen Moment in der gleichen Position und gleichen Höhe. Bei dieser Variante ist eine leichte Seitwärtsbeugung des Oberkörpers erlaubt, aber der Körper bleibt während des gesamten Satzes in der vertikalen Plank.

# Sots-Press mit zwei Kettlebells

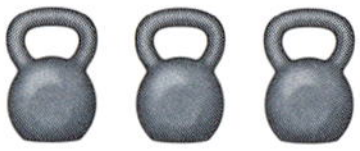

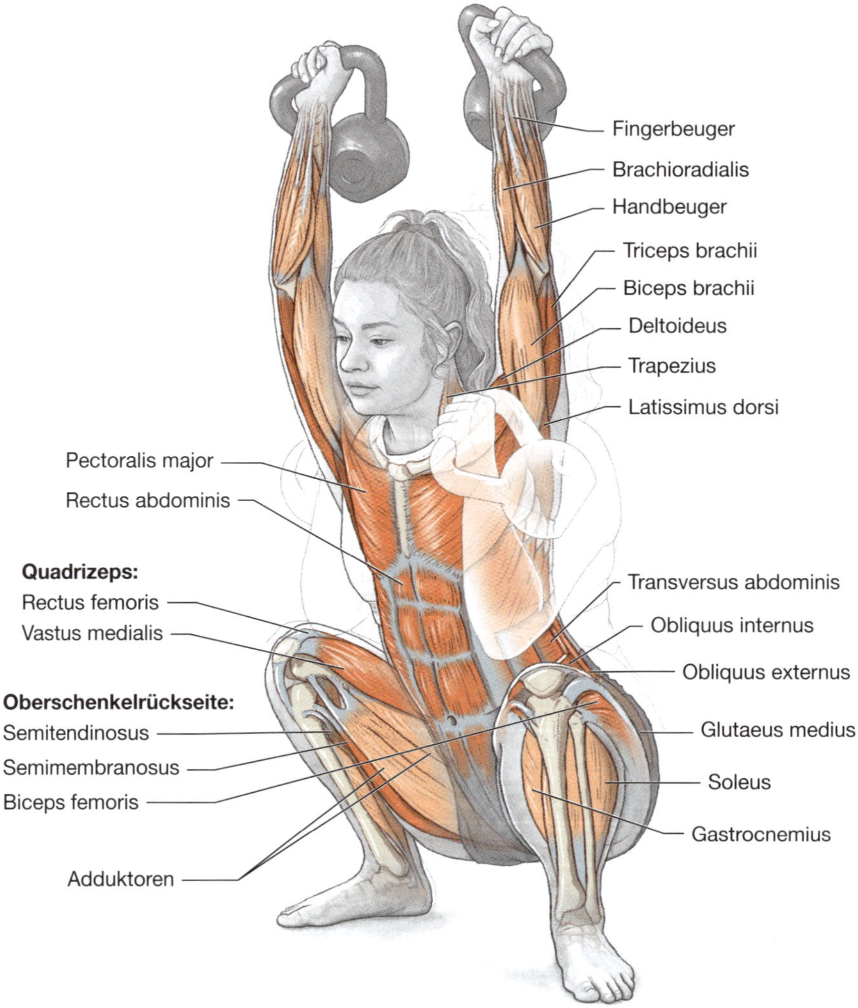

## Ausführung

1. Führen Sie einen Kettlebell-Clean mit zwei Kettlebells (Seite 85) aus. Stellen Sie sich für einen Squat auf: Die Zehen sind auswärts gedreht, Knie in einer Linie mit den Füßen.
2. Senken Sie das Becken, bis Sie in eine bequeme Hockstellung gelangen (wenn möglich, mit den Hüften unterhalb der Knie), und halten Sie inne.
3. Drücken Sie beide Kettlebells nach oben über Kopf, die Arme strecken sich dabei durch. Achten Sie darauf, dass die Arme senkrecht nach oben zeigen.
4. Führen Sie die Kettlebells langsam und kontrolliert zurück in die Rack-Position und wiederholen Sie die Übung.
5. Wenn Sie mit den Wiederholungen fertig sind, stehen Sie auf und kommen mit beiden Armen in die Clean-Haltung. Setzen Sie die Kettlebells auf dem Boden ab.

## Beteiligte Muskeln

**Primär:** Rückenstrecker *(Erector spinae)*: *Iliocostalis* (Darmbein-Rippen-Muskel), *Longissimus* (längster Muskel), *Spinalis* (Dornfortsatzmuskel); Quadrizeps: *Rectus femoris* (gerader Oberschenkelmuskel), *Vastus lateralis, medialis* und *intermedius* (äußerer, innerer und mittlerer breiter Muskel); *Glutaeus maximus* (großer Gesäßmuskel); Oberschenkelrückseite: *Semitendinosus* (halbsehniger Muskel), *Semimembranosus* (halbmembranöser Muskel), *Biceps femoris* (Schenkelbeuger); *Latissimus dorsi* (breiter Rückenmuskel), *Pectoralis major* (großer Brustmuskel), *Deltoideus* (Deltamuskel), *Triceps brachii* (Trizeps), *Rectus abdominis* (gerader Bauchmuskel), *Obliquus externus* und *internus* (innerer und äußerer schräger Bauchmuskel), *Transversus abdominis* (quer verlaufender Bauchmuskel)
**Sekundär:** *Trapezius* (Trapezmuskel), *Rhomboideus major* und *minor* (großer und kleiner Rautenmuskel), *Glutaeus medius* und *minimus* (mittlerer und kleiner Gesäßmuskel), Abduktoren und Adduktoren, Waden: *Gastrocnemius* (Zwillingswadenmuskel), *Soleus* (Schollenmuskel); Unterarme: *Flexor carpi ulnaris* (Handbeuger), Fingerbeuger; Ellbogenbeuger: *Biceps brachii* (Bizeps), *Brachioradialis* (Oberarmspeichenmuskel)

## Hinweise zur Anatomie

**Handabstand:** Jede Hand umgreift eine Kettlebell mittig am Griff locker mit den Fingern.
**Griff:** Obergriff (beide Hände proniert). Jede Hand hält eine Kettlebell. Die Kettlebell-Griffe bilden eine Linie oder ein V.
**Stand:** Platzieren Sie die Füße etwa schulterbreit. Die Zehen zeigen leicht nach außen.
**Bewegungsbahn:** Nach dem Clean bewegen sich die Kettlebells auf einer leicht schrägen Bahn nach oben, bis die Arme komplett gestreckt sind. Die Bewegung geht von den Ellbogen aus.

**Bewegungsablauf:** Ein starker Clean bildet die Grundlage für einen starken Squat mit nachfolgendem Press. Der Press ist eine Grind-, also eine Kraftbewegung. Das Gewicht wird aus einer Ruheposition bis über den Kopf gestemmt und wieder zurück. Die erste Wiederholung ist eine rein konzentrische Bewegung, dazu müssen die Zehen fest im Boden verwurzelt, die Kniescheiben hochgezogen, die Gesäßmuskeln zusammengekniffen und Latissimus und Bauchmuskeln fest angespannt sein. Tun Sie so, als wollten Sie den Griff der Kettlebell zerquetschen, wenn Sie mit dem Heben beginnen. Entspannen Sie die Hände in der Rack-Position. Dies ist eine Übung für Fortgeschrittene. Führen Sie sie nur dann aus, wenn Sie über die dafür nötige Beweglichkeit verfügen. Mit dieser Übung erhöhen Sie die Rumpfstabilisierung, was bei vielen sportlichen Aktivitäten und anstrengenden Alltagstätigkeiten hilfreich ist. Die Wirbelsäule bleibt während der gesamten Bewegung gerade aufgerichtet und stabil. Ziehen Sie die Schultern nach unten, damit der Latissimus arbeitet. Achtung, überstrecken Sie nicht die Wirbelsäule, insbesondere nicht am Scheitelpunkt, wenn die Arme nach oben gestreckt sind.
**Technik:** Drücken Sie das Gewicht mit den Ellbogen nach oben, nicht mit den Händen. Anders gesagt: Schieben Sie die Ellbogen bewusst von der gebeugten in die gestreckte Haltung. Die Hände folgen diesem Schub (auch wenn sie vorauszuschieben scheinen).

## Varianten

### Alternierender Sots-Press

Diese Variante wird genauso ausgeführt wie der Sots-Press, nur dass Sie nicht beide Kettlebells gleichzeitig nach oben drücken, sondern die Arme abwechselnd arbeiten. Während des gesamten Satzes bleibt die Wirbelsäule neutral und die Körpermitte fest angespannt.

### Sots-Press im fliegendem Wechsel

Diese Variante wird genauso ausgeführt wie der Sots-Press, mit dem Unterschied, dass eine Kettlebell nach oben gedrückt wird und der zweite Arm mit der Bewegung startet, während der erste Arm wieder nach unten sinkt. Beide Hände begegnen sich ungefähr auf Kopfhöhe. Bei dieser Variante ist eine leichte Seitwärtsbeugung des Oberkörpers erlaubt, aber die Wirbelsäule bleibt neutral und die Körpermitte fest angespannt.

# Kettlebell-Press im Liegen

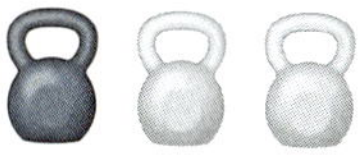

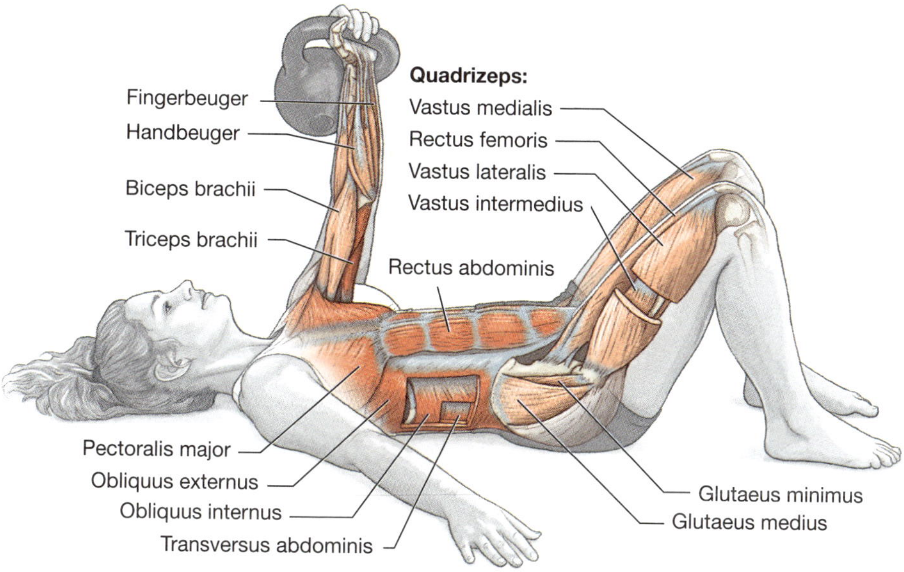


## Ausführung

1. Legen Sie sich rechts neben der Kettlebell auf die linke Körperseite. Greifen Sie mit der linken Hand in den Griff und legen Sie die rechte Hand darüber, ohne den Griff mit dem Daumen zu schließen. Halten Sie die Kettlebell mit beiden Händen nah bei sich und rollen Sie sich auf den Rücken. Die Kettlebell befindet sich nun auf Höhe der Rippen, der linke Ellbogen ruht auf dem Boden. Lassen Sie die rechte Hand los und legen Sie sie seitlich neben sich auf den Boden.
2. Beugen Sie die Knie und stellen Sie die Füße flach auf den Boden.
3. Greifen Sie mit den Zehen in den Boden. Kneifen Sie die Gesäßmuskeln zusammen, halten Sie den Rücken flach, spannen Sie die Bauchmuskeln an und halten Sie die Kettlebell so fest, dass sich alle dafür nötigen Muskeln anspannen. Strecken Sie den Arm und drücken Sie die Kettlebell nach oben.
4. Senken Sie die Kettlebell, indem Sie den Ellbogen beugen, bis die Oberarmrückseite den Boden berührt. Halten Sie kurz inne und drücken Sie die Kettlebell erneut nach oben.

5. Halten Sie den Oberarm in einem Winkel von 0 bis 45 Grad zum Oberkörper. Die Hand hat den gleichen Winkel.
6. Führen Sie alle Wiederholungen durch. Setzen Sie die Kettlebell dann ab, indem Sie die Bewegung umkehren, mit der Sie in die Ausgangsposition gerollt sind.
7. Um die Seite zu wechseln, schleifen Sie entweder die Kettlebell mit beiden Händen um den Kopf herum zur anderen Seite, oder Sie legen sich auf die andere Seite der Kettlebell.

## Beteiligte Muskeln

**Primär:** *Pectoralis major* (großer Brustmuskel), *Latissimus dorsi* (breiter Rückenmuskel), *Deltoideus* (Deltamuskel), *Triceps brachii* (Trizeps), *Rectus abdominis* (gerader Bauchmuskel), *Obliquus externus* und *internus* (innerer und äußerer schräger Bauchmuskel), *Transversus abdominis* (quer verlaufender Bauchmuskel)
**Sekundär:** Rückenstrecker *(Erector spinae)*: *Iliocostalis* (Darmbein-Rippen-Muskel), *Longissimus* (längster Muskel), *Spinalis* (Dornfortsatzmuskel); *Glutaeus maximus* (großer Gesäßmuskel), *Trapezius* (Trapezmuskel), *Rhomboideus major* und *minor* (großer und kleiner Rautenmuskel); Quadrizeps: *Rectus femoris* (gerader Oberschenkelmuskel), *Vastus lateralis, medialis* und *intermedius* (äußerer, innerer und mittlerer breiter Muskel); *Glutaeus medius* und *minimus* (mittlerer und kleiner Gesäßmuskel), *Biceps brachii* (Bizeps); Unterarme: *Flexor carpi ulnaris* (Handbeuger), Fingerbeuger

## Hinweise zur Anatomie

**Griff:** Der Griff der Kettlebell liegt diagonal über der Handfläche, zwischen Daumenballen und Kleinfingerballen. Das Handgelenk bleibt neutral.
**Stand:** Rückenlage, die Knie angewinkelt, die Füße flach auf dem Boden.
**Bewegung:** Die Kettlebell wird senkrecht nach oben geführt. Beim Heben darf sie sich leicht in Richtung Körperachse bewegen, wenn gewünscht.
**Bewegung:** Im Grunde wird hier aus einem Teil des Get-ups eine neue Übung: Kettlebell-Press im Liegen. Dabei wird immer noch der ganze Körper eingesetzt, allerdings mit weniger Bewegung. Dies ist eine Grind-Übung, die Auf-und-abwärts-Bewegung der Kettlebell sollte daher bewusst geführt sein. Bei korrekter Ausführung kräftigt diese Übung den Schultergürtel und den Rumpf, besonders bei allen Schiebebewegungen. Vergewissern Sie sich, dass Sie in der optimalen Ausgangsposition sind, bevor Sie die Kettlebell bewegen.
**Technik:** Die Übung trägt nicht nur zur Entwicklung der Kraft in beiden Körperseiten bei, sondern steigert auch die Kraft der Oberarme. Aufgrund des begrenzten Bewegungsumfangs ist dies eine großartige Übung für Sportler mit Schulterproblemen.

Die Übung kann eine Hauptübung im Kettlebell-Training sein oder zur gezielten Stärkung des Schultergürtels und des Rumpfes eingesetzt werden.

## Varianten

### Kettlebell-Press im Liegen mit gestreckten Beinen

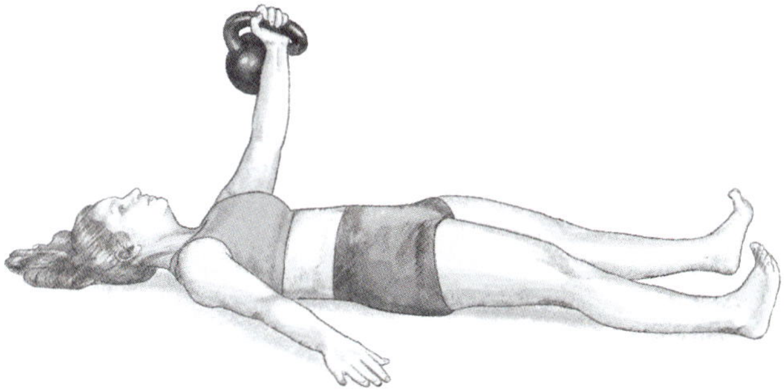

Der Hauptunterschied zwischen dieser Variante und dem Kettlebell-Press im Liegen besteht darin, dass die Beine gestreckt sind. Bevor Sie die Kettlebell nach oben drücken, strecken Sie den Rücken und spannen die Bauchmuskeln an. Kneifen Sie die Gesäßmuskeln zusammen und drücken Sie beide Fersen in den Boden. Diese Variante beansprucht die Rumpfmuskulatur stärker als die zuvor beschriebene Übung und ist dadurch schwieriger. Üben Sie erst einige Zeit den »normalen« Kettlebell-Press im Liegen mit aufgestellten Beinen, bevor Sie diese Variante ausprobieren.

### Kettlebell-Press im Liegen mit Kugel nach oben

Der Hauptunterschied zwischen dieser Variante und dem einfachen Kettlebell-Press im Liegen besteht darin, dass die Kettlebell mit der Kugel nach oben ausgerichtet ist, bevor sie nach oben gedrückt wird. Bewegen Sie die Kettlebell beim Heben wie beim Senken langsam. Bevor Sie die Kettlebell nach oben drücken, tun Sie so, als wollten Sie den Griff zerquetschen, drücken Sie den Rücken flach Richtung Boden und spannen Sie die Bauchmuskeln an. Kneifen Sie die Gesäßmuskeln zusammen und drücken Sie beide Fersen in den Boden. Diese Variante beansprucht die Rumpfmuskulatur stärker als die Hauptübung Kettlebell-Press im Liegen und ist insgesamt schwieriger. Üben Sie erst einige Zeit den »normalen« Kettlebell-Press im Liegen, bevor Sie diese Variante ausprobieren.

# Kettlebell-Press im Liegen mit zwei Kettlebells

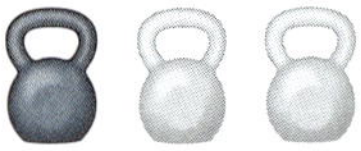

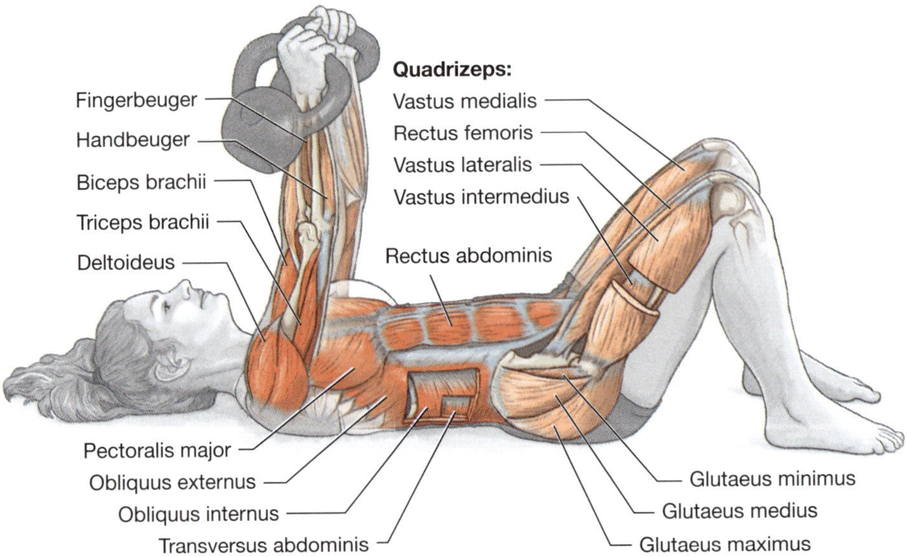


## Ausführung

1. Stellen Sie zwei Kettlebells so auf den Boden, dass Sie mit den Schultern dazwischen passen. Legen Sie sich mit ausgestreckten Beinen zwischen die Kettlebells. Rollen Sie sich in die Embryohaltung auf eine Seite und nehmen Sie eine der Kettlebells auf, wie es bei der einfachen Kettlebell-Press im Liegen (Seite 97) beschrieben ist.
2. Pressen Sie die Hand mit der Kettlebell und den Unterarm an die Brust und rollen Sie sich auf die andere Seite. Nehmen Sie mit der anderen Hand die zweite Kettlebell auf und rollen Sie sich wieder auf den Rücken. Achten Sie während des Rollens und Aufnehmens darauf, dass die Bauchmuskeln angespannt und fest bleiben. Die Oberarme liegen nun am Körper an, die Hände sind in einer neutralen Haltung.
3. Bringen Sie die Oberarme in den gewünschten Winkel zwischen 0 und 45 Grad zum Oberkörper.
4. Winkeln Sie die Knie an und stellen Sie die Füße flach auf den Boden.

5. Greifen Sie mit den Zehen in den Boden. Kneifen Sie die Gesäßmuskeln zusammen, halten Sie den Rücken flach am Boden, spannen Sie die Bauchmuskulatur an und halten Sie die Kettlebell so fest, dass sich alle dafür nötigen Muskeln ebenfalls anspannen. Strecken Sie die Arme nach oben und drücken Sie die Kettlebells in die Höhe.
6. Senken Sie die Kettlebells, indem Sie die Ellbogen beugen, bis die Oberarmrückseiten den Boden berühren. Halten Sie kurz inne und drücken Sie sie erneut nach oben.
7. Halten Sie die Oberarme in einem Winkel von 0 bis 45 Grad zum Oberkörper. Die Hände haben den gleichen Winkel.
8. Führen Sie alle Wiederholungen durch. Setzen Sie die Kettlebells ab, indem Sie die Bewegung umkehren, mit der Sie sie in die Ausgangsposition geholt haben. Achten Sie beim Absetzen darauf, dass die Bauchmuskeln angespannt und fest bleiben.

## Beteiligte Muskeln

**Primär:** *Pectoralis major* (großer Brustmuskel), *Latissimus dorsi* (breiter Rückenmuskel), *Deltoideus* (Deltamuskel), *Triceps brachii* (Trizeps), *Biceps brachii (Bizeps), Rectus abdominis* (gerader Bauchmuskel), *Obliquus externus* und *internus* (innerer und äußerer schräger Bauchmuskel), *Transversus abdominis* (quer verlaufender Bauchmuskel)
**Sekundär:** Rückenstrecker *(Erector spinae)*: *Iliocostalis* (Darmbein-Rippen-Muskel), *Longissimus* (längster Muskel), *Spinalis* (Dornfortsatzmuskel); *Glutaeus maximus* (großer Gesäßmuskel), *Trapezius* (Trapezmuskel), *Rhomboideus major* und *minor* (großer und kleiner Rautenmuskel); Quadrizeps: *Rectus femoris* (gerader Oberschenkelmuskel), *Vastus lateralis, medialis* und *intermedius* (äußerer, innerer und mittlerer breiter Muskel); *Glutaeus medius* und *minimus* (mittlerer und kleiner Gesäßmuskel); Unterarme: *Flexor carpi ulnaris* (Handbeuger), Fingerbeuger

## Hinweise zur Anatomie

**Griff:** Die Kettlebell-Griffe liegen diagonal über der Handfläche, zwischen Daumenballen und Kleinfingerballen. Die Handgelenke bleiben neutral.
**Stand:** Rückenlage, die Knie angewinkelt, die Füße flach auf dem Boden.
**Bewegung:** Die Kettlebells werden senkrecht nach oben geführt. Beim Heben dürfen sie sich leicht in Richtung Körperachse bewegen.
**Bewegung:** Im Grunde wird hier aus einem Teil des Get-ups eine neue Übung: Kettlebell-Press im Liegen. Dabei wird immer noch der ganze Körper eingesetzt, allerdings mit weniger Bewegung. Dies ist eine Grind-Übung, die Auf-und-abwärts-Bewegung der Kettlebell sollte daher bewusst geführt sein. Bei korrekter Ausführung kräftigt diese Übung den Schultergürtel und den Rumpf, besonders bei allen Schiebebewegungen. Vergewissern Sie sich, dass Sie in der optimalen Ausgangsposition sind, bevor Sie die Kettlebells bewegen.
**Technik:** Die Übung trägt nicht nur zur Kräftigung und Stabilisierung beider Körperseiten bei, sondern steigert auch die Kraft der Oberarme. Aufgrund des begrenzten Bewegungs-

umfangs ist dies eine großartige Übung für Sportler mit Schulterproblemen. Trainieren Sie zunächst mit leichteren Kettlebells und steigern Sie das Gewicht langsam.

Die Übung kann eine Hauptübung sein oder als Variante zur Stärkung des Schultergürtels und des Rumpfes eingesetzt werden.

## Varianten

### Kettlebell-Press im Liegen mit zwei Kettlebells und gestreckten Beinen

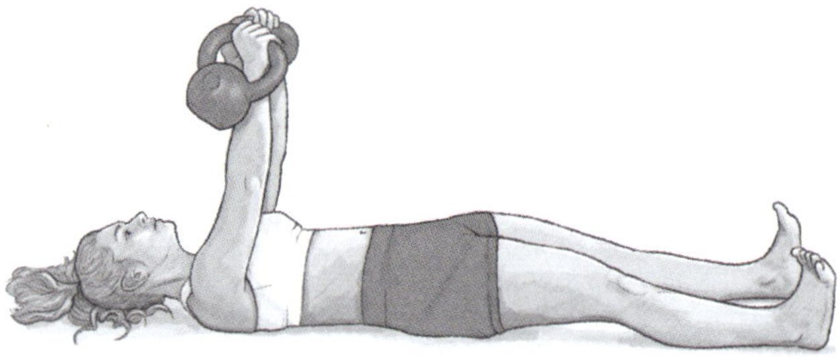

Der Hauptunterschied zwischen dieser Variante und dem Kettlebell-Press mit zwei Kettlebells im Liegen besteht darin, dass die Beine gestreckt sind. Bevor Sie die Kettlebells nach oben drücken, drücken Sie den Rücken flach Richtung Boden und spannen Sie die Bauchmuskeln an. Kneifen Sie die Gesäßmuskeln zusammen und drücken Sie beide Fersen in den Boden. Diese Variante beansprucht die Rumpfmuskulatur stärker als die beschriebene Hauptübung und ist insgesamt schwieriger. Üben Sie erst einige Zeit den »normalen« Kettlebell-Press mit zwei Kettlebells im Liegen, bevor Sie diese Variante ausprobieren.

### Alternierender Kettlebell-Press mit zwei Kettlebells im Liegen mit Seitenwechsel

Bei dieser Variante des Kettlebell-Press mit zwei Kettlebells im Liegen drücken Sie zunächst eine Kettlebell nach oben und führen sie wieder nach unten, bevor Sie die zweite Kettlebell nach oben führen. Üben Sie erst einige Zeit den Kettlebell-Press mit zwei Kettlebells im Liegen, bevor Sie diese Variante ausprobieren.

# Kettlebell-Press mit zwei Kettlebells in der Brücke

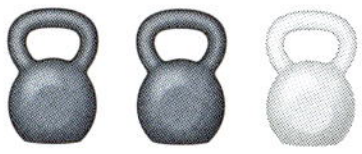

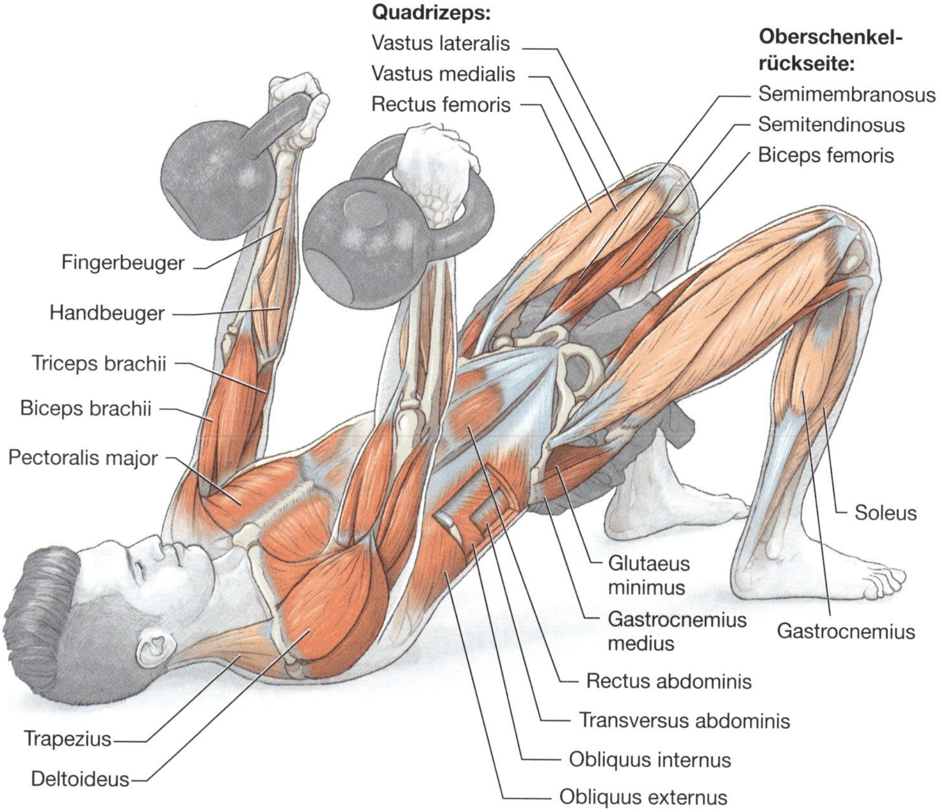


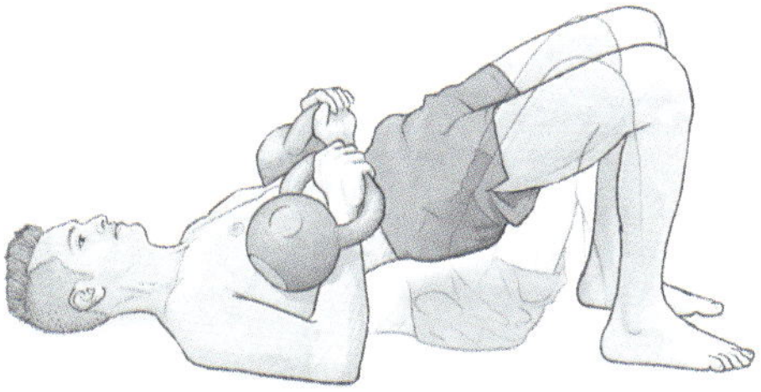

**Ausgangsposition und Brücke**

## Ausführung

1. Stellen Sie zwei Kettlebells so auf den Boden, dass Sie mit den Schultern dazwischen passen. Legen Sie sich mit ausgestreckten Beinen zwischen die Kettlebells. Rollen Sie sich in Embryohaltung auf eine Seite und nehmen Sie die dort liegende Kettlebell auf, wie bei der einfachen Kettlebell-Press im Liegen (Seite 97) beschrieben.
2. Pressen Sie die Hand mit der Kettlebell und den Unterarm an die Brust und rollen Sie sich auf die andere Seite. Nehmen Sie mit der anderen Hand die zweite Kettlebell auf und rollen Sie sich wieder auf den Rücken. Achten Sie während des Rollens und Aufnehmens darauf, dass die Bauchmuskeln angespannt und fest bleiben. Die Oberarme liegen am Körper an, die Hände sind in einer neutralen Haltung.
3. Bringen Sie die Oberarme in den gewünschten Winkel zum Oberkörper – in einem Winkel von 0 bis 45 Grad.
4. Winkeln Sie die Knie an und stellen Sie die Füße flach auf dem Boden.
5. Drücken Sie den Rücken flach nach unten, kneifen Sie die Gesäßmuskeln zusammen und heben Sie das Becken vom Boden. Greifen Sie mit den Zehen in den Boden und spannen Sie die Bauch- und halten Sie die Kettlebells so fest, dass sich alle dafür nötigen Muskeln ebenfalls anspannen.
6. Strecken Sie die Arme und drücken Sie die Kettlebells nach oben.
7. Senken Sie die Kettlebells, indem Sie die Ellbogen beugen, bis die Oberarmrückseiten den Boden berühren. Halten Sie kurz inne und drücken Sie sie erneut nach oben.
8. Halten Sie die Oberarme in einem Winkel von 0 bis 45 Grad zum Oberkörper. Die Hände haben den gleichen Winkel.
9. Führen Sie alle Wiederholungen durch. Lassen Sie das Becken wieder auf den Boden sinken. Setzen Sie die Kettlebells ab, indem Sie die Bewegung umkehren, mit der Sie sie in die Ausgangsposition geholt haben. Achten Sie beim Absetzen darauf, dass die Bauchmuskeln angespannt und fest bleiben.

## Beteiligte Muskeln

**Primär:** *Pectoralis major* (großer Brustmuskel), *Latissimus dorsi* (breiter Rückenmuskel), *Deltoideus* (Deltamuskel), *Triceps brachii* (Trizeps), *Biceps brachii (Bizeps), Glutaeus maximus, medius* und *minimus* (großer, mittlerer und kleiner Gesäßmuskel); Oberschenkelrückseite: *Semitendinosus* (halbsehniger Muskel), *Semimembranosus* (halbmembranöser Muskel), *Biceps femoris* (Schenkelbeuger); *Rectus abdominis* (gerader Bauchmuskel), *Obliquus externus* und *internus* (innerer und äußerer schräger Bauchmuskel), *Transversus abdominis* (quer verlaufender Bauchmuskel)

**Sekundär:** Rückenstrecker *(Erector spinae)*: *Iliocostalis* (Darmbein-Rippen-Muskel), *Longissimus* (längster Muskel), *Spinalis* (Dornfortsatzmuskel); *Trapezius* (Trapezmuskel), *Rhomboideus major* und *minor* (großer und kleiner Rautenmuskel); Quadrizeps: *Rectus femoris* (gerader Oberschenkelmuskel), *Vastus lateralis, medialis* und *intermedius* (äußerer, innerer und mittlerer breiter Muskel); *Gastrocnemius* (Zwillingswadenmuskel), *Soleus* (Schollenmuskel); Unterarme: *Flexor carpi ulnaris* (Handbeuger), Fingerbeuger

## Hinweise zur Anatomie

**Griff:** Die Kettlebell-Griffe liegen diagonal über der Handfläche, zwischen Daumenballen und Kleinfingerballen. Die Handgelenke bleiben neutral.
**Stand:** Rückenlage, die Knie angewinkelt, die Füße flach auf dem Boden.
**Bewegung:** Stemmen Sie die Kettlebells senkrecht nach oben. Beim Heben dürfen sie sich leicht in Richtung Körpermittelachse bewegen.
**Bewegung:** Hier werden zwei großartige Übungen vereint: Brücke und Kettlebell-Press im Liegen. Erstere ist statisch, zweitere dynamisch. Die Ausführung ist im Wesentlichen dieselbe wie beim Kettlebell-Press mit zwei Kettlebells im Liegen, nur dass das Becken hier durchweg vom Boden angehoben bleibt. Achten Sie darauf, dass der untere Rücken flach und die Bauchmuskeln fest sind, bevor Sie das Becken vom Boden heben. So verhindern Sie, dass Sie während der Übung in ein Hohlkreuz fallen.

Bei dieser Übung wird der ganze Körper eingesetzt, allerdings mit weniger Bewegung. Dies ist eine Grind-Übung, die Auf-und-abwärts-Bewegung der Kettlebell sollte daher bewusst geführt sein. Bei korrekter Ausführung kräftigt diese Übung den Schultergürtel und den Rumpf, besonders für alle Schiebebewegungen. Vergewissern Sie sich, dass Sie in der optimalen Ausgangsposition sind, bevor Sie die Kettlebell nach oben stemmen. Aufgrund des begrenzten Bewegungsumfangs ist dies eine großartige Übung für Sportler mit Schulterproblemen. Traininеren Sie zunächst mit leichteren Kettlebells und steigern Sie das Gewicht langsam. Die Übung kann eine Hauptübung sein oder als Variante zur Stärkung der Beine, des Schultergürtels und des Rumpfes eingesetzt werden.

## Variante

### Alternierender Kettlebell-Press mit zwei Kettlebells in der Brücke

Bei dieser Variante des Kettlebell-Press mit zwei Kettlebells in der Brücke wird eine Kettlebell nach oben gedrückt und wieder nach unten gesenkt, bevor Sie die zweite Kettlebell nach oben drücken. Trainieren Sie erst einige Zeit den Kettlebell-Press mit zwei Kettlebells in der Brücke, bevor Sie diese Variante ausprobieren.

# Kettlebell-Clean mit Kugel nach oben

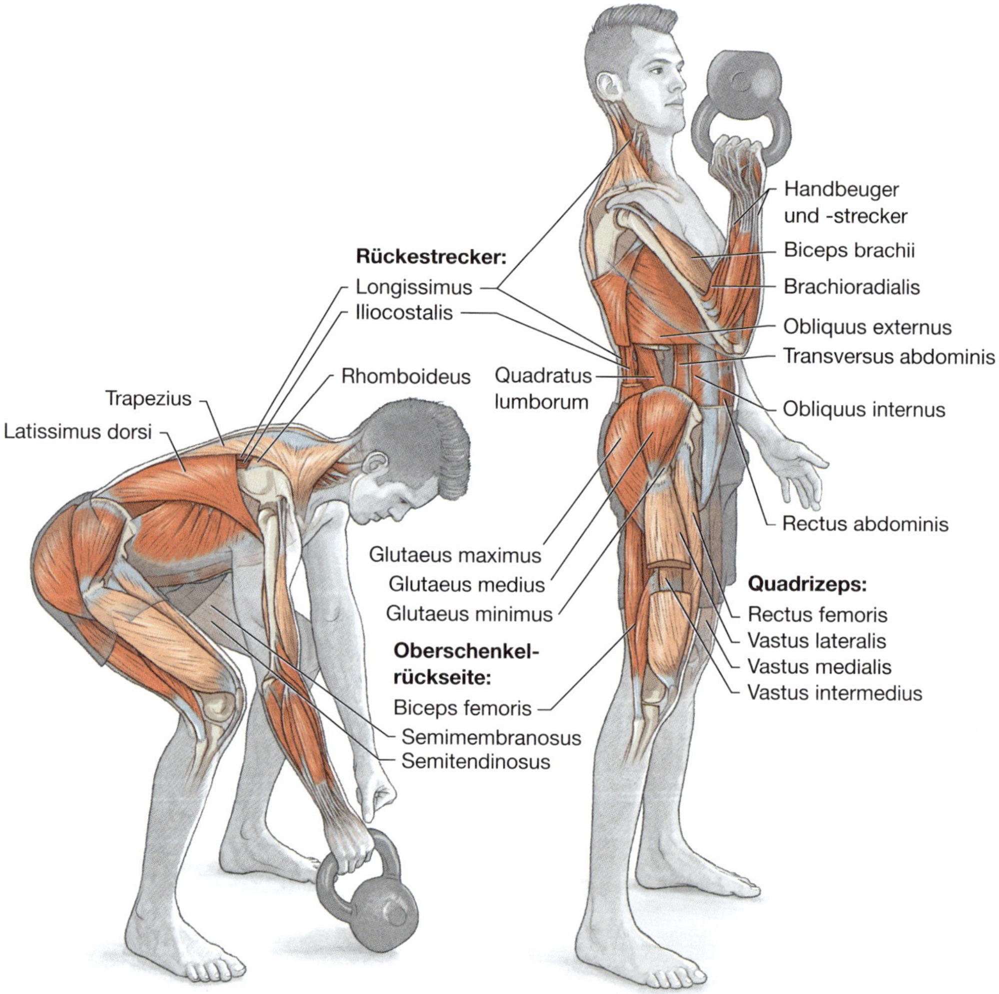

## Ausführung

1. Stellen Sie sich schulterbreit etwa 30 Zentimeter hinter die Kettlebell. Die Zehen zeigen leicht nach außen. Der Kettlebell-Griff steht im rechten Winkel zur Schulterlinie.
2. Greifen Sie die Kettlebell mit einer Hand am Griff. Beugen Sie dafür die Hüfte, wobei die Hüfte oberhalb der Knie und unterhalb der Schultern bleibt. Schon jetzt sollten Sie den Kettlebell-Griff eisern umklammern. In der Oberschenkelrückseite müsste Anspannung zu spüren sein. Neigen Sie den Griff zu sich hin, sodass er in Verlängerung des Arms ausgerichtet ist.
3. Halten Sie die freie Hand neben die Kettlebell, halten Sie aber damit nicht den Griff fest. Die Schultern sind auf diese Weise von vornherein gerade ausgerichtet.
4. Greifen Sie mit den Zehen in den Boden. Spannen Sie Latissimus, Bauchmuskeln und Griffmuskulatur an. Schwingen Sie die Kettlebell zwischen den Beinen hindurch nach hinten, ohne den Winkel in der Hüfte zu verändern. Zielen Sie mit der Kettlebell auf das kleine Dreieck oberhalb der Knie.
5. Wenn nun die Kettlebell nach dem Rückschwung nach vorne schwingt, halten Sie den Oberarm eng am Körper. Richten Sie sich mit der Kettlebell vollständig auf, indem Sie die Gesäßmuskeln fest zusammenkneifen, die Kniescheiben kräftig hochziehen und die Bauchmuskeln fest anspannen. Beugen Sie gleichzeitig den Ellbogen und schieben Sie den Unterarm unter die Kettlebell, sodass deren Kugel nach oben zeigt. Führen Sie den Kettlebell-Clean bis zur Taille aus.
6. Am oberen Ende des Cleans gelangt der Körper in die vertikale Plank, sehr ähnlich wie beim Kettlebell-Swing. Ellbogen und Handgelenk bilden mit der Kettlebell eine senkrechte Linie. Tun Sie so, als wollten Sie den Griff mit den Fingern zerquetschen.
7. Bleiben Sie kurz in dieser Position. Richten Sie Schultern und Hüfte gerade aus.
8. Während Sie die Kettlebell für die nächste Wiederholung wieder nach unten führen, bleibt der Oberarm eng am Körper. Bleiben Sie bis zum letzten Moment in der vertikalen Plank, ehe Sie vor der Kettlebell zurückweichen und die Hüfte beugen. So bleibt die Kettlebell in dem kleinen Dreieck zwischen den Beinen.
9. Führen Sie alle Wiederholungen auf einer Seite durch und wechseln Sie dann die Kettlebell in die andere Hand. Wenn Sie fertig sind, setzen Sie die Kettlebell wie beim Swing wieder auf dem Boden ab.

## Beteiligte Muskeln

**Primär:** Rückenstrecker *(Erector spinae)*: *Iliocostalis* (Darmbein-Rippen-Muskel), *Longissimus* (längster Muskel), *Spinalis* (Dornfortsatzmuskel); *Glutaeus maximus* (großer Gesäßmuskel); gleiche Seite: *Quadratus lumborum* (quadratischer Lendenmuskel), *Glutaeus medius* und *minimus* (mittlerer und kleiner Gesäßmuskel); Oberschenkelrückseite: *Semitendinosus* (halbsehniger Muskel), *Semimembranosus* (halbmembranöser Muskel), *Biceps femoris* (Schenkelbeuger); *Latissimus dorsi* (breiter Rückenmuskel), *Brachioradialis* (Ober-

armspeichenmuskel), *Rectus abdominis* (gerader Bauchmuskel), *Obliquus externus* und *internus* (innerer und äußerer schräger Bauchmuskel), *Transversus abdominis* (quer verlaufender Bauchmuskel); Unterarme: *Flexor carpi ulnaris* (Handbeuger) und *Musculus extensor carpi ulnaris* (Handstrecker), Fingerbeuger
**Sekundär:** *Trapezius* (Trapezmuskel), *Rhomboideus major* und *minor* (großer und kleiner Rautenmuskel); Quadrizeps: *Rectus femoris* (gerader Oberschenkelmuskel), *Vastus lateralis, medialis* und *intermedius* (äußerer, innerer und mittlerer breiter Muskel); belastete Seite: *Glutaeus medius* und *minimus* (mittlerer und kleiner Gesäßmuskel), *Biceps brachii* (Bizeps)

## Hinweise zur Anatomie

**Handabstand:** Die Hand umgreift die Kettlebell eisern mittig am Griff.
**Griff:** Obergriff (Hand proniert).
**Stand:** Stellen Sie sich schulterbreit etwa 30 Zentimeter hinter die Kettlebell. Die Zehen zeigen leicht nach außen.
**Bewegungsbahn:** Die Bewegung der Kettlebell ähnelt der Bewegung beim einfachen Clean, allerdings befindet sich die Kugel der Kettlebell hier über der Hand, die den Griff eisern umklammert. Anders als beim Swing geht beim Clean der Kraftimpuls in die Vertikale, nicht in die Horizontale.
**Bewegungsablauf:** Insgesamt ist der Kettlebell-Clean mit der Kugel nach oben fast identisch mit dem einhändigen Kettlebell-Clean, nur dass Sie die Kettlebell hier vom Boden bis zum Scheitelpunkt eisern am Griff umklammern. Spannen Sie am Endpunkt jeden Muskel im Körper an und bleiben Sie wie eingefroren stehen. Nach ein paar Sekunden starten Sie den Rückschwung und entspannen die Muskeln kurz, bevor Sie die nächste Wiederholung anschließen.

Am oberen Endpunkt bleibt der Oberarm eng am Körper, ziehen Sie die Schultern aktiv nach unten. Verwurzeln Sie die Zehen fest im Boden, ziehen Sie die Kniescheiben nach oben, kneifen Sie die Gesäßmuskeln zusammen und spannen Sie Latissimus und Bauchmuskeln fest an. Wie beim Kettlebell-Deadlift halten Rückenstrecker, Bauchmuskeln und Latissimus die Wirbelsäule stabil und gerade, während der große Gesäßmuskel und die Oberschenkelrückseite die Hüfte strecken. Die Wirbelsäule bleibt während der gesamten Bewegung gerade und stabil. Ziehen Sie die Schultern nach unten, damit der Latissimus arbeitet. Achtung, die Wirbelsäule nicht überstrecken.

Bei diesem Clean empfehle ich, am Endpunkt der Bewegung den freien Arm in eine Schutzhaltung zu bringen, das heißt anzuwinkeln und Richtung Körper zu ziehen. So vermeiden Sie, dass sich der Körpers während der Übung verdreht.
**Technik:** Wenn Sie diesen Clean, bei dem die schwere Kugel nach oben umgesetzt wird, trainieren, brauchen Sie Geduld. Führen Sie zunächst nur ein paar wenige Wiederholungen aus, vielleicht zwei oder drei pro Arm. Sie werden bei jeder Wiederholung viel Anspannung erzeugen, da ist Qualität vor Quantität gefragt. Ihre Bauch- und Gesäßmuskeln

müssen bei diesem Umschwung der Kettlebell fest kontrahiert sein, um den unteren Rücken zu schützen. Wenn Ihnen die Kettlebell aus der Hand gleitet, passen Sie auf und weichen sie der Kugel aus, wenn sie zu Boden fällt. Trainieren Sie an einem Ort, wo der Boden durch eine fallen gelassene Kettlebell nicht beschädigt werden kann. Sie werden feststellen, dass eine Körperseite schwächer ist als die andere. Diesen Unterschied auszugleichen, ist mühsam, aber lohnend.

## Variante

### Kettlebell-Press mit Kugel nach oben

Diese Variante wird wie der normale Kettlebell-Press ausgeführt, nur dass die Kettlebell mit der Kugel nach oben zeigt. Beginnen Sie mit dem Clean mit Kugel nach oben und gehen Sie dann zum Press über. Bewegen Sie die Kettlebell beim Drücken langsam nach oben und halten Sie dabei Handgelenk und Ellbogen senkrecht unter der umgedrehten Kettlebell. Aktiveren Sie den Latissimus, sowohl in der exzentrischen als auch in der konzentrischen Phase, indem Sie die Schultern nach unten ziehen. Tun Sie so, als wollten Sie den Griff zerquetschen, um die Kettlebell aufrecht zu halten. Lassen Sie sich auch beim Absenken Zeit, führen Sie die Bewegung langsam aus. Denken Sie daran, die Wiederholungszahl niedrig zu halten, vielleicht bei 2 oder 3.

Ballen Sie beim Press mit Kugel nach oben gleich zu Beginn der Übung die freie Hand zu einer festen Faust. Dadurch spannt sich der ganze Körper noch mehr an und Sie haben mehr Kraft für die Vollendung des Kettlebell-Press. Entspannen Sie die freie Hand in der Rack-Position.

# Kettlebell-Clean mit zwei nach oben gewendeten Kugeln

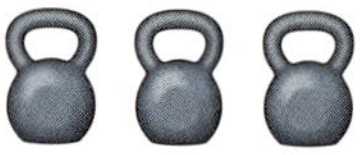

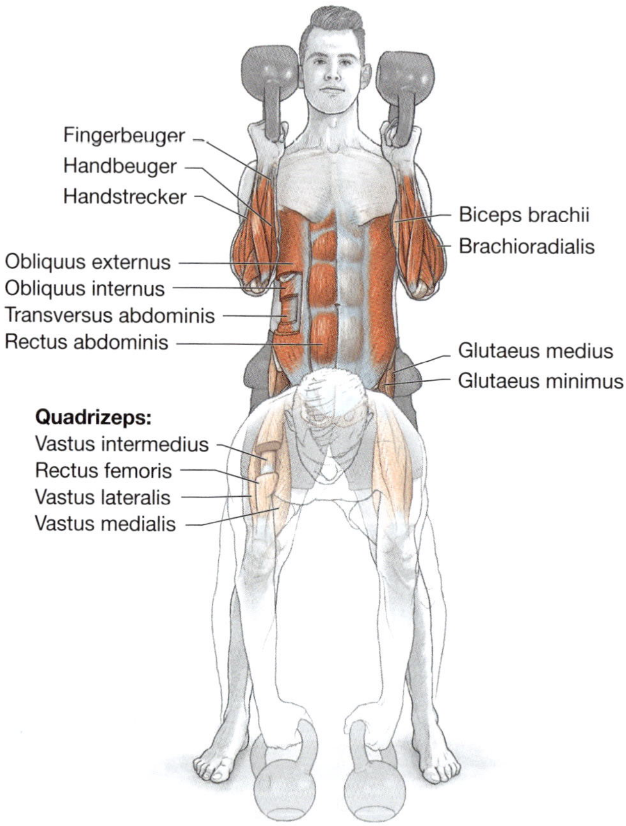


## Ausführung

1. Stellen Sie sich schulterbreit etwa 30 Zentimeter hinter die Kettlebells. Die Zehen zeigen leicht nach außen. Die Kettlebell-Griffe stehen im rechten Winkel zur Schulterlinie.
2. Greifen Sie die Kettlebells jeweils an den Griffen. Beugen Sie dafür die Hüfte, wobei die Hüfte oberhalb der Knie und unterhalb der Schultern bleibt. Schon jetzt sollten Sie die Kettlebell-Griffe eisern umklammern. In der Oberschenkelrückseite müsste Anspannung zu spüren sein. Neigen Sie die Griffe zu sich hin, sodass sie in Verlängerung der Arme ausgerichtet sind.
3. Greifen Sie mit den Zehen in den Boden. Spannen Sie Latissimus, Bauchmuskeln und Griffmuskulatur an. Schwingen Sie die Kettlebells zwischen den Beinen hindurch nach hinten, ohne den Winkel in der Hüfte zu verändern. Zielen Sie mit der Kettlebell auf das kleine Dreieck oberhalb der Knie.

4. Wenn nun die Kettlebells nach dem Rückschwung nach vorn schwingen, halten Sie die Oberarme eng am Körper. Richten Sie sich mit den Kettlebells vollständig auf, indem Sie die Gesäßmuskeln stark anspannen, die Kniescheiben kräftig hochziehen und die Bauchmuskeln fest kontrahieren. Beugen Sie gleichzeitig die Ellbogen und schieben Sie die Unterarme unter die Kettlebells, deren Kugelteil nun nach oben zeigt. Führen Sie den Kettlebell-Clean bis zur Taille aus.
5. Am oberen Ende des Cleans bildet der Körper eine vertikale Plank, sehr ähnlich wie beim Kettlebell-Swing. Ellbogen und Handgelenk bilden mit der Kettlebell jeweils eine senkrechte Linie. Tun Sie so, als wollten Sie die Griffe mit den Fingern zerquetschen.
6. Bleiben Sie kurz in dieser Position. Richten Sie Schultern und Hüfte gerade aus.
7. Während Sie die Kettlebells für die nächste Wiederholung wieder nach unten führen, bleibt der Oberarm eng am Körper. Bleiben Sie bis zum letzten Moment in der vertikalen Plank, ehe Sie vor den Kettlebells zurückweichen und die Hüfte beugen. So bleiben die Kettlebells während der unteren Position im kleinen Dreieck zwischen den Beinen.
8. Führen Sie alle Wiederholungen auf einer Seite durch. Wenn Sie fertig sind, setzen Sie die Kettlebell wie beim Swing auf dem Boden ab.

## Beteiligte Muskeln

**Primär:** Rückenstrecker *(Erector spinae)*: *Iliocostalis* (Darmbein-Rippen-Muskel), *Longissimus* (längster Muskel), *Spinalis* (Dornfortsatzmuskel); *Glutaeus maximus* (großer Gesäßmuskel); Oberschenkelrückseite: *Semitendinosus* (halbsehniger Muskel), *Semimembranosus* (halbmembranöser Muskel), *Biceps femoris* (Schenkelbeuger); *Latissimus dorsi* (breiter Rückenmuskel), *Brachioradialis* (Oberarmspeichenmuskel), *Rectus abdominis* (gerader Bauchmuskel), *Obliquus externus* und *internus* (innerer und äußerer schräger Bauchmuskel), *Transversus abdominis* (quer verlaufender Bauchmuskel); Unterarme: *Flexor carpi ulnaris* (Handbeuger) und *Musculus extensor carpi ulnaris* (Handstrecker), Fingerbeuger
**Sekundär:** *Trapezius* (Trapezmuskel), *Rhomboideus major* und *minor* (großer und kleiner Rautenmuskel); Quadrizeps: *Rectus femoris* (gerader Oberschenkelmuskel), *Vastus lateralis, medialis* und *intermedius* (äußerer, innerer und mittlerer breiter Muskel); *Quadratus lumborum* (quadratischer Lendenmuskel), *Glutaeus medius* und *minimus* (mittlerer und kleiner Gesäßmuskel), *Biceps brachii* (Bizeps)

## Hinweise zur Anatomie

**Handabstand:** Umgreifen Sie die Kettlebell eisern mittig mit den Händen.
**Griff:** Obergriff (beide Hände in der Ausgangsposition proniert, in der oberen Position im Hammergriff).
**Stand:** Die Füße stehen etwas mehr als schulterbreit auseinander, etwa 30 Zentimeter hinter den Kettlebells. Die Zehen zeigen leicht nach außen.
**Bewegungsbahn:** Die Bewegung der Kettlebells ähnelt der Bewegung des einhändigen

Cleans mit der Kugel nach oben. Die Kugeln der Kettlebells befinden sich jeweils über der haltenden Hand, die den Griff eisern umklammert. Anders als beim Swing geht beim Clean der Kraftimpuls in die Vertikale, nicht in die Horizontale.

**Bewegungsablauf:** Insgesamt ist der Kettlebell-Clean mit zwei Kettlebells und nach oben gewendeten Kugeln fast identisch mit dem einhändigen Kettlebell-Clean mit nach oben gewendeter Kugel. Die Hände halten die Griffe vom Boden bis zum Endpunkt eisern umklammert. Spannen Sie am Endpunkt jeden Muskel im Körper an. Wechseln Sie nach ein paar Sekunden in den Rückschwung und entspannen Sie die Muskeln kurz, bevor Sie die nächste Wiederholung anschließen.

Am oberen Endpunkt bleibt der Oberarm eng am Körper und Sie ziehen die Schultern aktiv nach unten. Verwurzeln Sie die Zehen fest im Boden, ziehen Sie die Kniescheiben nach oben, kneifen Sie die Gesäßmuskeln zusammen und spannen Sie Latissimus und Bauchmuskeln fest an. Wie beim Kettlebell-Deadlift halten Rückenstrecker, Bauchmuskeln und Latissimus die Wirbelsäule stabil und gerade, während der große Gesäßmuskel und die Oberschenkelrückseite die Hüfte strecken. Die Wirbelsäule bleibt während der gesamten Bewegung gerade und stabil. Ziehen Sie die Schultern nach unten, damit der Latissimus arbeitet. Nicht ins Hohlkreuz fallen.

**Technik:** Wenn Sie den Clean mit zwei nach oben gewendeten Kugeln üben, brauchen Sie Geduld. Führen Sie ein paar Wiederholungen aus, vielleicht 2 oder 3 pro Seite. Sie werden bei jeder Wiederholung viel Anspannung erzeugen, da ist Qualität vor Quantität gefragt. Spannen Sie die Bauch- und Gesäßmuskeln bei der Arbeit mit umgedrehten Kettlebells fest an, um den unteren Rücken zu schützen. Wenn Ihnen die Kettlebells aus der Hand gleiten, passen Sie auf, dass Sie den fallenden Kugeln ausweichen. Trainieren Sie an einem Ort, wo der Boden durch fallen gelassene Kettlebells nicht beschädigt werden kann. Sie werden feststellen, dass eine Körperseite schwächer ist als die andere. Diese Ungleichheit zu beheben, ist mühsam, aber lohnend.

## Variante

### Kettlebell-Press mit zwei nach oben gewendeten Kettlebells

Diese Variante wird wie der normale Kettlebell-Press mit zwei Kettlebells ausgeführt, nur dass die Kugeln hier nach oben zeigen. Beginnen Sie mit dem Clean mit nach oben gewendeten Kettlebells und gehen Sie dann zum Press über. Beim Drücken bewegen Sie die Kettlebells langsam nach oben, und halten dabei Handgelenke und Ellbogen senkrecht unter den umgedrehten Kettlebell. Halten Sie den Latissimus aktiv, sowohl in der exzentrischen als auch in der konzentrischen Phase. Tun Sie so, als wollten Sie die Griffe noch fester zerquetschen, um die Kettlebells aufrecht zu halten. Senken Sie die Kettlebells langsam ab. Halten Sie die Wiederholungszahl niedrig, vielleicht bleiben Sie bei 2 oder 3 Wiederholungen. Eine Alternative zum gleichzeitigen Drücken beider Kettlebells besteht darin, sie abwechselnd in die Höhe zu drücken. Dabei können Sie vor jeder Bewegung den Kettlebell-Clean entweder wiederholen oder auch nicht. Rechts, links, rechts …

# 5

# Get-up

Stabilität, mentales Ballett, Balance, Spannung, Ganzkörpertraining, Kraftausdauer und Kontrolle. Dies sind nur einige der vielen Begriffe, mit denen sich der Get-up beschreiben lässt – und alle sind korrekt.

Wenn ich neuen Kettlebell-Schülern den Get-up beibringe, haben sie normalerweise keine netten Worte dafür übrig. Aber wenn sie nach und nach die guten Ergebnisse spüren, sind sie voll des Lobes. Der Get-up verbessert die Standfestigkeit und das allgemeine Gleichgewicht. Sie erfahren dabei, dass ein effektives Ganzkörpertraining auch aus ganz grundlegenden und einfachen Übungen bestehen kann.

Der Get-up stellt Sie vor die Aufgabe, aus einer horizontalen Position in eine vertikale Position zu wechseln, also aufzustehen und sich wieder niederzulassen, und das alles, während Sie kontrolliert ein Gewicht über dem Körper halten. Eine der erstaunlichen Wirkungen, die ich persönlich am Get-up mag, ist der mentale Aspekt. Ich brauche ungefähr 15 bis 20 Sekunden, um einen Satz mit zehn Kettlebell-Swings auszuführen. Beim Get-up hingegen brauche ich für eine Wiederholung auf jeder Seite etwa ein bis zwei Minuten. Es ist definitiv eine Grind-Übung. Wenn Sie immer über den nächsten Schritt nachdenken, dann über den nächsten und übernächsten – das ist schon mentales Ballett.

Eine weitere Besonderheit des Get-ups ist, dass Sie ihn unterteilen und abschnittweise üben können. Das ist besonders hilfreich, wenn Ihnen eine der Teilübungen größere Schwierigkeiten bereitet. Machen Sie diese Schwäche zu einer Ihrer Stärken, indem Sie diesen Abschnitt immer wieder repetieren. Wenn Sie dann alle Teile zusammensetzen, werden Sie merken, dass sich Ihre Kraft und Technik beim Get-up insgesamt verbessert hat.

Einer meiner ehemaligen Kettlebell-Mentoren war Krafttrainer für das Footballteam der örtlichen Highschool. Als wichtigste Kraftübungen für die kommende Saison brachte er ihnen Swing und Get-up bei. Sie lernten also eine ballistische Bewegung (Swing) und eine Grind-Übung (Get-up). Diese beiden Übungen und ihre Varianten waren alles, was sie brauchten, um auf dem Footballfeld gute Leistungen zu erbringen. Simpel, aber effektiv.

Mit dem Get-ups verbessern Sie Stabilität und Beweglichkeit der Schultern, Sie trainieren den ganzen Körper, der Oberkörper wird durch Erhöhung der reflexiven Rumpfstabilität stabiler, die Interaktion der myofaszialen Ketten wird gestärkt und die Koordination der Muskeln verbessert sich. Hinzu kommt eine bessere Kommunikation zwischen Hirn und Bewegungsapparat, das Einüben von Geduld beim Ausführen einer Grind-Übung mit dem Endziel vor Augen, sowie die Steigerung der Fettverbrennungsfähigkeit.

Elektromyografische Untersuchungen haben ergeben, dass während des Get-ups in der Spitze eine Aktivierung von über 100 Prozent bei allen vier gemessenen Rumpfmuskeln vorliegt – beim geraden *(Musculus rectus abdominis)*, äußeren schrägen *(Musculus obliquus externus abdominis)*, inneren schrägen *(Musculus obliquus internus abdominis)* und quer verlaufenden Bauchmuskel *(Musculus transversus abdominis)*.

In meiner Zeit als Football-Halbprofi war der Get-up eine der Übungen, die ich immer am Dienstag nach einem Spielsamstag machte. Sie half mir, nach den drei oder mehr Stunden als Defensive Tackle wieder eins mit meinem Körper zu werden. Sie half mir auch, die für Überkopfbewegungen wie Kettlebell-Snatch, Military-Press oder Overhead-Squat erforderliche Beweglichkeit in der Brustwirbelsäule aufrechtzuerhalten.

Ich erkläre meinen Kettlebell-Schülern immer, dass der Get-up unzählige Anwendungsmöglichkeiten hat, sobald man ihn beherrscht. Er kann als Teil des Warm-ups vor dem eigentlichen Training nützlich sein, entweder ohne Last oder mit einem leichten Gewicht und mit ein bis zwei Wiederholungen pro Seite. Er kann im Cardio-Training mit mehr Wiederholungen (drei bis fünf) pro Seite ausgeführt werden. Wenn man bereit dafür ist, kann man den Get-up auch als Kraftübung mit mehr Gewicht und ein bis zwei Wiederholungen pro Seite praktizieren, oder als Get-up mit Press, oder auch als eigenständiges Workout, wenn die Zeit knapp ist.

Hier muss ich zu Vorsicht und Achtsamkeit mahnen: Nehmen Sie sich ausreichend Zeit, bis Sie ganz sicher sind, dass die Qualität der Bewegung stimmt. Den Get-up über mehrere Trainingseinheiten hinweg nur in der Bodyweight-Version zu üben, ist klug und für den Gesamterfolg von Vorteil. Danach können Sie zum sogenannten Schuh-Get-up übergehen und zuletzt Gewicht dazunehmen. Nehmen Sie sich für jeden Zwischenschritt des Get-ups Zeit und hören Sie auf Ihren Körper. Haken Sie bei jedem einzelnen Abschnitt alle Punkte auf Ihrer mentalen Checkliste ab, bevor Sie fortfahren. Sie werden in Zukunft froh über diese Sorgfalt sein, denn sie hilft, Verletzungen zu vermeiden und die Kraft zu steigern, und nur so lernen Sie, die gesamte Bewegungsabfolge mit Anmut zu absolvieren.

Wenn Sie den Get-up mit Blick fürs Detail, guter Technik und eisernem Willen trainieren, wird sich das für Sie auszahlen. Der Get-up ist eine großartige Ganzkörper-Kraftübung, mit der Sie sich die Kraft und Beweglichkeit erarbeiten können, die Sie im Alltag und im Sport benötigen – egal, ob Sie Freizeitsportler, Spitzensportlerin oder Großeltern sind.

## Wichtige Aspekte beim Kettlebell-Get-up

Jede der Get-up-Übungen bietet verschiedene Möglichkeiten, die richtige Technik zu erlernen und Kraft aufzubauen. Hier werfen wir einen genaueren Blick darauf, was bei den Übungen in diesem Kapitel zu beachten ist.

Der Get-up ist eine der einfachsten Übungen in diesem Buch. Dennoch ist eine gute Technik unerlässlich, wenn die Übung ihre enormen Vorteile entfalten soll. Der Get-up macht es leichter, die Arme über den Kopf zu strecken und etwas Schweres eine Zeit lang emporzuhalten, Basketball (Abbildung auf Seite 116) oder Volleyball zu spielen – zwei Sportarten, wo die Hände viel über Kopf arbeiten – und erfolgreich an Turn- oder Leichtathletikwettkämpfen teilzunehmen (besonders in Wurfdisziplinen). In all diesen Sportarten braucht es starke Muskeln im Schultergürtel und oberen Rücken, um Höchsteistungen abzurufen und gleichzeitig das Verletzungsrisiko zu verringern.

Am Endpunkt des Get-ups gelangt man in die vertikale Plank-Position mit dem Gewicht über dem Kopf, was die Rumpfmuskulatur vor die Aufgabe stellt, stabil zu bleiben, ohne dass die Lendenwirbelsäule einknickt und/oder der Brustkorb sich hebt. Wenn Sie die Übung in der Bodyweight-Version beherrschen und bereit für den nächsten Schwierigkeitsgrad sind, platzieren Sie einen Schuh auf Ihrer Faust und wechseln Sie von der Horizontalen in die Vertikale und wieder zurück, ohne ihn fallen zu lassen. In mancherlei Hinsicht ist dies schwieriger als der Get-up mit Kettlebell, weil der Schuh während der gesamten Bewegung in der Balance gehalten werden muss. Wenn Sie sich dann an den Kettlebell-Get-up heranwagen, sind Sie mit dem Bewegungsablauf bereits vertraut und fügen nun nur noch Gewicht hinzu.

Denken Sie daran, dass es sich hier um eine Grind-Übung handelt, also seien Sie vorsichtig beim Hinzufügen von Gewicht. Wenn Ihr Kettlebell-Press (Kapitel 4) noch Übung nötig hat, können Sie jeden Abschnitt des Get-ups durch einen Press ergänzen. Das steigert Ihre Kapazität im Drücken und macht Ihre Schultern robuster, was besonders in Kontaktsportarten wichtig ist. Dass Sie während des Get-ups das Gewicht aus verschiedenen Winkeln nach oben drücken, bietet also einen doppelten Vorteil. Achten Sie auch hier auf die richtige Technik und legen Sie mehr Wert auf Qualität als auf Quantität.

Eine letzte Variante des Get-ups verstärkt die bereits intensive neuromuskuläre Aktivierung der Rumpfmuskulatur besonders, nämlich wenn Sie den Kettlebell-Get-up mit der nach oben gewendeten Kugel ausführen (die Kugel befindet sich über dem Griff).

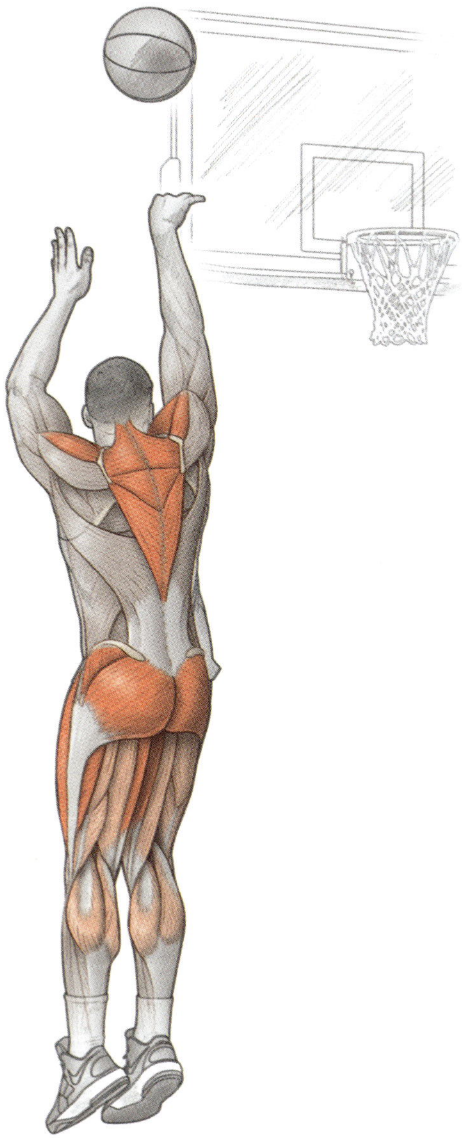

Ein Basketballspieler braucht Ausdauer im Oberkörper zum Werfen, Blocken, Fangen und Passen.

# Get-up ohne Gewicht

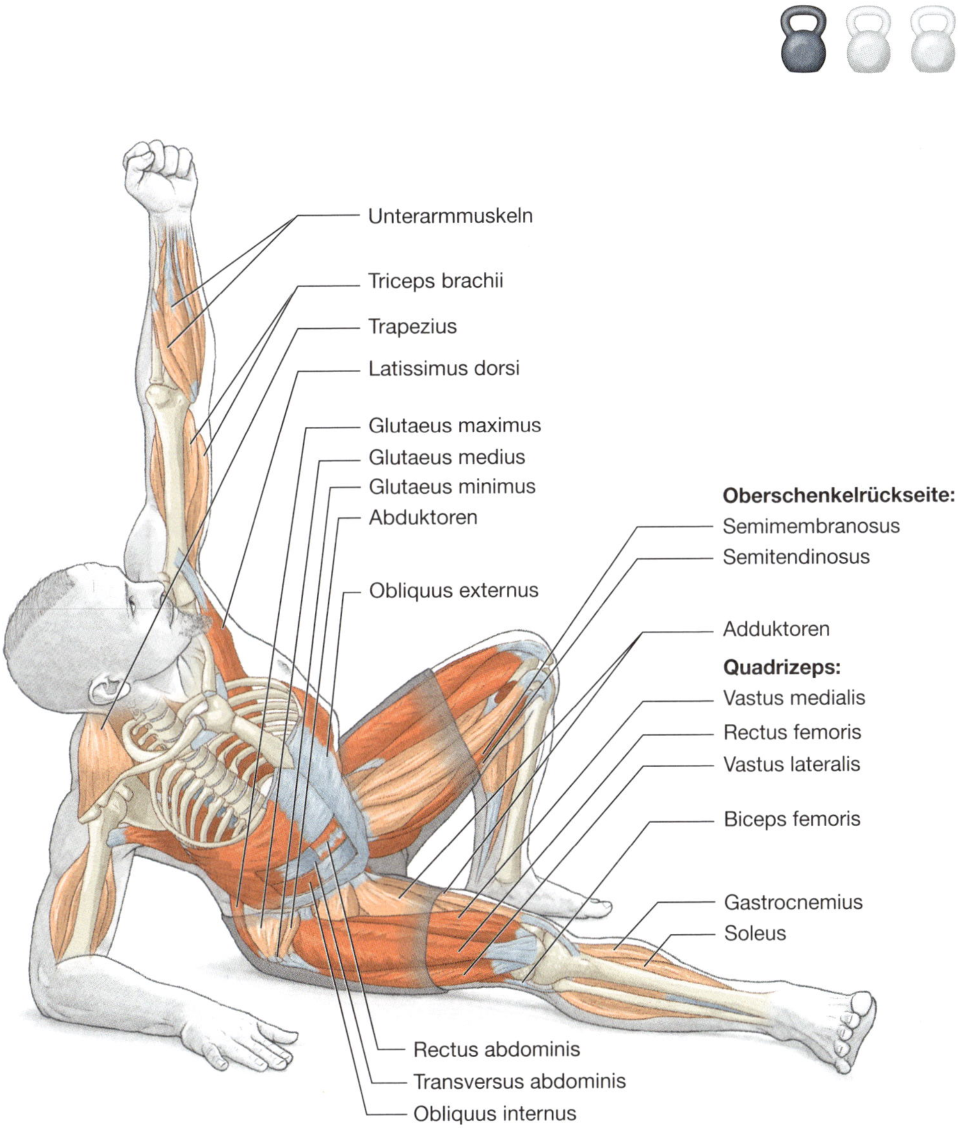

## Ausführung

1. Legen Sie sich auf den Rücken, Beine und Arme ungefähr 45 Grad vom Körper abgespreizt.
2. Recken Sie die linke Faust empor, mit dem Daumen in Richtung Kopf. Beugen Sie das linke Knie um etwa 90 Grad, wobei der Oberschenkel immer noch einen 45-Grad-Winkel zum Körper bildet. Stellen Sie den linken Fuß flach auf dem Boden auf.
3. Rollen Sie sich auf den rechten Ellbogen, indem Sie sich mit der linken Ferse abdrücken. Ziehen Sie die linke Schulter zur rechten Hüfte, wie bei einem Sit-up mit 45-Grad-Krümmung. Ziehen Sie die rechte Schulter nach innen und nach unten in Richtung Taille.
4. Halten Sie den Blick auf die linke Faust gerichtet und verlagern Sie Ihr Gewicht auf die rechte Hand. Dazu stützen Sie den Handballen auf den Boden und richten die Finger um mindestens 45 Grad nach hinten. Strecken Sie den rechten Ellbogen durch und ziehen Sie die rechte Schulter weiter nach innen und unten, indem Sie den Oberarmknochen auswärts drehen, ohne die Hand auf dem Boden zu bewegen.
5. Auf die linke Ferse und die rechte Hand gestützt, beugen Sie nun das rechte Knie und ziehen es unter den Körper, sodass sich der Po vom Boden hebt. Setzen Sie das rechte Knie so ab, dass der Unterschenkel eine Linie mit der rechten Hand bildet und im rechten Winkel zum linken Bein steht. Die rechte Hand sollte etwa eine Rumpflänge von Ihnen entfernt sein. Zu diesem Zeitpunkt haben Sie drei Kontaktpunkte mit dem Boden: rechte Hand, rechtes Schienbein und linker Fuß. Der linke Arm ist vertikal nach oben gestreckt und bildet mit dem rechten Arm eine Linie.
6. Beugen Sie nun ein wenig die Hüfte, sodass sich Ihr Gewicht weg vom rechten Arm nach hinten verlagert, und richten Sie den Oberkörper auf. Der linke Arm ist weiterhin über Kopf gestreckt. Schauen Sie nach vorn und halten Sie die Halswirbelsäule neutral.
7. Es gibt zwei Möglichkeiten, in den knienden Ausfallschritt zu gelangen:
   a) Schwenken Sie den rechten Unterschenkel nach rechts, bis er parallel zum linken Bein ist.
   b) Setzen Sie den linken Fuß weiter nach rechts, bis das linke Bein parallel zum rechten Unterschenkel ist.
8. Bevor Sie aufstehen, sollte das linke Knie um 90 Grad gebeugt sein und der linke Fuß flach auf dem Boden stehen, während der rechte Fuß mit nach vorn zeigenden Zehen angewinkelt ist. Halten Sie die Beine hier parallel wie Langlaufskier.
9. Stehen Sie auf. Sie haben sich nun aus der Horizontalen in die Vertikale begeben.
10. Machen Sie alle Bewegungen und Zwischenschritte, die Sie beim Aufstehen ausgeführt haben, in umgekehrter Reihenfolge, bis Sie in die horizontale Ausgangsposition zurückgekehrt sind. Gehen Sie dabei kontrolliert vor und achten Sie darauf, dass Sie nicht auf den Boden plumpsen.

## Beteiligte Muskeln

**Primär:** Rückenstrecker *(Erector spinae)*: *Iliocostalis* (Darmbein-Rippen-Muskel), *Longissimus* (längster Muskel), *Spinalis* (Dornfortsatzmuskel); Quadrizeps: *Rectus femoris* (gerader Oberschenkelmuskel), *Vastus lateralis, medialis* und *intermedius* (äußerer, innerer und mittlerer breiter Muskel); *Glutaeus maximus* (großer Gesäßmuskel); Oberschenkelrückseite: *Semitendinosus* (halbsehniger Muskel), *Semimembranosus* (halbmembranöser Muskel), *Biceps femoris* (Schenkelbeuger); *Latissimus dorsi* (breiter Rückenmuskel), *Rectus abdominis* (gerader Bauchmuskel), *Obliquus externus* und *internus* (innerer und äußerer schräger Bauchmuskel), *Transversus abdominis* (quer verlaufender Bauchmuskel)
**Sekundär:** *Trapezius* (Trapezmuskel), *Rhomboideus major* und *minor* (großer und kleiner Rautenmuskel), *Glutaeus medius* und *minimus* (mittlerer und kleiner Gesäßmuskel), Abduktoren und Adduktoren, Waden: *Gastrocnemius* (Zwillingswadenmuskel), *Soleus* (Schollenmuskel); Unterarme: *Flexor carpi ulnaris* (Handbeuger), Fingerbeuger; Ellbogenstrecker: *Triceps brachii* (Trizeps)

## Hinweise zur Anatomie

**Griff:** Ballen Sie die erhobene Hand zur Faust, halten Sie das Handgelenk neutral.
**Stand:** In der Horizontalen sollten die Füße Squat-Abstand haben. In der Vertikalen sollten die Füße hüft- bis schulterbreit auseinanderstehen.
**Bewegungsbahn:** Der Körper bewegt sich aus der Horizontalen in die Vertikale und wieder zurück in die Horizontale.
**Bewegungsablauf:** Der Get-up ist eine Ganzkörperübung. Er ist eine Grind-Übung, keine ballistische Übung. Richtig ausgeführt, stählt er die Schultern, stärkt den Core, die Körpermitte und damit vor allem die Bauchmuskeln, mehr als Sit-ups es tun, und er erhöht möglicherweise die Lebenserwartung. Er kann ohne Gewicht, mit einem Schuh auf der Faust oder mit Kettlebell oder Hantel in der Hand ausgeführt werden. Sie sollten die Technik des Bodyweight-Get-up beherrschen, bevor Sie mit Gewicht fortfahren. Halten Sie bei jedem Abschnitt inne. Hören Sie auf Ihren Körper. Wenn Sie einen Fuß oder eine Hand verrücken müssen, bevor Sie die nächste Bewegung ausführen, dann tun Sie das. Überprüfen Sie vor dem Weitermachen, ob Sie sich in der optimalen Position befinden.
**Technik:** Überstrecken Sie die Wirbelsäule am oberen Endpunkt des Get-ups nicht. Beachten Sie beim Runtergehen die folgenden Punkte. Setzen Sie beim Hinknien das Knie bewusst sachte auf den Boden. Stützen Sie die Hand etwa im gleichen Abstand auf den Boden wie beim Aufstehen. Ziehen Sie die Schultern aktiv nach unten, bevor Sie den aufgestützten Arm bewegen. Wenn Sie auf dem Ellbogen angelangt sind, schieben Sie den Oberkörper bewusst vom Ellbogen weg, während Sie sich hinlegen. Ein bei einem beliebigen Zwischenschritt des Get-ups aufgenommener Schnappschuss darf nicht verraten, ob Sie sich aufwärts oder abwärts bewegen. Beide Bewegungsrichtungen haben den gleichen Ablauf.

# Get-up mit Schuh

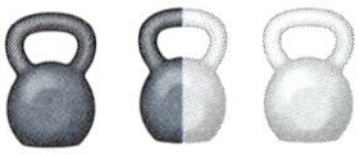

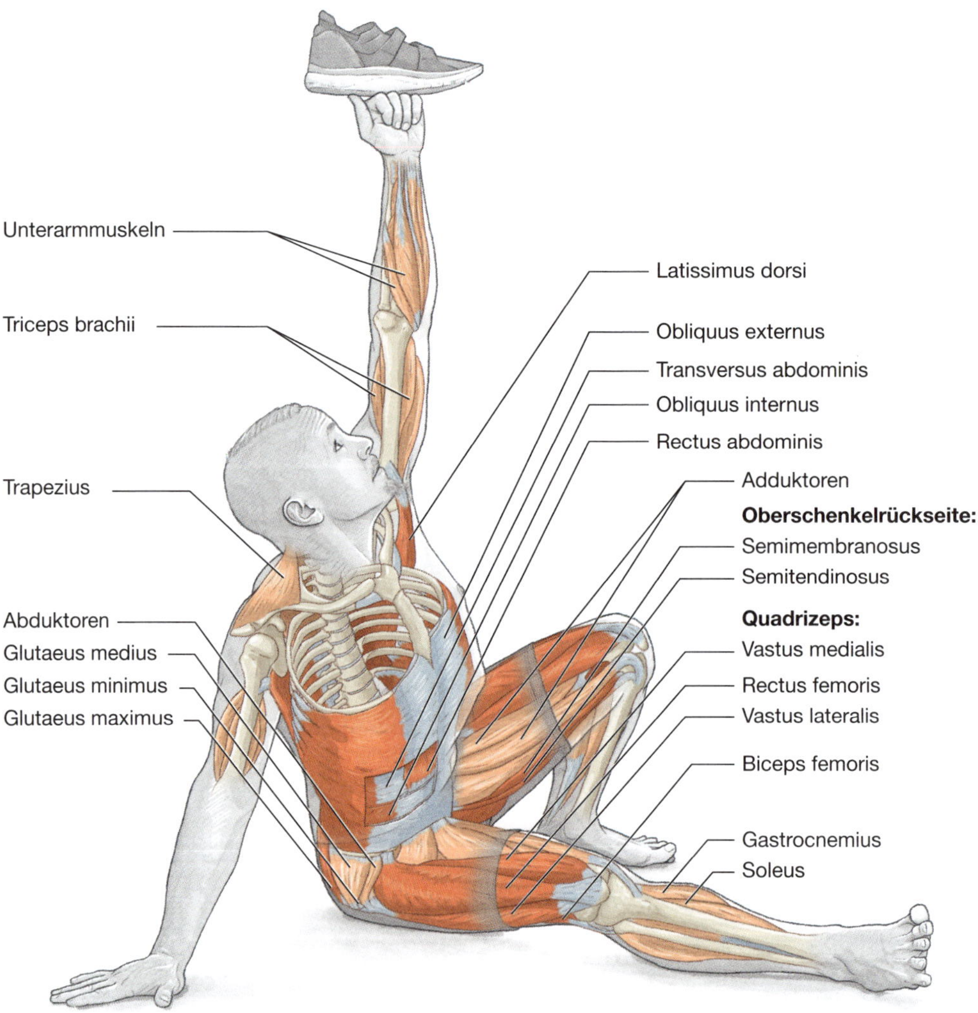

## Ausführung

1. Legen Sie sich auf den Rücken, Beine und Arme ungefähr 45 Grad vom Körper abgespreizt.
2. Recken Sie die linke Faust mit gestrecktem Arm empor und stellen Sie einen flachen Schuh auf die waagerecht ausgerichteten Fingerglieder.
3. Der Daumen zeigt in Richtung Kopf. Beugen Sie das linke Knie um etwa 90 Grad, wobei der Oberschenkel immer noch einen 45-Grad-Winkel zum Körper bildet. Stellen Sie den linken Fuß steht flach auf den Boden.
4. Rollen Sie sich auf den rechten Ellbogen, indem Sie sich mit der linken Ferse abdrücken. Der Ellbogen bleibt dabei am Platz. Ziehen Sie die linke Schulter zur rechten Hüfte, wie bei einem diagonalen Sit-up mit 45-Grad-Krümmung. Ziehen Sie die rechte Schulter nach innen und unten in Richtung Taille.
5. Richten Sie den Blick auf den Schuh und verlagern Sie Ihr Gewicht auf die rechte Hand. Stützen Sie den Handballen dafür auf den Boden und richten Sie die Finger um mindestens 45 Grad nach hinten. Strecken Sie den rechten Ellbogen durch und ziehen Sie die rechte Schulter weiter nach innen und unten, indem Sie den Oberarmknochen auswärts drehen, ohne die Hand auf dem Boden zu bewegen.
6. Auf die linke Ferse und die rechte Hand gestützt, beugen Sie nun das rechte Knie und ziehen es unter den Körper, sodass sich der Po vom Boden hebt. Setzen Sie das rechte Knie so ab, dass der Unterschenkel eine Linie mit der rechten Hand bildet und im rechten Winkel zum linken Bein steht. Die rechte Hand sollte etwa eine Rumpflänge von Ihnen entfernt sein. Zu diesem Zeitpunkt haben Sie drei Kontaktpunkte mit dem Boden: rechte Hand, rechtes Schienbein und linker Fuß. Der linke Arm bildet eine vertikale Linie mit dem rechten Arm.
7. Beugen Sie nun ein wenig die Hüfte, sodass sich Ihr Gewicht weg vom rechten Arm nach hinten verlagert, und richten Sie den Oberkörper auf. Halten Sie den linken Arm weiterhin über Kopf gestreckt. Schauen Sie nach vorn und halten Sie die Halswirbelsäule neutral.
8. Es gibt zwei Möglichkeiten, in den knienden Ausfallschritt zu gelangen:
   a) Schwingen Sie den rechten Unterschenkel nach rechts, bis er parallel zum linken Bein ausgerichtet ist.
   b) Setzen Sie den linken Fuß weiter nach rechts, bis das linke Bein parallel zum rechten Unterschenkel verläuft.
9. Bevor Sie aufstehen, sollte das linke Knie um 90 Grad gebeugt sein und der linke Fuß flach auf dem Boden stehen, während der rechte Fuß angewinkelt ist, mit nach vorn zeigenden Zehen. Halten Sie die Beine parallel wie Langlaufskier.
10. Stehen Sie auf. Sie haben sich nun aus der Horizontalen in die Vertikale begeben.
11. Machen Sie alle Bewegungen und Zwischenschritte, die Sie beim Aufstehen ausgeführt haben, in umgekehrter Reihenfolge, bis Sie mit dem Schuh auf der Faust in die horizontale Ausgangsposition zurückgekehrt sind. Gehen Sie dabei kontrolliert vor und achten Sie darauf, dass Sie nicht auf den Boden plumpsen.

## Beteiligte Muskeln

**Primär:** Rückenstrecker *(Erector spinae)*: *Iliocostalis* (Darmbein-Rippen-Muskel), *Longissimus* (längster Muskel), *Spinalis* (Dornfortsatzmuskel); Quadrizeps: *Rectus femoris* (gerader Oberschenkelmuskel), *Vastus lateralis, medialis* und *intermedius* (äußerer, innerer und mittlerer breiter Muskel); *Glutaeus maximus* (großer Gesäßmuskel); Oberschenkelrückseite: *Semitendinosus* (halbsehniger Muskel), *Semimembranosus* (halbmembranöser Muskel), *Biceps femoris* (Schenkelbeuger); *Latissimus dorsi* (breiter Rückenmuskel), *Rectus abdominis* (gerader Bauchmuskel), *Obliquus externus* und *internus* (innerer und äußerer schräger Bauchmuskel), *Transversus abdominis* (quer verlaufender Bauchmuskel)
**Sekundär:** *Trapezius* (Trapezmuskel), *Rhomboideus major* und *minor* (großer und kleiner Rautenmuskel), *Glutaeus medius* und *minimus* (mittlerer und kleiner Gesäßmuskel); Abduktoren und Adduktoren; Waden: *Gastrocnemius* (Zwillingswadenmuskel), *Soleus* (Schollenmuskel); Unterarme: *Flexor carpi ulnaris* (Handbeuger), Fingerbeuger; Ellbogenstrecker: *Triceps brachii* (Trizeps)

## Hinweise zur Anatomie

**Griff:** Winkeln Sie die Finger der erhobenen Hand an und balancieren Sie auf den waagerecht gehaltenen Fingergliedern einen Schuh. Das Handgelenk bleibt neutral.
**Stand:** In der Horizontalen sollten die Füße Squat-Abstand haben. In der Vertikalen sollten die Füße hüft- bis schulterbreit auseinanderstehen.
**Bewegungsbahn:** Der Körper bewegt sich aus der Horizontalen in die Vertikale und wieder zurück in die Horizontale.
**Bewegungsablauf:** Der Get-up ist eine Ganzkörperübung. Er ist eine Grind-Übung, keine Ballistic-Übung. Richtig ausgeführt, stählt er die Schultern, er stärkt den Core mehr, als Sit-ups es tun, und er erhöht möglicherweise die Lebenserwartung. Er kann ohne Gewicht, mit einem Schuh auf der Faust oder mit Kettlebell oder Hantel in der Hand ausgeführt werden. Sie sollten die Technik des Bodyweight-Get-ups beherrschen, bevor Sie ein Gewicht dazunehmen. Halten Sie bei jedem Abschnitt inne. Hören Sie auf Ihren Körper. Wenn Sie einen Fuß oder eine Hand verrücken müssen, bevor Sie die nächste Bewegung ausführen, dann tun Sie das. Überprüfen Sie vor dem Weitermachen, ob Sie sich in der optimalen Position befinden.
**Technik:** Überstrecken Sie die Wirbelsäule am oberen Endpunkt des Get-ups nicht. Beachten Sie beim Runtergehen die folgenden Punkte. Setzen Sie beim Hinknien das Knie bewusst sachte auf den Boden. Stützen Sie die Hand etwa im gleichen Abstand auf den Boden wie beim Aufstehen. Spannen Sie die Schultern, bevor Sie den aufgestützten Arm bewegen. Wenn Sie auf dem Ellbogen angelangt sind, schieben Sie den Oberkörper bewusst vom Ellbogen weg, während Sie sich hinlegen. Ein bei einem beliebigen Zwischenschritt des Get-ups aufgenommener Schnappschuss darf nicht verraten, ob Sie sich aufwärts oder abwärts bewegen. Beide Bewegungsrichtungen haben den gleichen Ablauf.

Mit Schuh wird die Übung für Sie und Ihren Körper schwieriger, da Sie auf dem Weg von der Horizontalen in die Vertikale und wieder zurück den Schuh auf der Faust balancieren müssen. Sie werden feststellen, dass Sie die Aufstehbewegung deshalb langsamer durchführen als bei den Bodyweight- oder Kettlebell-Versionen. Wenn Ihnen der Schuh zu irgendeinem Zeitpunkt herunterfällt, empfehle ich Ihnen, dass Sie ihn wieder auf die Faust legen und mit der Bewegung fortfahren. Das Schöne an dieser Get-up-Version ist, dass Sie damit an der Technik arbeiten können, aber auch eine Herausforderung haben, obwohl Sie nur einen Schuh als Gewicht verwenden.

## Variante

**Get-up mit Säckchen**

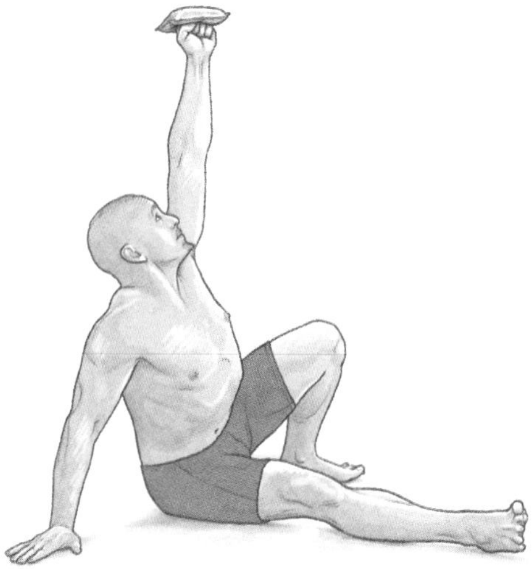

Bei dieser Variante benötigen Sie ein Sandsäckchen, das etwa 10 bis 15 Zentimeter lang und ebenso breit sein sollte. Es wird anstelle eines Schuhs auf die Hand gelegt. Das ist für diejenigen hilfreich, denen es schwerfällt, den Schuh zu balancieren, weil ihre Finger ihm keine flache Standfläche bieten.

# Kettlebell-Get-up

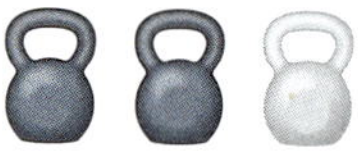

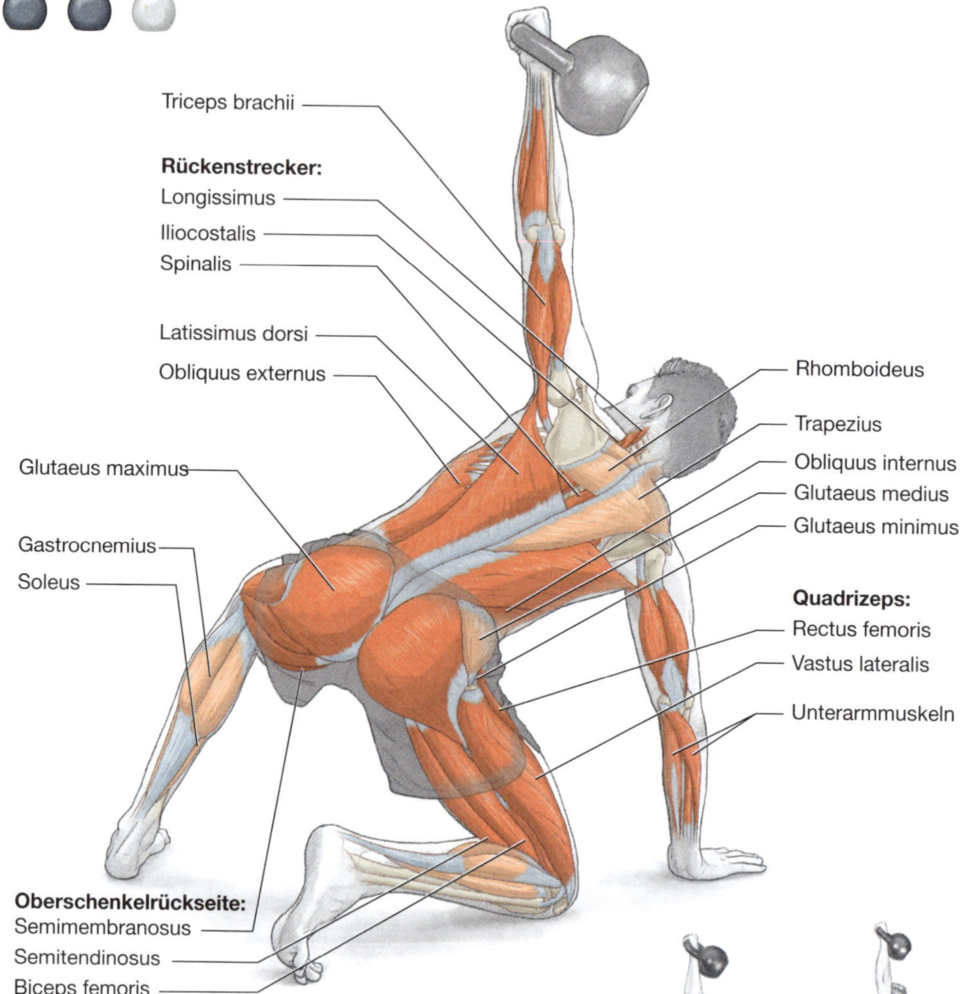


**Drei Kontaktpunkte**

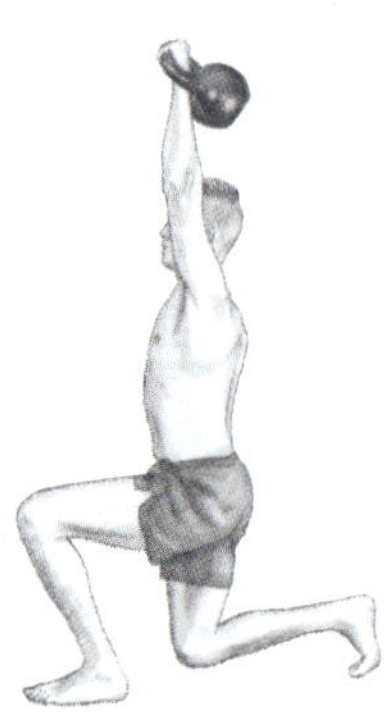

**Halbkniestand**

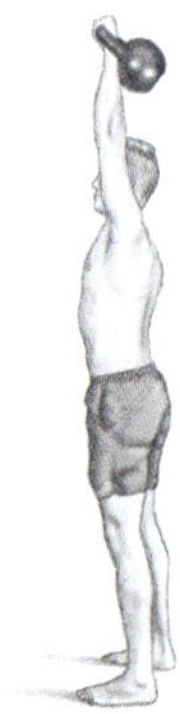

**Standposition**

## Ausführung

1. Legen Sie sich neben der Kettlebell auf die linke Seite. Greifen Sie den Griff mit der linken Hand und legen Sie die rechte Hand darüber, ohne den Daumen zu schließen. Halten Sie die Kettlebell mit beiden Händen nah bei sich und rollen Sie sich auf den Rücken. Die Kettlebell befindet sich nun auf Höhe der Rippen, der linke Ellbogen ruht auf dem Boden.
2. Lassen Sie die rechte Hand los und drücken Sie die Kettlebell mit dem linken Arm nach oben. Sie können dies auch mit beiden Händen tun.
3. Der Daumen zeigt in Richtung Kopf. Beugen Sie das linke Knie um etwa 90 Grad und bringen Sie das Bein in einen 45-Grad-Winkel zum Körper. Stellen Sie den linken Fuß flach auf den Boden. Spreizen Sie auch das rechte Bein und den rechten Arm im 45-Grad-Winkel ab.
4. Rollen Sie sich auf den rechten Ellbogen, indem Sie sich mit der linken Ferse und dem rechten Ellbogen abdrücken. Der Ellbogen bleibt am Platz. Richten Sie den Oberkörper dabei etwas auf und ziehen Sie die linke Schulter zur rechten Hüfte, wie bei einem Sit-up mit 45-Grad-Krümmung. Ziehen Sie die rechte Schulter nach innen und unten in Richtung Taille.
5. Richten Sie den Blick auf die Kettlebell und verlagern Sie Ihr Gewicht auf die rechte Hand. Stützen Sie dazu den Handballen auf den Boden und richten Sie die Finger um mindestens 45 Grad nach hinten. Strecken Sie den rechten Ellbogen durch und ziehen Sie die rechte Schulter weiter nach innen und unten, indem Sie den Oberarmknochen auswärts drehen, ohne die Hand auf dem Boden zu bewegen.
6. Auf die linke Ferse und die rechte Hand gestützt, beugen Sie nun das rechte Knie und ziehen es unter den Körper, sodass sich das Gesäß vom Boden hebt. Setzen Sie das rechte Knie so ab, dass der Unterschenkel eine Linie mit der rechten Hand bildet und im rechten Winkel zum linken Bein steht. Die rechte Hand sollte etwa eine Rumpflänge von Ihnen entfernt sein. Zu diesem Zeitpunkt haben Sie drei Kontaktpunkte mit dem Boden: rechte Hand, rechtes Schienbein und linker Fuß. Der linke Arm bildet eine vertikale Linie mit dem rechten Arm.
7. Beugen Sie nun ein wenig die Hüfte, sodass sich Ihr Gewicht weg vom rechten Arm nach hinten verlagert, und richten Sie den Oberkörper auf. Der linke Arm ist weiterhin unter Last über Kopf gestreckt. Schauen Sie nach vorn und halten Sie die Halswirbelsäule neutral.
8. Es gibt zwei Möglichkeiten, in den halben Kniestand zu gelangen:
   a) Schwenken Sie den rechten Unterschenkel nach rechts, bis er parallel zum linken Bein ist.
   b) Setzen Sie den linken Fuß weiter nach rechts, bis das linke Bein parallel zum rechten Unterschenkel ist.

9. Bevor Sie aufstehen, sollte das linke Knie um 90 Grad gebeugt sein und der linke Fuß flach auf dem Boden stehen, während der rechte Fuß angewinkelt ist, mit nach vorn zeigenden Zehen. Die Beine sollten parallel ausgerichtet sein, wie Langlaufskier.
10. Stehen Sie auf. Sie haben sich nun aus der Horizontalen in die Vertikale begeben.
11. Machen Sie alle Bewegungen und Zwischenschritte, die Sie beim Aufstehen ausgeführt haben, in umgekehrter Reihenfolge, bis Sie in die horizontale Ausgangsposition zurückgekehrt sind. Gehen Sie dabei kontrolliert vor und achten Sie darauf, dass Sie nicht auf den Boden plumpsen.
12. Es gibt zwei Möglichkeiten, die Seite zu wechseln:
    a) Schleifen Sie die Kettlebell mit beiden Händen um den Kopf herum zur anderen Seite.
    b) Legen Sie sich auf die andere Seite der Kettlebell.

## Beteiligte Muskeln

**Primär:** Rückenstrecker *(Erector spinae)*: *Iliocostalis* (Darmbein-Rippen-Muskel), *Longissimus* (längster Muskel), *Spinalis* (Dornfortsatzmuskel); Quadrizeps: *Rectus femoris* (gerader Oberschenkelmuskel), *Vastus lateralis, medialis* und *intermedius* (äußerer, innerer und mittlerer breiter Muskel); *Glutaeus maximus* (großer Gesäßmuskel); Oberschenkelrückseite: *Semitendinosus* (halbsehniger Muskel), *Semimembranosus* (halbmembranöser Muskel), *Biceps femoris* (Schenkelbeuger); *Latissimus dorsi* (breiter Rückenmuskel), *Rectus abdominis* (gerader Bauchmuskel), *Obliquus externus* und *internus* (innerer und äußerer schräger Bauchmuskel), *Transversus abdominis* (quer verlaufender Bauchmuskel); Unterarme: *Flexor carpi ulnaris* (Handbeuger), Fingerbeuger; Ellbogenstrecker: *Triceps brachii* (Trizeps)
**Sekundär:** *Trapezius* (Trapezmuskel), *Rhomboideus major* und *minor* (großer und kleiner Rautenmuskel), *Glutaeus medius* und *minimus* (mittlerer und kleiner Gesäßmuskel); Abduktoren und Adduktoren; Waden: *Gastrocnemius* (Zwillingswadenmuskel), *Soleus* (Schollenmuskel)

## Hinweise zur Anatomie

**Griff:** Der Griff der Kettlebell liegt diagonal über der Handfläche, zwischen Daumenballen und Kleinfingerballen. Das Handgelenk bleibt neutral.
**Stand:** In der Horizontalen sollten die Füße Squat-Abstand haben. In der Vertikalen sollten die Füße hüft- bis schulterbreit auseinanderstehen.
**Bewegungsbahn:** Der Körper bewegt sich aus der Horizontalen in die Vertikale und wieder zurück in die Horizontale.
**Bewegungsablauf:** Der Get-up ist eine Ganzkörperübung. Er ist eine Grind-Übung, keine Ballistic-Übung. Richtig ausgeführt, stählt er die Schultern, er stärkt den Core mehr, als Sit-ups es tun, und er erhöht möglicherweise die Lebenserwartung. Er kann ohne Ge-

wicht, mit einem Schuh auf der Faust oder mit Kettlebell oder Hantel in der Hand ausgeführt werden. Sie sollten die Technik des Bodyweight-Get-ups beherrschen, bevor Sie ein Gewicht dazunehmen. Halten Sie bei jedem Abschnitt inne. Hören Sie auf Ihren Körper. Wenn Sie einen Fuß oder eine Hand verrücken müssen, bevor Sie die nächste Bewegung ausführen, dann tun Sie das. Überprüfen Sie vor dem Weitermachen, ob Sie sich in der optimalen Position befinden.

**Technik:** Überstrecken Sie die Wirbelsäule am oberen Endpunkt des Get-ups nicht. Beachten Sie beim Runtergehen die folgenden Punkte: Setzen Sie beim Hinknien das Knie bewusst sachte auf den Boden. Stützen Sie die Hand etwa im gleichen Abstand auf den Boden wie beim Aufstehen. Spannen Sie die Schultern an, bevor Sie den aufgestützten Arm bewegen. Wenn Sie auf dem Ellbogen angelangt sind, schieben Sie den Oberkörper bewusst vom Ellbogen weg, während Sie sich hinlegen. Ein bei einem beliebigen Zwischenschritt des Get-ups aufgenommener Schnappschuss darf nicht verraten, ob Sie sich aufwärts oder abwärts bewegen. Beide Bewegungsrichtungen haben den gleichen Ablauf.

## Variante

**Get-up mit nach oben gewendeter Kugel**

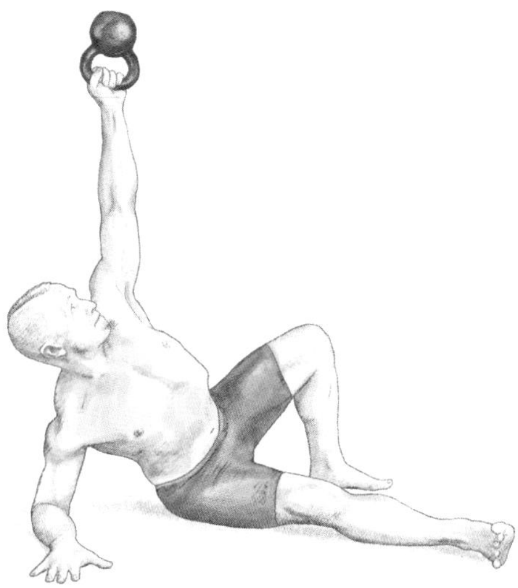

Bei dieser Variante halten Sie die Kettlebell am Griff, wobei die Kugel nach oben zeigt. Dazu müssen Sie den Griff eisern umklammern, damit die Kettlebell während des Get-ups nicht herunterkippt. Diese Variante ist nur für Fortgeschrittene geeignet. Sie beansprucht auch die Core-Muskulatur mehr als der einfache Get-up.

# Kettlebell-Get-up mit Press

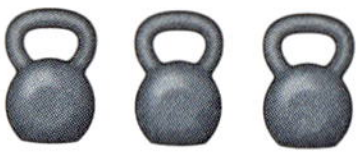

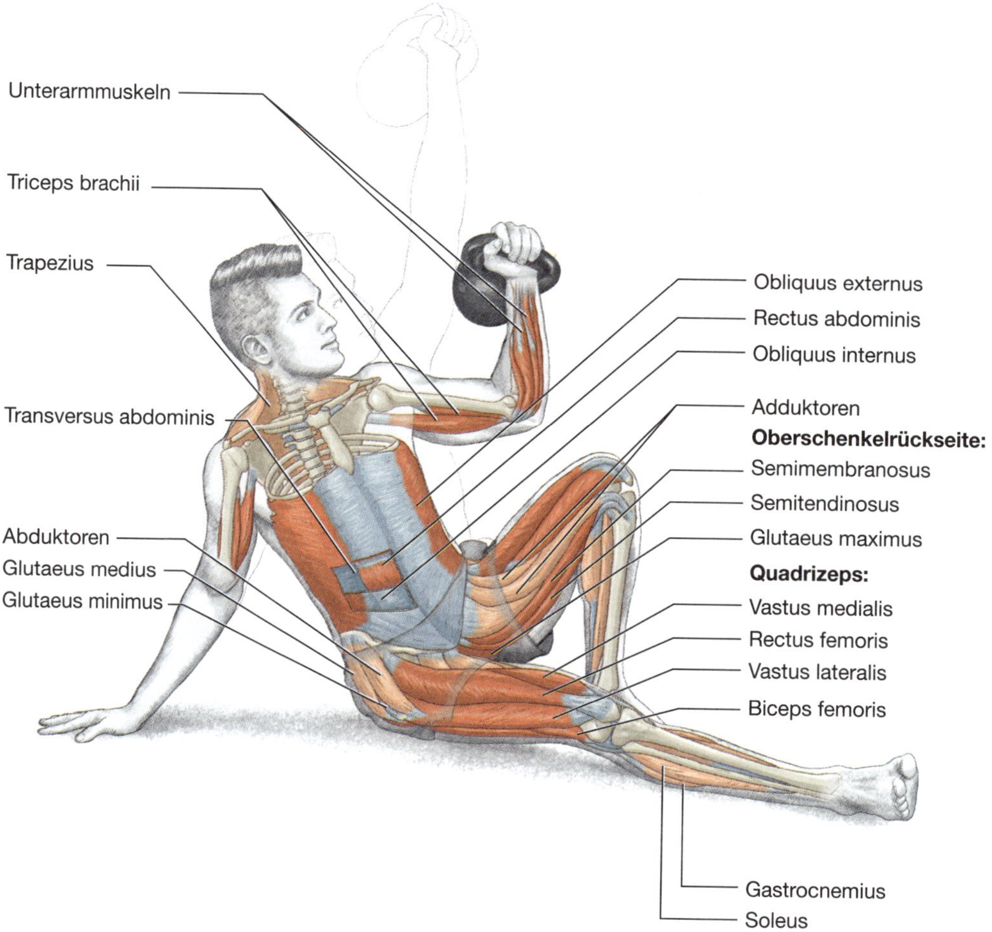

## Ausführung

1. Legen Sie sich neben der Kettlebell auf die linke Seite. Greifen Sie mit der linken Hand in den Griff und legen Sie die rechte Hand darüber, ohne den Daumen zu schließen. Halten Sie die Kettlebell mit beiden Händen nah am Körper und rollen Sie sich auf den Rücken. Die Kettlebell befindet sich nun auf Höhe der Rippen, der linke Ellbogen ruht auf dem Boden.
2. Lassen Sie die rechte Hand los und drücken Sie die Kettlebell mit dem linken Arm nach oben. Wiederholen Sie diesen Kettlebell-Press im Liegen.
3. Der Daumen zeigt in Richtung Kopf. Beugen Sie das linke Knie um etwa 90 Grad und bringen Sie das Bein in einen 45-Grad-Winkel zum Körper. Stellen Sie den linken Fuß flach auf den Boden. Spreizen Sie auch das rechte Bein und den rechten Arm im 45-Grad-Winkel ab.
4. Rollen Sie sich auf den rechten Ellbogen, indem Sie sich mit der linken Ferse und dem rechten Ellbogen abdrücken. Der Ellbogen bleibt am Platz. Dabei richten Sie den Oberkörper etwas auf und ziehen die linke Schulter zur rechten Hüfte, wie bei einem Sit-up mit 45-Grad-Krümmung. Ziehen Sie die rechte Schulter nach innen und unten in Richtung Taille. Drücken Sie die Kettlebell nach oben.
5. Halten Sie den Blick auf die Kettlebell gerichtet und verlagern Sie Ihr Gewicht auf die rechte Hand. Stützen Sie dazu den Handballen auf den Boden und richten Sie die Finger um mindestens 45 Grad nach hinten. Strecken Sie den rechten Ellbogen durch und ziehen Sie die rechte Schulter weiter nach innen und unten, indem Sie den Oberarmknochen auswärts drehen, ohne die Hand auf dem Boden zu bewegen. Drücken Sie die Kettlebell nach oben.
6. Auf die linke Ferse und die rechte Hand gestützt, beugen Sie nun das rechte Knie und ziehen es unter den Körper, sodass sich das Gesäß vom Boden hebt. Setzen Sie das rechte Knie so ab, dass der Unterschenkel eine Linie mit der rechten Hand bildet und im rechten Winkel zum linken Bein steht. Die rechte Hand sollte etwa eine Rumpflänge von Ihnen entfernt sein. Zu diesem Zeitpunkt haben Sie drei Kontaktpunkte mit dem Boden: rechte Hand, rechtes Schienbein und linker Fuß. Der linke Arm bildet eine vertikale Linie mit dem rechten Arm.
7. Beugen Sie nun ein wenig die Hüfte, sodass sich Ihr Gewicht weg vom rechten Arm nach hinten verlagert, und richten Sie den Oberkörper auf. Der linke Arm ist weiterhin unter Last über Kopf gestreckt. Schauen Sie nach vorn und halten Sie die Halswirbelsäule neutral.
8. Es gibt zwei Möglichkeiten, in den halben Kniestand zu gelangen:
   a) Schwingen Sie den rechten Unterschenkel nach rechts, bis er parallel zum linken Bein ist.
   b) Setzen Sie den linken Fuß weiter nach rechts, bis das linke Bein parallel zum rechten Unterschenkel ausgerichtet ist.

9. Bevor Sie aufstehen, sollte das linke Knie um 90 Grad gebeugt sein und der linke Fuß flach auf dem Boden stehen, während der rechte Fuß mit nach vorn zeigenden Zehen angewinkelt ist. Die Beine sollten parallel sein wie Langlaufskier. Drücken Sie die Kettlebell über Kopf.
10. Stehen Sie auf. Sie haben sich nun aus der Horizontalen in die Vertikale begeben. Drücken Sie die Kettlebell über Kopf. Jetzt geht es wieder runter.
11. Machen Sie alle Bewegungen und Zwischenschritte, die Sie beim Aufstehen ausgeführt haben, in umgekehrter Reihenfolge, bis Sie in die horizontale Ausgangsposition zurückgekehrt sind. Gehen Sie dabei kontrolliert vor und achten Sie darauf, dass Sie nicht auf den Boden plumpsen.
12. Es gibt zwei Möglichkeiten, die Seite zu wechseln:
    a) Schleifen Sie die Kettlebell mit beiden Händen um den Kopf herum zur anderen Seite.
    b) Legen Sie sich auf die andere Seite der Kettlebell.

## Beteiligte Muskeln

**Primär:** Rückenstrecker *(Erector spinae)*: *Iliocostalis* (Darmbein-Rippen-Muskel), *Longissimus* (längster Muskel), *Spinalis* (Dornfortsatzmuskel); Quadrizeps: *Rectus femoris* (gerader Oberschenkelmuskel), *Vastus lateralis, medialis* und *intermedius* (äußerer, innerer und mittlerer breiter Muskel); *Glutaeus maximus* (großer Gesäßmuskel); Oberschenkelrückseite: *Semitendinosus* (halbsehniger Muskel), *Semimembranosus* (halbmembranöser Muskel), *Biceps femoris* (Schenkelbeuger); *Latissimus dorsi* (breiter Rückenmuskel), *Rectus abdominis* (gerader Bauchmuskel), *Obliquus externus* und *internus* (innerer und äußerer schräger Bauchmuskel), *Transversus abdominis* (quer verlaufender Bauchmuskel); Unterarme: *Flexor carpi ulnaris* (Handbeuger), Fingerbeuger; Ellbogenstrecker: *Triceps brachii* (Trizeps)
**Sekundär:** *Trapezius* (Trapezmuskel), *Rhomboideus major* und *minor* (großer und kleiner Rautenmuskel), *Glutaeus medius* und *minimus* (mittlerer und kleiner Gesäßmuskel); Abduktoren und Adduktoren; Waden: *Gastrocnemius* (Zwillingswadenmuskel), *Soleus* (Schollenmuskel)

## Hinweise zur Anatomie

**Griff:** Der Griff der Kettlebell liegt diagonal über der Handfläche, zwischen Daumenballen und Kleinfingerballen. Das Handgelenk bleibt neutral.
**Stand:** In der Horizontalen sollten die Füße Squat-Abstand haben. In der Vertikalen sollten die Füße hüft- bis schulterbreit auseinanderstehen.
**Bewegungsbahn:** Der Körper bewegt sich aus der Horizontalen in die Vertikale und wieder zurück in die Horizontale.

**Bewegungsablauf:** Der Get-up ist eine Ganzkörperübung. Er ist eine Grind-Übung, keine ballistische Übung. Richtig ausgeführt, stählt er die Schultern, er stärkt den Core mehr, als Sit-ups es tun, und er erhöht möglicherweise die Lebenserwartung. Diese Version des Get-ups integriert mehrere Kettlebell-Press-Wiederholungen und macht aus der isometrischen Kontraktion der Schulter eine isotonische. Dies trainiert die Fähigkeit, Gewichte über Kopf zu drücken, intensiv.
**Technik:** Hier einige Hinweise:

1. Wählen Sie ein leichteres Gewicht als das, was Sie normalerweise drücken können.
2. Entscheiden Sie vor Beginn des Get-ups, an welchen Stellen Sie wie viele Wiederholungen machen möchten. Wenn es eine Wiederholung bei jedem Zwischenschritt ist, drücken Sie die Kettlebell neunmal innerhalb einer Wiederholung des Get-ups.
3. Führen Sie jeweils 1 bis 3 Wiederholungen aus.
4. Die meisten Leute drücken die Kettlebell im einbeinigen Kniestand und im Stehen. Entscheiden Sie selbst.
5. Bleiben Sie beim Drücken in der korrekten Get-up-Haltung.
6. Die drückende Schulter wird ermüden. Nehmen Sie es wahr und achten Sie auf Ihre Technik. Qualität geht vor Quantität.

Hören Sie auf Ihren Körper. Wenn Sie einen Fuß oder eine Hand verrücken müssen, bevor Sie die nächste Bewegung ausführen, dann tun Sie das. Überprüfen Sie vor dem Weitermachen, ob Sie sich in der optimalen Position befinden.

Überstrecken Sie die Wirbelsäule am oberen Endpunkt des Get-ups nicht. Beachten Sie beim Runtergehen die folgenden Punkte: Setzen Sie beim Hinknien das Knie bewusst sachte auf den Boden. Stützen Sie die Hand etwa im gleichen Abstand auf den Boden wie beim Aufstehen. Spannen Sie die Schultern an, bevor Sie den aufgestützten Arm bewegen. Wenn Sie auf dem Ellbogen angelangt sind, schieben Sie den Oberkörper bewusst vom Ellbogen weg, während Sie sich hinlegen. Ein bei einem beliebigen Zwischenschritt des Get-ups aufgenommener Schnappschuss darf nicht verraten, ob Sie sich aufwärts oder abwärts bewegen. Beide Bewegungsrichtungen haben den gleichen Ablauf.

# 6

# Squat

Starke Beine. Stahlharter Po. Flexibilität. Äußerste Anspannung. Konzentration. Dies sind einige Begriffe, die den Kettlebell-Squat beschreiben. Ein starker Unterkörper ist wichtig für Sport und Alltag und ermöglicht Ihnen freie Bewegung in der Welt.

Bevor ich weiter auf den Squat – also die Kniebeuge – eingehe, möchte ich einige Grundregeln festlegen. Die erste lautet, dass die Wirbelsäule neutral bleibt; und die zweite, dass die Knie während der gesamten Bewegung an der Stellung der Füße ausgerichtet sind. Bei jeder Art von Hebebewegung, egal ob mit Kettlebell, Langhantel, Sandsack oder dem eigenen Körpergewicht, ist es besonders wichtig, die Wirbelsäule neutral zu halten, während man sich unter Last bewegt. Das bedeutet, dass die Wirbelsäule beim Heben vom Schädelansatz bis zur Steißbeinspitze neutral bleiben muss.

Wenn Ihnen die Zahnbürste herunterfällt, können Sie sich bei ausreichender Flexibilität und Beweglichkeit natürlich bücken und sie aufheben, ohne darauf zu achten, wie Sie es tun. Da keine schwere Last zu stemmen ist, müssen Sie nicht die Bauchmuskeln anspannen oder eine perfekte Haltung einnehmen, um etwas so Leichtes wie Ihre Zahnbürste aufzuheben.

Wenn Sie es allerdings nicht schaffen, die Wirbelsäule während des gesamten Squats neutral zu halten, kommt es in der Regel in der Lendenwirbelsäule zum Rundrücken oder dem sogenannten *butt wink* – »Po-Nicken«. Das Gesäß »nickt« am unteren Endpunkt des Squats. Das Becken kippt dabei nach hinten und bewirkt, dass sich die Lendenwirbelsäule, besonders der untere Teil, unter Last beugt. Damit riskiert man, dass die Gelenke und Bandscheiben der unteren Lendenwirbelsäule verletzt werden. Meist ist es so, dass unter Last die Rückseiten der Wirbel L5 und S1 (fünfter Lendewirbel und erster Steißbeinwirbel) auseinanderklaffen. Das sollte vermieden werden. Wenn nach einigen Tausend Wiederholungen der hintere Teil der Bandscheibe schwächer wird, bekommt man ein Problem. Ein Bandscheibenvorfall kann schmerzhaft sein und eine Behandlung erfordern. Wenn es Ihnen nicht gelingt, in die tiefe Hocke zu gehen (Hüften unterhalb der Knie), ohne dass das Gesäß an dieser Stelle einknickt, dann hören Sie lieber kurz vorher auf, bevor das »Nicken« einsetzt, und arbeiten Sie so lange mit dem Bewegungsumfang, bei dem Ihre Wirbelsäule stabil bleibt, bis Sie tiefer gehen können.

Wie bereits erwähnt, lautet die zweite Grundregel, die Knie an der Stellung der Füße auszurichten. Viel zu viele Leute lassen die Knie nach innen sacken (Valgusstellung), entweder beim Beugen oder beim Strecken oder bei beiden Bewegungen des Squats. Auch hier gilt: Hebt man eine leichte oder gar keine Last, ist das wahrscheinlich nicht schlimm. Aber beim Heben schwerer Lasten sollten Sie darauf achten, dass das nicht passiert. Um die Knie auf Linie zu halten, drücken Sie sie beim Absenken der Kettlebell bewusst nach außen und beim Aufrichten ebenso. Dadurch trainieren Sie, die »Knie über den Zehen« zu halten – so lautet die bekannte Faustregel.

Wenn Sie sich an diese beiden Grundregeln halten, hören Sie hoffentlich nie von Ihrem Arzt, dass das mit den Kniebeugen schlecht für Ihre Knie oder Ihren Rücken sei.

Es heißt, der Deadlift sei der konzentrische Bruder des Squats. Damit ist gemeint, dass beim Squat auf eine exzentrische Bewegung unmittelbar eine konzentrische folgt. Solange man nicht absichtlich den negativen oder exzentrischen Teil des Deadlifts trainiert, ist der Deadlift im Allgemeinen eine rein konzentrische Kraftübung.

Der Squat ist eher eine Übung für die Hypertrophie, während der Deadlift nicht viel Muskelmasse aufbaut. Einer der Vorteile des Squats ist, dass man auch die exzentrische Absenkphase trainieren kann, sodass die aktive Negativphase mehr ist als nur Vorbereitung für das Aufstehen aus der Hocke. Dazu zieht man sich bewusst nach unten und drückt gleichzeitig die Knie nach außen. So erreicht man den Wendepunkt voller Spannung und ist bereit, mit viel Kraft und Energie wieder aufzustehen.

Ich bekomme immer wieder die Frage gestellt, was für Schuhe man zum Kettlebell-Training tragen sollte. Meine Antwort lautet: Trainieren Sie barfuß oder in einem flachen Schuh ohne Höhenunterschied zwischen Ferse und Ballen. Trainieren Sie nicht in Laufschuhen oder Sportschuhen mit dicker Sohle. Damit verlieren Sie den festen Bodenkontakt beim Gewichtheben.

Wenn Sie den Kettlebell-Squat korrekt und bewusst ausführen, werden Sie die enormen Auswirkungen der Kniebeuge kennenlernen: starke Beine, stahlharte Gesäßmuskeln, Flexibilität, kräftige Bauchmuskeln und den eisernen Willen, mit etwas Gewicht aufzustehen! Für Sportarten wie American Football, Basketball, Tennis, Leichtathletik, Turnen, Fußball, Powerlifting, Strongman, Gewichtheben, Volleyball und Eishockey (Abbildung unten) ist ein effektives Squat-Training sehr nutzbringend.

## Wichtige Aspekte beim Kettlebell-Squat

Bei jeder Kategorie des Kettlebell-Squats haben Sie verschiedene Möglichkeiten, die richtige Technik zu erlernen und Kraft aufzubauen. Hier werfen wir einen genaueren Blick darauf, was bei den Übungen in jeder Kategorie zu beachten ist.

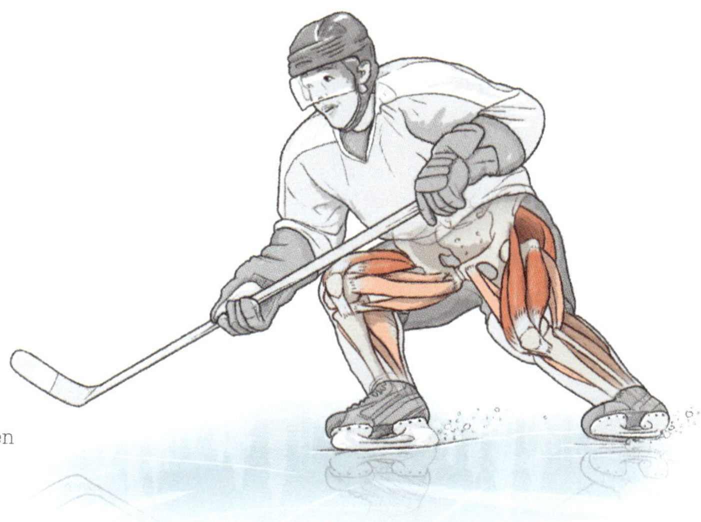

Eishockeyspieler wissen kräftige untere Extremitäten zu schätzen.

Hocken tun wir schon als Babys, die Kniebeuge beherrschen wir also bereits in Grundzügen. Um uns darin weiter zu verbessern, haben wir den Goblet-Squat, die Kniebeuge unter Last. Die vielen Vorteile des Goblet-Squats beginnen mit der Entwicklung einer stabilen, kraftvollen Hocke, die man bei Alltagstätigkeiten ebenso gut gebrauchen kann wie beim Laufen und Springen sowie bei Sportarten wie American Football, Basketball, Fußball, Volleyball, Hockey, Powerlifting und Gewichtheben. Für einen korrekten und effizienten Squat ist es außerdem wichtig, am oberen Endpunkt eine vertikale Plank-Position einzunehmen und kurzzeitig zu halten, die richtige Anspannung aufzubauen (was auch für andere Kraftübungen nützlich ist) und die Wirbelsäule neutral auszurichten und während der gesamten Bewegung neutral zu lassen. Wenn Sie üben, die Knie über den Zehen ausgerichtet zu halten, kommt Ihnen das nicht nur beim Squat, sondern auch bei anderen Kettlebell-Bewegungen zugute. Wenn Sie sich dies bei sämtlicher Beinarbeit angewöhnen, können Sie akute und chronische Verletzungen des Kniegelenks verringern und die gesamte untere Extremität vernetzen, und das trägt zur Steigerung Ihrer sportlichen Leistung bei. Der Mobility-Goblet-Squat ist nicht unbedingt eine Kraftübung, sondern gilt eher als Mobility-Übung. Er ist nützlich, um einen geschmeidigen Squat zu entwickeln, die Hüftgelenke zu öffnen und mehr Bewegungsfreiheit in der Hüft- und Beckenregion zu schaffen, was für alle wichtig ist, die ernsthafte sportliche Ambitionen haben.

Durch Squats mit einer oder zwei Kettlebells entwickelt man noch mehr Kraft in der Kniebeuge, übt das Halten der vertikalen Plank am oberen Endpunkt des Hebens unter höherer Last und baut einen kräftigen Unterkörper auf. Beim Squat mit einer Kettlebell kommt dazu, dass die asymmetrische Last mehr Muskeln auf der Seite ohne Gewicht aktiviert, darunter die Gesäßmuskeln und den quadratischen Lendenmuskel. Das macht sich bei asymmetrischen Sportarten wie Tennis, Golf, Baseball, Fußball und Klettern bemerkbar.

Der seitliche Goblet-Squat (Cossack-Squat) kann sowohl eine Kraft- als auch eine Mobility-Übung sein, je nach Gewicht der verwendeten Kettlebell. Der Hack-Squat ist in erster Linie eine Kraftübung. Beide Übungen verbessern die neuromuskuläre Steuerung der Sprung-, Knie- und Hüftgelenke und sorgen für einen beweglicheren und belastbareren Unterkörper. Der Hack-Squat fördert außerdem die Entwicklung der vorderen Beinmuskulatur und verbessert das Gleichgewicht. Mit dem Hack-Squat können Sie …

- starke Beinstrecker entwickeln, wie man sie zum Laufen und Springen im Alltag und in vielen Sportarten braucht;
- Sprung-, Knie- und Hüftgelenke robust und stark machen und gleichzeitig Ihr Gleichgewicht verbessern;
- das Einnehmen und Halten der vertikalen Plank am oberen Endpunkt des Hebens üben;
- lernen, die richtige Anspannung aufzubauen, was auch für andere Kraftübungen nützlich ist, und
- lernen, die Wirbelsäule in eine neutrale Haltung zu bringen und während der gesamten Bewegung neutral zu halten.

# Goblet-Squat

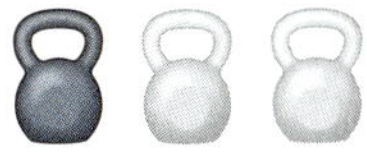

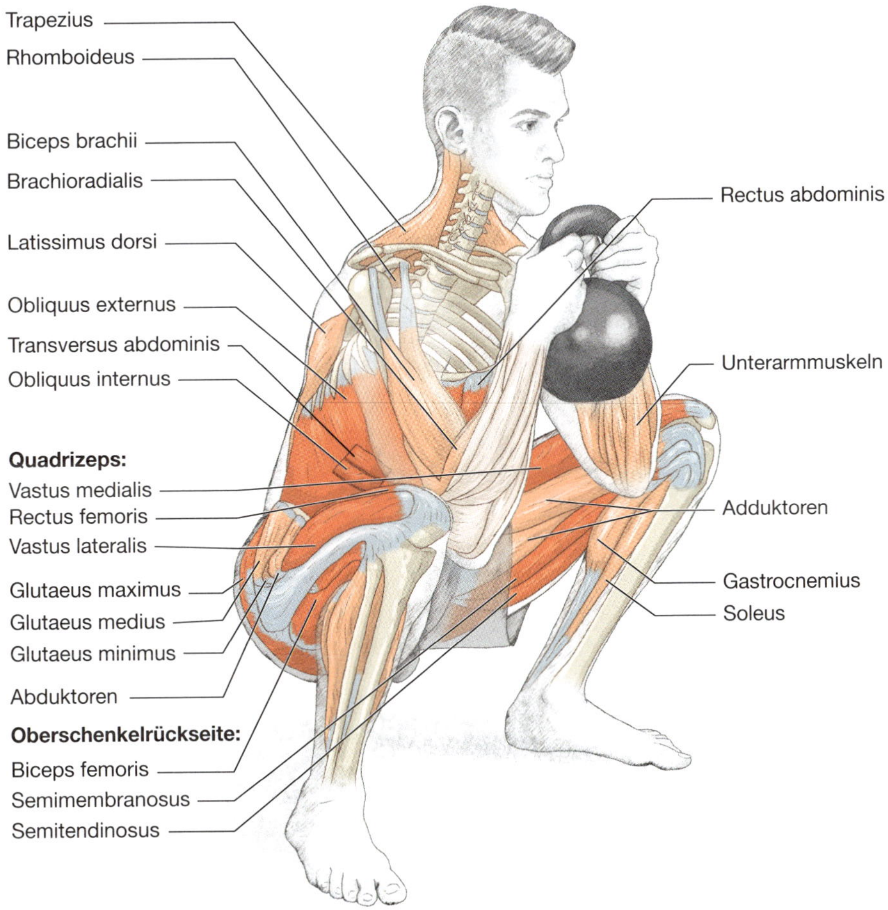

## Ausführung

1. Sie haben zwei Möglichkeiten, die Kettlebell in die richtige Position für den Goblet-Squat zu bringen:
   a) Stellen Sie sich schulterbreit etwa 30 Zentimeter hinter die Kettlebell. Die Zehen zeigen leicht nach außen. Ziehen Sie die Kettlebell am Griff in den Rückschwung (wie bei den in Kapitel 3 besprochenen Swings) und richten Sie sich auf. Halten Sie dabei die Kettlebell eng am Körper und beugen Sie beide Ellbogen. Am Ende halten Sie die Kettlebell mit beiden Händen auf je einer Seite des Griffs.
   b) Stellen Sie sich schulterbreit mit der Kettlebell zwischen den Füßen, die Zehen leicht auswärts gerichtet (wie bei den Deadlifts in Kapitel 2), hin. Fassen Sie den Griff mit beiden Händen. Heben Sie die Kettlebell mit einem Deadlift an und führen Sie die Bewegung bis auf Brusthöhe fort, wobei sich die Ellbogen beugen, sodass die Hände schließlich beide Seiten des Griffs umfassen.
2. Drehen Sie die Zehen leicht nach außen, bevor Sie in die Hocke gehen, und spannen Sie den Körper an (wie beim Kettlebell-Deadlift).
3. Beginnen Sie mit dem Absenken, indem Sie Knie- und Hüftgelenke gleichermaßen beugen. Kommen Sie so tief, dass sich die Hüften unterhalb der Knie befinden, und halten Sie während der gesamten Bewegung die Wirbelsäule neutral. Drücken Sie die Knie nach außen, damit sie beim Absenken wie beim Aufstehen über den Zehen ausgerichtet bleiben.
4. Pressen Sie am unteren Endpunkt des Squats die Ellbogen von innen gegen die Knie. Achten Sie darauf, dass die Zehen auf dem Boden bleiben, und strecken Sie die Wirbelsäule so lang wie möglich.
5. Unten angekommen, spannen Sie die Bauchmuskeln so fest wie möglich an und richten sich auf, ohne die Bauchmuskeln loszulassen. Achten Sie darauf, dass sich Becken und Schultern gleichzeitig heben.
6. Gehen Sie am oberen Endpunkt in die vertikale Plank, bevor Sie mit der nächsten Wiederholung fortfahren. Führen Sie nun die gewünschte Anzahl an Wiederholungen aus.

## Beteiligte Muskeln

**Primär:** Rückenstrecker *(Erector spinae)*: *Iliocostalis* (Darmbein-Rippen-Muskel), *Longissimus* (längster Muskel), *Spinalis* (Dornfortsatzmuskel); Quadrizeps: *Rectus femoris* (gerader Oberschenkelmuskel), *Vastus lateralis, medialis* und *intermedius* (äußerer, innerer und mittlerer breiter Muskel); *Glutaeus maximus* (großer Gesäßmuskel); Oberschenkelrückseite: *Semitendinosus* (halbsehniger Muskel), *Semimembranosus* (halbmembranöser Muskel), *Biceps femoris* (Schenkelbeuger); *Rectus abdominis* (gerader Bauchmuskel), *Obliquus externus* und *internus* (innerer und äußerer schräger Bauchmuskel), *Transversus abdominis* (quer verlaufender Bauchmuskel)

**Sekundär:** *Trapezius* (Trapezmuskel), *Rhomboideus major* und *minor* (großer und kleiner Rautenmuskel), *Glutaeus medius* und *minimus* (mittlerer und kleiner Gesäßmuskel), Abduktoren und Adduktoren, *Latissimus dorsi* (breiter Rückenmuskel), Waden: *Gastrocnemius* (Zwillingswadenmuskel), *Soleus* (Schollenmuskel); Unterarme: *Flexor carpi ulnaris* (Handbeuger), Fingerbeuger; Ellbogenbeuger: *Biceps brachii* (Bizeps), *Brachioradialis* (Oberarmspeichenmuskel)

## Hinweise zur Anatomie

**Handabstand:** Die Hände umfassen je eine Seite des Kettlebell-Griffs.
**Griff:** In der unteren Squat-Position sind beide Hände supiniert.
**Stand:** Die Füße stehen schulterbreit auseinander. Die Zehen zeigen leicht nach außen.
**Bewegungsbahn:** Die Kettlebell wird von Anfang bis Ende in der vertikalen Ebene bewegt.
**Bewegungsablauf:** Zu Beginn jeder Wiederholung sind die Zehen fest im Boden verwurzelt. Ziehen Sie die Kniescheiben nach oben, kneifen Sie die Gesäßmuskeln zusammen und spannen Sie Latissimus und Bauchmuskeln fest an. Wie beim Kettlebell-Deadlift halten Rückenstrecker, Bauchmuskeln und Latissimus die Wirbelsäule stabil und gerade, während der Quadrizeps, die Hüftabduktoren und -adduktoren, der große Gesäßmuskel und die Oberschenkelrückseite die Squat-Bewegung ausführen. Ziehen Sie die Schultern nach unten, damit der Latissimus arbeitet. Die Wirbelsäule bleibt während der gesamten Bewegung gerade und stabil, auch wenn die Hüften unter Kniehöhe sind. Falls Sie mit dem Po »nicken«, dann hören Sie lieber an der Stelle mit dem Squat auf, bevor das »Nicken« einsetzt, und arbeiten vorerst mit diesem Bewegungsumfang. Wenn sich Ihre Technik verbessert hat, können Sie einen tieferen Squat versuchen und dabei den Rücken bewusst lang lassen. Je tiefer die Hüften unter Kniehöhe sinken, desto stärker arbeitet der große Gesäßmuskel. Fallen Sie am oberen Endpunkt des Squats nicht ins Hohlkreuz.

# Mobility-Goblet-Squat

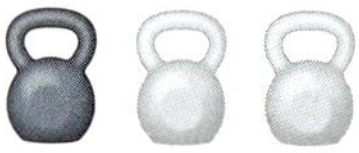

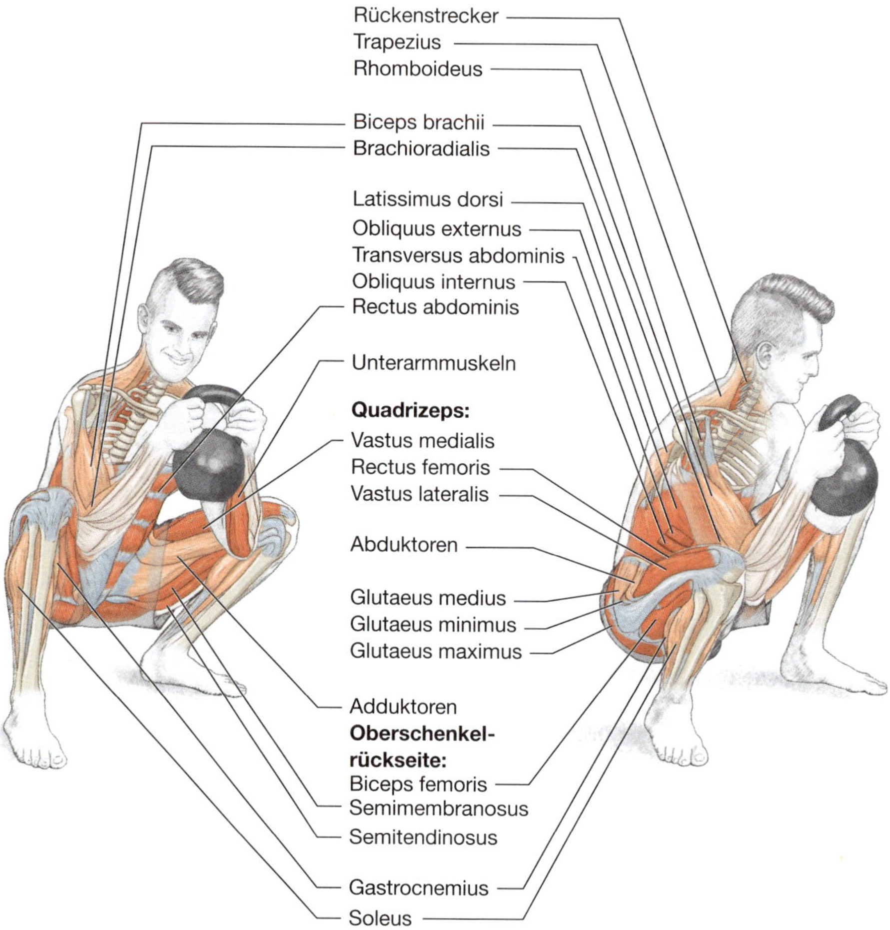

## Ausführung

1. Sie haben zwei Möglichkeiten, die Kettlebell in die richtige Position für den Goblet-Squat zu bringen:
   a) Stellen Sie sich schulterbreit etwa 30 Zentimeter hinter die Kettlebell. Die Zehen zeigen leicht nach außen. Ziehen Sie die Kettlebell am Griff in den Rückschwung (wie bei den in Kapitel 3 besprochenen Swings) und richten Sie sich auf. Halten Sie dabei die Kettlebell eng am Körper und beugen Sie beide Ellbogen. Am Ende halten Sie die Kettlebell mit beiden Händen auf je einer Seite des Griffs.
   b) Stellen Sie sich schulterbreit mit der Kettlebell zwischen den Füßen hin, die Zehen leicht auswärts gerichtet (wie bei den Deadlifts in Kapitel 2). Fassen Sie den Griff mit beiden Händen. Heben Sie die Kettlebell mit einem Deadlift an und führen Sie die Bewegung bis auf Brusthöhe fort, wobei sich die Ellbogen beugen, sodass die Hände schließlich beide Seiten des Griffs umfassen.
2. Bevor Sie in die Hocke gehen, drehen Sie die Zehen leicht nach außen und spannen den Körper an (wie beim Kettlebell-Deadlift).
3. Beginnen Sie mit dem Absenken, indem Sie Knie- und Hüftgelenke gleichermaßen beugen. Kommen Sie so tief in den Squat, dass sich die Hüften unterhalb der Knie befinden, und halten Sie während der gesamten Bewegung die Wirbelsäule neutral. Drücken Sie die Knie nach außen, damit sie beim Absenken wie beim Aufstehen über den Zehen bleiben.
4. Pressen Sie am unteren Endpunkt des Squats die Ellbogen von innen gegen die Knie. Achten Sie darauf, dass die Zehen auf dem Boden bleiben, und strecken Sie die Wirbelsäule so lang wie möglich.
5. Lassen Sie etwas Luft ab, ohne an Haltung und Anspannung zu verlieren.
6. Bewegen Sie das Becken von einer Seite zur anderen, ohne dabei die Füße vom Boden zu lösen, und gehen Sie bei jeder Wiederholung ein bisschen weiter. Versuchen Sie, die beiden Hälften des Beckens voneinander zu trennen. Bewegen Sie sich 2- oder 3-mal zu jeder Seite und stehen Sie dann auf. Wiederholen Sie dies beim ersten Satz 3- bis 5-mal.
7. Alternativ können Sie mit dem Becken eine Acht beschreiben, erst in die eine Richtung, dann in die andere. Versuchen Sie, die Achten jedes Mal größer zu machen, ohne dabei die Füße vom Boden zu lösen. Stehen Sie auf. Machen Sie 3 bis 5 Wiederholungen.
8. Gehen Sie am oberen Endpunkt in die vertikale Plank, bevor Sie mit der nächsten Wiederholung beginnen. Machen Sie die gewünschte Anzahl an Wiederholungen.

## Beteiligte Muskeln

**Primär:** Rückenstrecker *(Erector spinae)*: *Iliocostalis* (Darmbein-Rippen-Muskel), *Longissimus* (längster Muskel), *Spinalis* (Dornfortsatzmuskel); Quadrizeps: *Rectus femoris* (gerader Oberschenkelmuskel), *Vastus lateralis, medialis* und *intermedius* (äußerer, innerer und mittlerer breiter Muskel); *Glutaeus maximus* (großer Gesäßmuskel); Oberschenkelrückseite: *Semitendinosus* (halbsehniger Muskel), *Semimembranosus* (halbmembranöser Muskel), *Biceps femoris* (Schenkelbeuger); *Rectus abdominis* (gerader Bauchmuskel), *Obliquus externus* und *internus* (innerer und äußerer schräger Bauchmuskel), *Transversus abdominis* (quer verlaufender Bauchmuskel)
**Sekundär:** *Trapezius* (Trapezmuskel), *Rhomboideus major* und *minor* (großer und kleiner Rautenmuskel), *Glutaeus medius* und *minimus* (mittlerer und kleiner Gesäßmuskel), Abduktoren und Adduktoren, *Latissimus dorsi* (breiter Rückenmuskel), Waden: *Gastrocnemius* (Zwillingswadenmuskel), *Soleus* (Schollenmuskel); Unterarme: *Flexor carpi ulnaris* (Handbeuger), Fingerbeuger; Ellbogenbeuger: *Biceps brachii* (Bizeps), *Brachioradialis* (Oberarmspeichenmuskel)

## Hinweise zur Anatomie

**Handabstand:** Die Hände umfassen je eine Seite des Kettlebell-Griffs.
**Griff:** Überhandgriff, in der unteren Squat-Position sind beide Hände supiniert
**Stand:** Die Füße stehen schulterbreit auseinander. Die Zehen zeigen leicht nach außen.
**Bewegungsbahn:** Die Kettlebell wird von Anfang bis Ende in der vertikalen Ebene bewegt. In der Hocke bewegt sich die Kettlebell mit dem Becken mit, wobei sie weiterhin von beiden Händen gehalten wird.
**Bewegungsablauf:** Zu Beginn jeder Wiederholung sind die Zehen fest im Boden verwurzelt. Ziehen Sie die Kniescheiben nach oben, kneifen Sie die Gesäßmuskeln zusammen und spannen Sie Latissimus und Bauchmuskeln fest an. Wie beim Kettlebell-Deadlift halten Rückenstrecker, Bauchmuskeln und Latissimus die Wirbelsäule stabil und gerade, während der Quadrizeps, die Hüftabduktoren und -adduktoren, der große Gesäßmuskel und die Oberschenkelrückseite die Squat-Bewegung ausführen. Ziehen Sie die Schultern nach unten, damit der Latissimus arbeitet. Die Wirbelsäule bleibt während der gesamten Bewegung gerade und stabil, auch wenn die Hüften unter Kniehöhe sind.

Bei dieser Übung geht es um Beweglichkeit, nicht um Kraft. Verwenden Sie daher ein leichtes bis mittelschweres, aber kein schweres Gewicht. Die Fußsohlen bleiben vollständig auf dem Boden, damit das Becken mobilisiert wird, nicht die Fußgelenke. Am Ende des Satzes müssten Sie in der Lage sein, tiefer zu gehen, aber nicht auf Kosten der neutralen Wirbelsäule. Fallen Sie am oberen Endpunkt des Squats nicht ins Hohlkreuz. Weitere Informationen zum Goblet-Squat finden Sie in Kapitel 10, das den Schwerpunkt auf Mobility legt.

# Kettlebell-Front-Squat

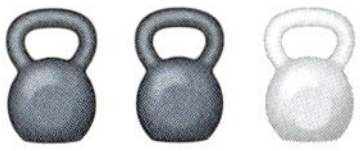

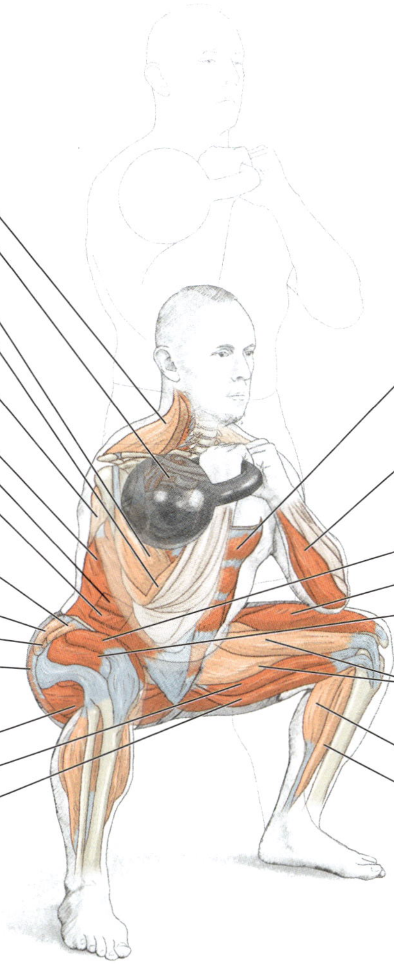

## Ausführung

1. Führen Sie einen Kettlebell-Clean aus (siehe Kapitel 4) und bringen Sie die Kettlebell in die Rack-Position, wobei die Finger den Griff umschließen und die Kugel auf dem Handrücken und dem vorderen Deltamuskel aufliegt. Das Handgelenk bleibt gestreckt; lassen Sie nicht zu, dass das Gewicht der Kettlebell das Handgelenk aus der neutralen Position zieht. Heben Sie die andere Hand und halten Sie sie zur Faust geballt auf der anderen Seite vor die Brust. Frauen sollten aufpassen, dass sie keinen Druck auf die Brüste ausüben.
2. Bevor Sie in die Hocke gehen, stellen Sie die Zehen leicht nach außen und spannen Sie den Körper an (wie bei den Kettlebell-Deadlifts in Kapitel 2).
3. Beginnen Sie mit dem Absenken, indem Sie Knie- und Hüftgelenke gleichermaßen beugen. Kommen Sie so tief in den Squat, dass sich die Hüften unterhalb der Knie befinden, und halten Sie während der gesamten Bewegung die Wirbelsäule neutral. Drücken Sie die Knie nach außen, damit sie beim Absenken wie beim Aufstehen über den Zehen bleiben.
4. Unten angekommen, spannen Sie die Bauchmuskeln so fest wie möglich an und richten sich auf, ohne die Bauchmuskeln lockerzulassen. Achten Sie darauf, dass sich Becken und Schultern gleichzeitig heben.
5. Kommen Sie am oberen Endpunkt in die vertikale Plank, bevor Sie mit der nächsten Wiederholung fortfahren. Führen Sie nun die gewünschte Anzahl an Wiederholungen aus.

## Beteiligte Muskeln

**Primär:** Rückenstrecker *(Erector spinae)*: *Iliocostalis* (Darmbein-Rippen-Muskel), *Longissimus* (längster Muskel), *Spinalis* (Dornfortsatzmuskel); Quadrizeps: *Rectus femoris* (gerader Oberschenkelmuskel), *Vastus lateralis, medialis* und *intermedius* (äußerer, innerer und mittlerer breiter Muskel); *Glutaeus maximus* (großer Gesäßmuskel); Oberschenkelrückseite: *Semitendinosus* (halbsehniger Muskel), *Semimembranosus* (halbmembranöser Muskel), *Biceps femoris* (Schenkelbeuger); *Rectus abdominis* (gerader Bauchmuskel), *Obliquus externus* und *internus* (innerer und äußerer schräger Bauchmuskel), *Transversus abdominis* (quer verlaufender Bauchmuskel)

**Sekundär:** *Trapezius* (Trapezmuskel), *Rhomboideus major* und *minor* (großer und kleiner Rautenmuskel), *Glutaeus medius* und *minimus* (mittlerer und kleiner Gesäßmuskel), Abduktoren und Adduktoren, *Latissimus dorsi* (breiter Rückenmuskel), Waden: *Gastrocnemius* (Zwillingswadenmuskel), *Soleus* (Schollenmuskel); Unterarme: *Flexor carpi ulnaris* (Handbeuger), Fingerbeuger; Ellbogenbeuger: *Biceps brachii* (Bizeps), *Brachioradialis* (Oberarmspeichenmuskel)

## Hinweise zur Anatomie

**Griff:** Obergriff (Hand neutral).

**Stand:** Die Füße stehen schulterbreit auseinander. Die Zehen zeigen leicht nach außen.

**Bewegungsbahn:** Die Kettlebell wird von Anfang bis Ende in der vertikalen Ebene bewegt.

**Bewegungsablauf:** Zu Beginn jeder Wiederholung sind die Zehen fest im Boden verwurzelt. Ziehen Sie die Kniescheiben nach oben, kneifen Sie die Gesäßmuskeln zusammen und spannen Sie Latissimus und Bauchmuskeln fest an. Wie beim Kettlebell-Deadlift halten Rückenstrecker, Bauchmuskeln und Latissimus die Wirbelsäule stabil und gerade, während der Quadrizeps, die Hüftabduktoren und -adduktoren, der große Gesäßmuskel und die Oberschenkelrückseite die Squat-Bewegung ausführen. Ziehen Sie die Schultern nach unten, damit der Latissimus arbeitet. Die Wirbelsäule bleibt während der gesamten Bewegung gerade und stabil, auch wenn die Hüften unter Kniehöhe sind.

Beim Ausführen eines einhändigen Kettlebell-Clean bewegen Sie eine asymmetrische Last, was auf der gegenüberliegenden Seite mehr Muskeln aktiviert (den mittleren und kleinen Gesäßmuskel sowie den quadratischen Lendenmuskel).

Da man während der gesamten Bewegung nur eine Kettlebell verwendet, ist die Belastung des Körpers asymmetrisch. Auf der gegenüberliegenden Seite müssen die Muskeln mehr tun, um den Körper gerade und die Wirbelsäule neutral zu halten. Vor allem die Gesäßmuskeln und der quadratische Lendenmuskel auf der freien Seite arbeiten hart, wie bei den Swings mit einer Kettlebell in Kapitel 3. Fallen Sie am oberen Endpunkt des Squats nicht ins Hohlkreuz.

# Kettlebell-Front-Squat mit zwei Kettlebells

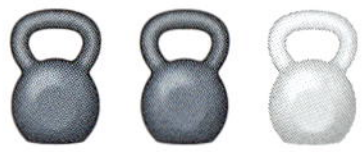

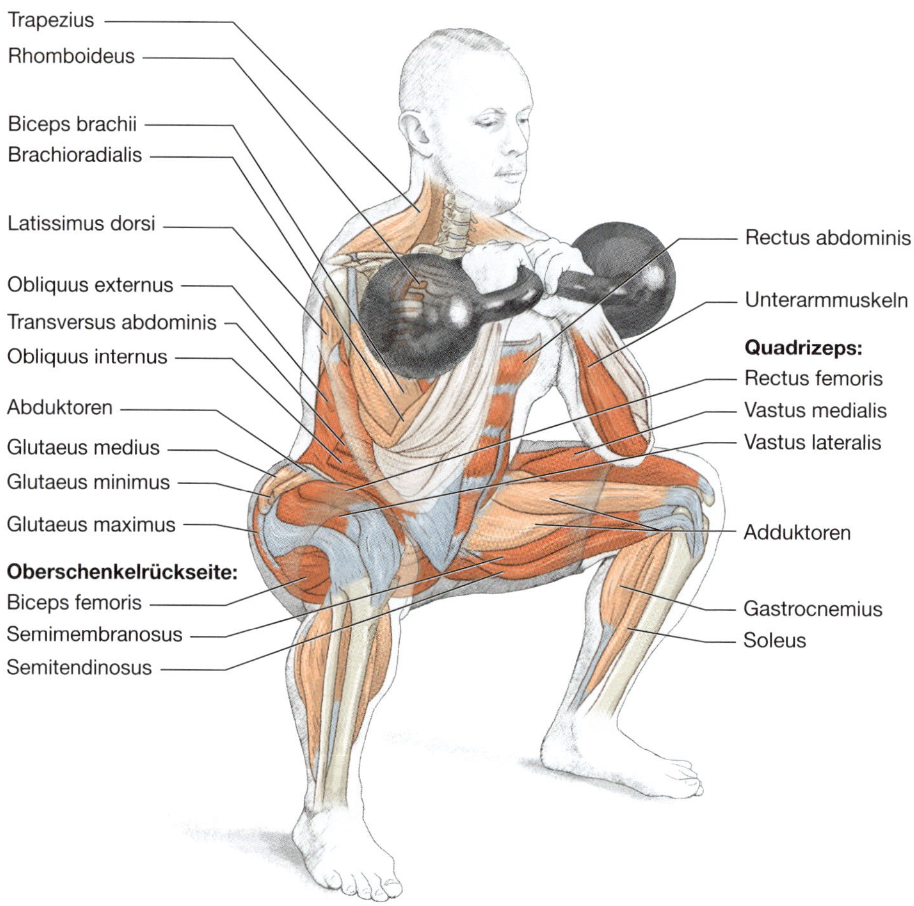

## Ausführung

1. Führen Sie einen Kettlebell-Clean mit zwei Kettlebells aus (siehe Kapitel 4) und bringen Sie die Kettlebells in die Rack-Position, wobei die Finger die Griffe umschließen und die Kugeln jeweils auf dem Handrücken und dem vorderen Deltamuskel aufliegen. Die Handgelenke bleiben gestreckt; lassen Sie nicht zu, dass das Gewicht der Kettlebells die Handgelenke aus der neutralen Position zieht. Männer können die Finger über den Griffen verschränken. Frauen sollten aufpassen, dass sie keinen Druck auf die Brüste ausüben.
2. Bevor Sie in die Hocke gehen, drehen Sie die Zehen leicht nach außen und spannen Sie den Körper wie beim Kettlebell-Deadlift (Kapitel 2) an.
3. Beginnen Sie mit dem Absenken, indem Sie Knie- und Hüftgelenke gleichermaßen beugen. Gehen Sie so tief in den Squat, dass sich die Hüften unterhalb der Knie befinden, und halten Sie während der gesamten Bewegung die Wirbelsäule neutral. Drücken Sie die Knie nach außen, damit sie beim Absenken wie beim Aufstehen über den Zehen bleiben.
4. Unten angekommen, spannen Sie die Bauchmuskeln so fest wie möglich an und richten sich auf, ohne die Bauchmuskeln lockerzulassen. Achten Sie darauf, dass sich Becken und Schultern gleichzeitig heben.
5. Gehen Sie am oberen Endpunkt in die vertikale Plank, bevor Sie mit der nächsten Wiederholung fortfahren. Führen Sie nun die gewünschte Anzahl an Wiederholungen aus.

## Beteiligte Muskeln

**Primär:** Rückenstrecker *(Erector spinae)*: *Iliocostalis* (Darmbein-Rippen-Muskel), *Longissimus* (längster Muskel), *Spinalis* (Dornfortsatzmuskel); Quadrizeps: *Rectus femoris* (gerader Oberschenkelmuskel), *Vastus lateralis, medialis* und *intermedius* (äußerer, innerer und mittlerer breiter Muskel); *Glutaeus maximus* (großer Gesäßmuskel); Oberschenkelrückseite: *Semitendinosus* (halbsehniger Muskel), *Semimembranosus* (halbmembranöser Muskel), *Biceps femoris* (Schenkelbeuger); *Rectus abdominis* (gerader Bauchmuskel), *Obliquus externus* und *internus* (innerer und äußerer schräger Bauchmuskel), *Transversus abdominis* (quer verlaufender Bauchmuskel)
**Sekundär:** *Trapezius* (Trapezmuskel), *Rhomboideus major* und *minor* (großer und kleiner Rautenmuskel), *Glutaeus medius* und *minimus* (mittlerer und kleiner Gesäßmuskel), Abduktoren und Adduktoren, *Latissimus dorsi* (breiter Rückenmuskel), Wadenmuskeln: *Gastrocnemius* (Zwillingswadenmuskel), *Soleus* (Schollenmuskel); Unterarme: *Flexor carpi ulnaris* (Handbeuger), Fingerbeuger; Ellbogenbeuger: *Biceps brachii* (Bizeps), *Brachioradialis* (Oberarmspeichenmuskel)

## Hinweise zur Anatomie

**Griff:** Überhandgriff, in der unteren Squat-Position sind beide Hände neutral und zueinandergekehrt.

**Stand:** Die Füße stehen schulterbreit auseinander. Die Zehen zeigen leicht nach außen.

**Bewegungsbahn:** Die Kettlebells werden von Anfang bis Ende in der vertikalen Ebene bewegt.

**Bewegungsablauf:** Zu Beginn jeder Wiederholung sind die Zehen fest im Boden verwurzelt. Ziehen Sie die Kniescheiben nach oben, kneifen Sie die Gesäßmuskeln zusammen und spannen Sie Latissimus und Bauchmuskeln fest an. Wie beim Kettlebell-Deadlift halten Rückenstrecker, Bauchmuskeln und Latissimus die Wirbelsäule stabil und gerade, während der Quadrizeps, die Hüftabduktoren und -adduktoren, der große Gesäßmuskel und die Oberschenkelrückseite die Squat-Bewegung ausführen. Ziehen Sie die Schultern nach unten, damit der Latissimus arbeitet. Die Wirbelsäule bleibt während der gesamten Bewegung gerade und stabil, auch wenn die Hüften unter Kniehöhe sind.

Beide Kettlebells bleiben vor der Brust. Die Ellbogen werden nicht angehoben. Fallen Sie am oberen Endpunkt des Squats nicht ins Hohlkreuz.

# Seitlicher Goblet-Squat

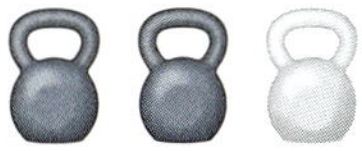

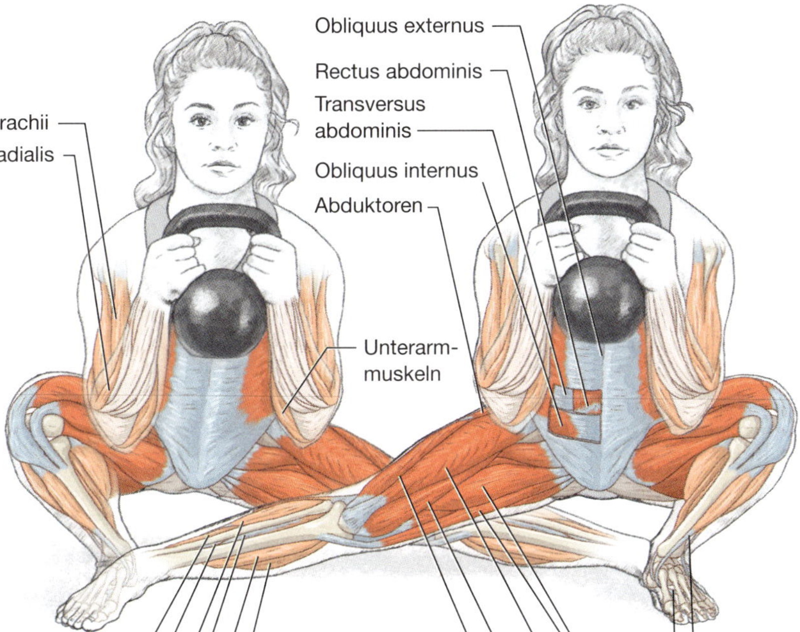

## Ausführung

1. Sie haben zwei Möglichkeiten, die Kettlebell in die richtige Position für den seitlichen Goblet-Squat zu bringen:
   a) Stellen Sie sich schulterbreit etwa 30 Zentimeter hinter die Kettlebell. Die Zehen zeigen leicht nach außen. Ziehen Sie die Kettlebell am Griff in den Rückschwung (wie bei den in Kapitel 3 besprochenen Swings) und richten Sie sich auf. Halten Sie dabei die Kettlebell eng am Körper und beugen Sie beide Ellbogen. Am Ende halten Sie die Kettlebell mit beiden Händen auf je einer Seite des Griffs.
   b) Platzieren Sie im schulterbreiten Stand die Kettlebell zwischen den Füßen, die Zehen leicht auswärts gerichtet (wie bei den Deadlifts in Kapitel 2). Fassen Sie den Griff mit beiden Händen. Heben Sie die Kettlebell mit einem Deadlift und führen Sie die Bewegung bis auf Brusthöhe fort, wobei sich die Ellbogen beugen, sodass die Hände schließlich beide Seiten des Griffs umfassen.
2. Stellen Sie die Füße weiter als schulterbreit auseinander und drehen Sie die Füße leicht nach außen. Bei Bedarf können Sie den Fußabstand am unteren Endpunkt der Bewegung anpassen.
3. Verlagern Sie Ihr Gewicht seitwärts auf den rechten Fuß, wobei der linke Fuß auf dem Boden bleibt. Achten Sie darauf, dass die Knie über den Zehen bleiben, während Sie das Becken möglichst unter Kniehöhe absenken. Die rechte Fußsohle muss vollständig auf dem Boden bleiben, das linke Bein bleibt gestreckt. Richten Sie den Brustkorb auf, während Sie die Kettlebell halten. Alternativ können Sie links die Zehen vom Boden lösen und Richtung Decke anheben.
4. Verlagern Sie Ihr Gewicht aufs linke Bein. Dazu gibt es zwei Möglichkeiten: Entweder Sie stehen auf und gehen in die vertikale Plank, bevor Sie in der nächsten Wiederholung nach links in die Hocke gehen, oder Sie kommen nur so weit hoch, dass Sie Ihr Gewicht auf die andere Seite verlagern können. Achten Sie darauf, dass sich Hüfte und Schultern gleichzeitig heben.
5. Wann Sie von einem Bein aufs andere wechseln, hängt von Ihren individuellen Bedürfnissen und Zielen ab. Wenn Sie Kraft aufbauen möchten, bleiben Sie eine feste Zeit lang, vielleicht 3 Sekunden, auf dem rechten Bein, bevor Sie aufs linke wechseln. Wenn Sie Ihre Beweglichkeit verbessern und Ihre Ausdauer steigern möchten, wechseln Sie ohne Pause von einem Bein aufs andere.

## Beteiligte Muskeln

**Primär:** Rückenstrecker *(Erector spinae)*: *Iliocostalis* (Darmbein-Rippen-Muskel), *Longissimus* (längster Muskel), *Spinalis* (Dornfortsatzmuskel); Quadrizeps: *Rectus femoris* (gerader Oberschenkelmuskel), *Vastus lateralis, medialis* und *intermedius* (äußerer, innerer und mittlerer breiter Muskel); *Glutaeus maximus, medius* und *minimus* (großer, mittlerer und kleiner Gesäßmuskel), Abduktoren und Adduktoren; Oberschenkelrückseite: *Semitendino-*

*sus* (halbsehniger Muskel), *Semimembranosus* (halbmembranöser Muskel), *Biceps femoris* (Schenkelbeuger); *Rectus abdominis* (gerader Bauchmuskel), *Obliquus externus* und *internus* (innerer und äußerer schräger Bauchmuskel), *Transversus abdominis* (quer verlaufender Bauchmuskel)
**Sekundär:** *Trapezius* (Trapezmuskel), *Rhomboideus major* und *minor* (großer und kleiner Rautenmuskel), *Latissimus dorsi* (breiter Rückenmuskel), *Quadratus lumborum* (quadratischer Lendenmuskel), *Gastrocnemius* (Zwillingswadenmuskel), *Soleus* (Schollenmuskel), *Flexor hallucis longus* (langer Großzehenbeuger), *Flexor digitorum longus* (langer Zehenbeuger), *Tibialis posterior* (hinterer Schienbeinmuskel), *Peroneus longus* und *brevis* (langer und kurzer Wadenbeinmuskel), *Tibialis anterior* (vorderer Schienbeinmuskel); Unterarme: *Flexor carpi ulnaris* (Handbeuger), Fingerbeuger; Ellbogenbeuger: *Biceps brachii* (Bizeps), *Brachioradialis* (Oberarmspeichenmuskel)

## Hinweise zur Anatomie

**Handabstand:** Die Hände umfassen je eine Seite des Kettlebell-Griffs.
**Griff:** Überhandgriff (beide Hände supiniert).
**Stand:** Die Füße stehen mehr als schulterbreit auseinander. Die Zehen zeigen leicht nach außen.
**Bewegungsbahn:** Die Kettlebell wird von Anfang bis Ende in der vertikalen Ebene bewegt.
**Bewegungsablauf:** Zu Beginn jeder Wiederholung sind die Zehen fest im Boden verwurzelt. Ziehen Sie die Kniescheiben nach oben, kneifen Sie die Gesäßmuskeln zusammen und spannen Sie Latissimus und Bauchmuskeln fest an. Wie beim Kettlebell-Deadlift halten Rückenstrecker, Bauchmuskeln und Latissimus die Wirbelsäule stabil und gerade, während der Quadrizeps, die Hüftabduktoren und -adduktoren, der große Gesäßmuskel und die Oberschenkelrückseite die Squat-Bewegung ausführen. Ziehen Sie die Schultern nach unten, damit der Latissimus arbeitet. Die Wirbelsäule bleibt während der gesamten Bewegung gerade und stabil, auch wenn die Hüften unter Kniehöhe sind.

Da man während der gesamten Bewegung nur eine Kettlebell verwendet, ist die Belastung des Körpers asymmetrisch. Bleibt der Fuß des gestrecktem Beins während der gesamten Bewegung auf dem Boden, macht sich die Dehnung eher in den Adduktoren bemerkbar. Werden die Zehen vom Boden gelöst und nach oben gerichtet, spürt man die Dehnung eher in der Oberschenkelrückseite des gestreckten Beins.

Verwenden Sie bei dieser Übung keine schweren Gewichte. Da die Übung auch ein wenig Gleichgewichtstraining mit sich bringt, könnte ein hohes Gewicht möglicherweise Verletzungen oder Kompensationsmechanismen mit negativen Folgen hervorrufen.
**Technik:** Diese Bewegung kann als Mobilisierungsübung vor dem Heben schwerer Gewichte oder vor intensiven Trainingseinheiten eingesetzt werden oder als Kraftübung dienen. Einer der vielen Vorteile der Übung ist, dass sie die neuromuskuläre Steuerung der unteren Gliedmaßen verbessert, was in Sport und Alltag Verletzungen verringern oder verhindern kann.

# Hack-Squat

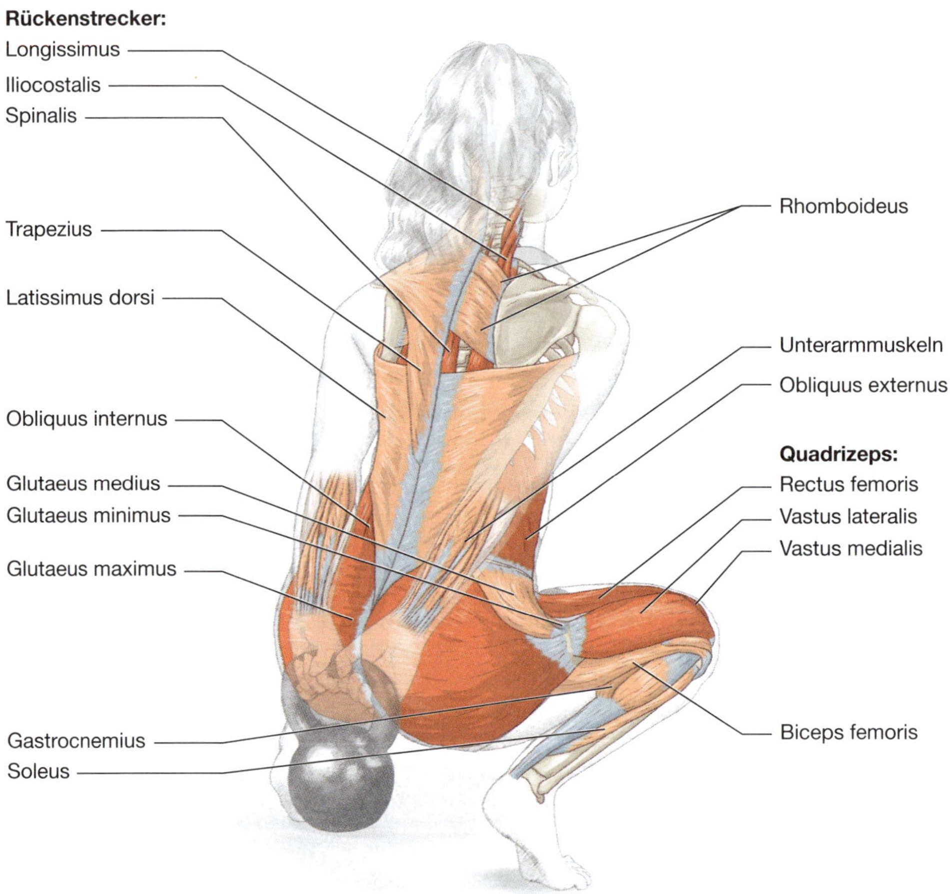
Rückenstrecker:
Longissimus
Iliocostalis
Spinalis
Trapezius
Latissimus dorsi
Obliquus internus
Glutaeus medius
Glutaeus minimus
Glutaeus maximus
Gastrocnemius
Soleus
Rhomboideus
Unterarmmuskeln
Obliquus externus
Quadrizeps:
Rectus femoris
Vastus lateralis
Vastus medialis
Biceps femoris

## Ausführung

1. Stellen Sie sich schulterbreit über der Kettlebell auf und drehen Sie die Zehen leicht nach außen (wie bei den Deadlifts in Kapitel 2). Umfassen Sie den Griff mit beiden Händen und führen Sie einen Deadlift aus.
2. Führen Sie die Kettlebell an einer Hand hinter den Rücken. Fassen Sie sie mit beiden Händen. Beugen Sie die Ellbogen leicht, platzieren Sie die Kettlebell am Steißbein.
3. Stellen Sie die Fersen eng zusammen und drehen Sie die Zehen 30 bis 45 Grad nach außen. Heben und weiten Sie den Brustkorb und pressen Sie die Schulterblätter zusammen. Spannen Sie die Gesäßmuskeln fest an.
4. Halten Sie den Oberkörper aufrecht. Senken Sie das Becken durch Beugen der Knie senkrecht nach unten, ohne dass Sie sich nach vorne lehnen. Kommen Sie so tief wie möglich und halten Sie die Wirbelsäule während der gesamten Bewegung neutral. Drücken Sie die Knie nach außen, sodass sie beim Absenken wie beim Aufstehen über den Zehen bleiben. Die Fersen heben sich vom Boden, das ist normal.
5. Unten angekommen, spannen Sie die Bauchmuskeln so fest wie möglich an und richten sich auf, ohne die Bauchmuskeln lockerzulassen.
6. Gehen Sie am oberen Endpunkt in die vertikale Plank, bevor Sie mit der nächsten Wiederholung beginnen. Führen Sie nun die gewünschte Anzahl an Wiederholungen aus.

## Beteiligte Muskeln

**Primär:** Rückenstrecker *(Erector spinae)*: *Iliocostalis* (Darmbein-Rippen-Muskel), *Longissimus* (längster Muskel), *Spinalis* (Dornfortsatzmuskel); Quadrizeps: *Rectus femoris* (gerader Oberschenkelmuskel), *Vastus lateralis, medialis* und *intermedius* (äußerer, innerer und mittlerer breiter Muskel); *Glutaeus maximus* (großer Gesäßmuskel), *Rectus abdominis* (gerader Bauchmuskel), *Obliquus externus* und *internus* (innerer und äußerer schräger Bauchmuskel), *Transversus abdominis* (quer verlaufender Bauchmuskel)
**Sekundär:** *Trapezius* (Trapezmuskel), *Rhomboideus major* und *minor* (großer und kleiner Rautenmuskel), *Glutaeus medius* und *minimus* (mittlerer und kleiner Gesäßmuskel), Abduktoren und Adduktoren, *Latissimus dorsi* (breiter Rückenmuskel); Oberschenkelrückseite: *Semitendinosus* (halbsehniger Muskel), *Semimembranosus* (halbmembranöser Muskel), *Biceps femoris* (Schenkelbeuger); Waden: *Gastrocnemius* (Zwillingswadenmuskel), *Soleus* (Schollenmuskel); Unterarme: *Flexor carpi ulnaris* (Handbeuger), Fingerbeuger

## Hinweise zur Anatomie

**Handabstand:** Die Hände liegen nebeneinander auf dem Kettlebell-Griff.
**Griff:** Überhandgriff (beide Hände am oberen Endpunkt proniert).
**Stand:** Die Füße stehen Ferse an Ferse. Die Zehen zeigen 30 bis 45 Grad nach außen.

**Bewegungsbahn:** Die Kettlebell wird von Anfang bis Ende in der vertikalen Ebene bewegt.

**Bewegungsablauf:** Zu Beginn jeder Wiederholung sind die Zehen fest im Boden verwurzelt und 30 bis 45 Grad auswärts gerichtet, die Kniescheiben hochgezogen, die Gesäßmuskeln zusammengekniffen und Latissimus und Bauchmuskeln stark angespannt. Wie beim Kettlebell-Deadlift halten Rückenstrecker, Bauchmuskeln und Latissimus die Wirbelsäule stabil und gerade, während der Quadrizeps, die Hüftabduktoren und -adduktoren, der große Gesäßmuskel und die Oberschenkelrückseite die Hack-Squat-Bewegung ausführen. Ziehen Sie die Schultern nach unten, damit der Latissimus arbeitet. Die Wirbelsäule bleibt während der gesamten Bewegung gerade und stabil, auch wenn die Hüften unter Kniehöhe sind.

Sie gehen so tief wie möglich in den Squat, was bei jedem Menschen anders ist. Die Übung ist nicht für alle geeignet: Personen mit Verletzungsgeschichte oder Gelenkverschleiß durch Übernutzung sollten diese Übung zumindest am Anfang meiden. Klüger ist es, erst einmal ein paar Hack-Squats ohne Gewicht, normale Squats oder Goblet-Squats zu trainieren. Fallen Sie am oberen Endpunkt des Squats nicht ins Hohlkreuz.

**Technik:** Wenn Sie die Zehen im Winkel von 45 Grad halten, vergrößert sich auch der Winkel zwischen den Oberschenkeln, sodass die Adduktoren mehr und die Quadrizepsmuskeln weniger beansprucht werden. Bei einem Winkel von etwa 30 Grad wird dagegen der Quadrizeps stärker beansprucht. Unabhängig vom Winkel der Füße werden bei dieser Art von Squat alle Muskeln des Unterkörpers beansprucht, besonders auf der Vorderseite.

# 7

# Snatch

Swing. Einrasten (der Hüften). Schlagkraft. Kraftausdauer. Bombig. Beeindruckendes Herz-Kreislauf-Training. Brutal. Das sind starke Worte, mit denen mir meine Kettlebell-Schüler den Kettlebell-Snatch beschreiben. Der Snatch ist im Grunde die Summe der Fähigkeiten, die Sie sich in den bisherigen Kapiteln angeeignet haben.

Einer der Vorteile, den das Erlernen des Snatchs mit sich bringt, ist eine verbesserte Herz-Kreislauf- und Atemausdauer. Beim Snatch führt man die Kugelhantel auf ballistische Weise, das heißt explosiv, über den Kopf. Anders als beim Kettlebell-Press, der eine Grind-Übung mit Ganzkörperanspannung ist, wechselt man beim Kettlebell-Snatch zwischen Anspannung und Entspannung hin und her. Ein niedrigerer Ruhepuls, ein verbesserter Blutdruck, weniger Körperfett und Gewicht sowie eine verbesserte maximale Sauerstoffaufnahme ($VO_2max$) – durch den Kettlebell-Snatch stellen sich bei einigen Biomarkern Verbesserungen ein.

Wie ich bereits im Kapitel über den Swing (Kapitel 3) angedeutet habe, verbessert das Nervensystem beim ballistischen Snatch ebenso wie bei Grind-Übungen seine Koordination und die Fähigkeit, während des Übens mit der Kettlebell eine korrekte Körperhaltung beizubehalten. Auch Ihre Muskulatur nimmt an Kraft und Spannkraft zu, was Sie im Alltag und auf dem Spielfeld oder Sportplatz bemerken werden.

Je mehr Snatches Sie machen, desto mehr werden Sie merken, dass die Übung von einer aeroben zu einer anaeroben werden kann, dass Sie also in eine Sauerstoffschuld geraten. Gehen Sie es langsam an und steigern Sie sich. Genauso wie ich niemandem empfehlen würde, beim ersten Lauf gleich 15 Kilometer zu laufen, empfehle ich Ihnen dringend, sich Zeit zu nehmen und sich an den Snatch zu gewöhnen. Haben Sie Geduld und nehmen Sie sich die Zeit, die es braucht, um den Snatch wirklich beherrschen zu lernen. Er ist eine Ganzkörperübung. Behandeln Sie ihn als solche.

Lernen Sie, beim Snatch Ihre Atmung bewusst einzusetzen und zu verbessern. Dazu eignet sich die biomechanische Atemtechnik, die auch beim Swing und beim Press nützlich ist. Im Grunde besteht sie daraus, dass man beim Rückschwung einatmet. Beim Schwung nach oben lassen Sie bei angespannten Bauchmuskeln eine kleine Menge Luft entweichen, während die Hüften »einrasten« und Sie die Kniescheiben hochziehen, und zwar egal ob beim Swing, Clean oder Snatch. Beim Snatch erfolgt diese kleine Ausatmung, bevor die Kettlebell den oberen Endpunkt erreicht. Nicht vergessen: Der Snatch ist eine ballistische Bewegung. Daher hebt der Arm die Kugelhantel nicht hoch, sondern hält sie lediglich auf ihrer Schwungbahn.

Wenn Sie beim Snatch einigermaßen geschickt geworden sind, können Sie versuchen, die Wiederholungszahl zu steigern. Schaffen Sie auf jeder Seite zehn Wiederholungen, also insgesamt 20, bevor Sie die Kugelhantel absetzen? Oder insgesamt 40 Wiederholungen? Vielleicht sogar 100? Wenn Sie Ihre Atmung bewusst steuern und Ihre Snatch-Technik weiter verbessern, werden Sie am Ende mehr Kalorien verbrennen und Ihre Gesamtleistung steigern.

Lassen Sie mich Ihnen eine freundliche, aber eindringliche Warnung zum Snatch mit auf den Weg geben: Prüfen Sie, ob Sie sicher und technisch sauber Gewichte über Kopf heben können. Wenn Sie es nicht können, dann arbeiten Sie bitte daran und absolvieren Sie andere Übungen, bis Sie es können. Ihr Körper wird es Ihnen danken.

Einer der Nachteile von vielen Kettlebell-Swings und -Snatches ist, dass sie den Händen schaden können. Eine gute Handpflege ist hier entscheidend, und ich spreche nicht von Handschuhen als Schutz. Suchen Sie online nach »Kettlebell Handpflege« und informieren Sie sich darüber. Gehen Sie in Ihre Apotheke oder decken Sie sich online ein, um Ihre wohlverdienten Schwielen zu pflegen und zu erhalten. Wenn Sie sich nicht um sie kümmern, können eine oder mehrere davon aufreißen, und das kann Sie ausbremsen – keine angenehme Art, eine Trainingseinheit zu beenden.

Anders als beim eisernen Griff, der für den Kettlebell-Press erforderlich ist, besonders bei dem, bei dem die Kugel sich nach oben dreht, ist der Griff bei Swings und Snatches lockerer. Er ist fest genug, um die Kettlebell zu führen und sie nicht fortfliegen zu lassen. Aber beim Snatch muss sich der Kettlebell-Griff in der Hand bewegen, und wenn man ihn zu fest umklammert, ist die Bewegung nicht möglich.

Ein Vorteil des Kettlebell-Snatchs ist, dass man dabei mentale Kraft und Zähigkeit entwickeln kann. Womöglich müssen Sie Ihr Denken abschalten, um die festgesetzte Anzahl von Snatches auszuführen, denn manchmal schleichen sich Selbstzweifel ein, und man bricht den Satz in deren Folge vorzeitig ab. Das Selbstvertrauen, das durch das Üben von Snatches aufgebaut wird, ist jedoch erstaunlich.

Nehmen Sie sich genug Zeit, um zu lernen, wie man den Kettlebell-Snatch ausführt. Ich empfehle Ihnen, erst dann zum Kettlebell-Snatch überzugehen, wenn Sie die Übungen in den vorherigen Kapiteln beherrschen. Machen Sie zunächst nur wenige Wiederholungen pro Seite und steigern Sie sich dann allmählich. Der Kettlebell-Snatch ist eine großartige Übung, schön zu lernen und schön zu üben. Sie werden angenehm überrascht sein, welche positiven Veränderungen Sie an Körper und Geist wahrnehmen.

## Wichtige Aspekte beim Kettlebell-Snatch

Bei jeder Snatch-Übung haben Sie verschiedene Möglichkeiten, die richtige Technik zu erlernen und Kraft aufzubauen. Hier werfen wir einen genaueren Blick darauf, was beim Kettlebell-Snatch zu beachten ist.

Beim Kettlebell-Swing geht der erzeugte Kraftimpuls in die Horizontale. Der Kettlebell-Snatch beginnt wie der Swing, steuert die Kraft aber in die Vertikale. Dass wir den Abschnitt mit den Snatch-Übungen mit einer speziellen Version des Kettlebell-Swings beginnen, nämlich mit dem T-Rex-Swing, liegt unter anderem daran, dass man lernen muss, die Kettlebell in einem geringen Abstand zum Körper zu halten, um sie vom horizontalen in den vertikalen Kraftimpuls zu führen. Aus dem Geometrieunterricht weiß ich, dass der kürzeste Weg zwischen zwei Punkten eine Gerade ist. Da beim Kettlebell-Snatch ein vertikaler Kraftimpuls vorherrscht, muss man umso weniger Arbeit leisten, um eine Wiederholung abzuschließen, je näher man die Kettlebell am Körper hält. Daher lernen Sie als Erstes den T-Rex-Swing, bevor Sie zum eigentlichen Snatch kommen. Der T-Rex-Swing ist also als Vorübung für den Kettlebell-Snatch gedacht und wird nicht als eigenständige Swing-Übung empfohlen.

Einer der Vorteile des T-Rex-Swings besteht darin, dass man die Kettlebell beim Nach-oben-Schwingen durch Beugen des Ellbogens auf 90 Grad nah am Körper hält und sich dadurch auf das Erlernen und Ausführen des Kettlebell-Snatchs vorbereitet. Genau wie beim einarmigen Swing lernen Sie auch hier, Schultern und Becken während der gesamten Bewegung gerade zu halten, obwohl Sie eine asymmetrische Last bewegen. Dabei werden zusätzliche Muskeln beansprucht, nämlich der *Musculus glutaeus medius* und *Musculus glutaeus minimus* und der *Musculus quadratus lumborum*. Da Sie am oberen Endpunkt des Hebevorgangs kurzzeitig eine vertikale Plank-Position einnehmen und halten, besonders wenn die Kettlebell mit dem Schwung explosiv geradezu über den Kopf fliegt, lernen Sie außerdem, die notwendige Körperspannung aufzubauen.

Der Kettlebell-Snatch sorgt für eine starke hintere Muskelkette, die man zum Laufen und Springen im Alltag und in vielen Sportarten braucht. Sportarten, bei denen der Arm über den Kopf geht, besonders wenn dies mit einer plötzlichen oder ballistischen Bewegung geschieht, profitieren stark vom Kettlebell-Snatch. Beispiele für Sportarten, die daraus einen Nutzen ziehen, sind Gewichtheben, Basketball, Volleyball und Schwimmen (Abbildung unten).

Weitere Vorteile umfassen die Entwicklung einer besseren Herz-Kreislauf- und Atemausdauer und eine gesteigerte Fähigkeit, in kurzer Zeit Kalorien zu verbrennen, dazu den Aufbau von mentaler Stärke und Willenskraft und die Entwicklung und Erzeugung von mehr Explosivkraft, was nötig ist, um die Kettlebell in einer kontinuierlichen Bewegung über den Kopf zu bekommen. Der Kettlebell-Snatch mit zwei Kettlebells trägt noch mehr zur Steigerung der Herz-Kreislauf- und Atemausdauer und zur Fähigkeit des Körpers bei, in kurzer Zeit Kalorien zu verbrennen, weil dabei ein schwereres – weil kombiniertes – Gewicht zum Einsatz kommt. Schließlich steigert der Kettlebell-Snatch mit Press abwärts die Leistung beim Pressen und fördert den Kraftaufbau im Oberkörper, und das zusätzlich zu allen anderen Vorteilen, die der Snatch bereithält.

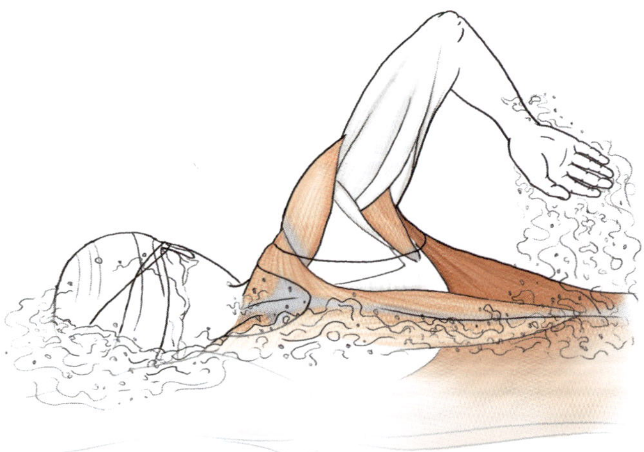

Der Kettlebell-Snatch verhilft Schwimmern zu einem kraftvollen Überkopfschlag.

# Einhändiger T-Rex-Swing

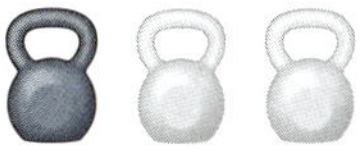

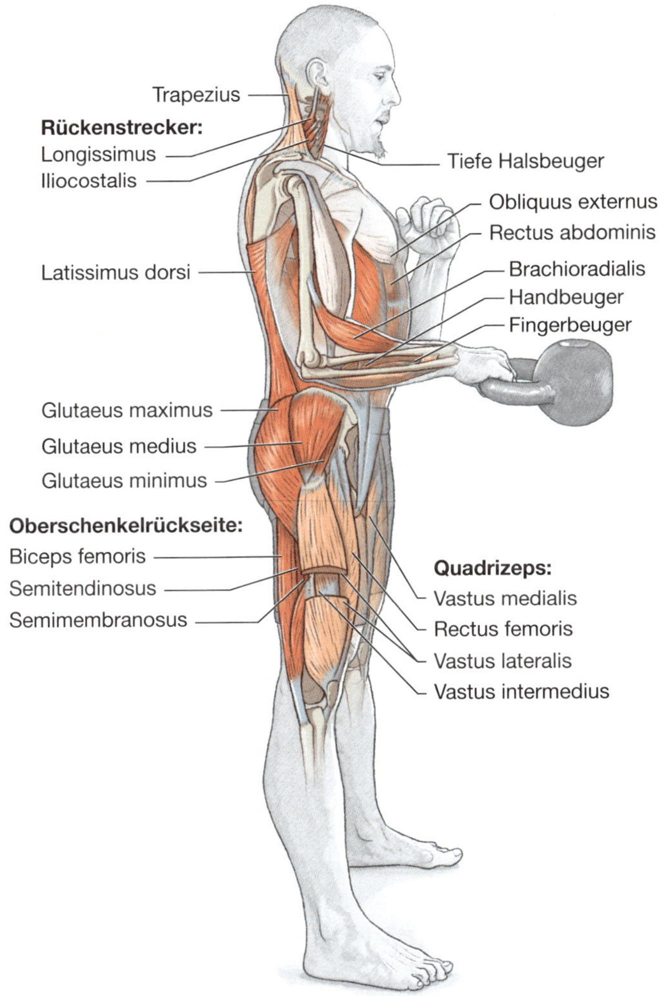


**Hinweis:** Diese Übung bereitet Sie auf die Snatch-Bewegungen im restlichen Kapitel vor.

## Ausführung

1. Stellen Sie sich schulterbreit etwa 30 Zenimeter hinter die Kettlebell. Die Zehen zeigen leicht nach außen.
2. Greifen Sie die Kettlebell mit einer Hand. Beugen Sie dafür die Hüfte, wobei die Hüfte oberhalb der Knie und unterhalb der Schultern bleibt. In der Oberschenkelrückseite müsste Anspannung zu spüren sein. Neigen Sie den Griff zu sich hin, sodass er in Verlängerung des Arms ausgerichtet ist.
3. Halten Sie die freie Hand neben die Kettlebell, aber nicht an den Griff, um die Schultern von vornherein gerade auszurichten.
4. Greifen Sie mit den Zehen in den Boden. Spannen Sie Latissimus und Bauchmuskeln an und greifen Sie die Kettlebell fest, sodass sich alle dafür nötigen Muskeln anspannen. Schwingen Sie die Kettlebell zwischen den Beinen hindurch nach hinten, ohne den Winkel in der Hüfte zu verändern. Zielen Sie mit der Kettlebell auf das kleine Dreieck oberhalb der Knie.
5. Richten Sie sich mit der Kettlebell vollständig auf, indem Sie die Gesäßmuskeln fest anspannen, die Kniescheiben kräftig hochziehen und die Bauchmuskeln fest kontrahieren. Halten Sie beim Aufrichten den Oberam eng am Körper, sodass sich der Ellbogen bis auf 90 Grad beugt.
6. Am Endpunkt sollten Schultern und Becken parallel und nach vorn ausgerichtet sein.
7. Sobald die Kettlebell wieder zu sinken beginnt, ziehen Sie sie nach unten, ohne den Oberarm vom Körper zu lösen. Bleiben Sie bis zum letzten Moment in der vertikalen Plank, ehe Sie vor der nach unten schwingenden Kettlebell zurückweichen und die Hüfte beugen. So schwingt die Kettlebell zurück in das kleine Dreieck zwischen den Beinen.
8. Führen Sie alle Wiederholungen auf einer Seite durch und wechseln Sie dann die Kettlebell in die andere Hand.

## Beteiligte Muskeln

**Primär:** Rückenstrecker *(Erector spinae)*: *Iliocostalis* (Darmbein-Rippen-Muskel), *Longissimus* (längster Muskel), *Spinalis* (Dornfortsatzmuskel); *Glutaeus maximus* (großer Gesäßmuskel); gleiche Seite: *Quadratus lumborum* (quadratischer Lendenmuskel), *Glutaeus medius* und *minimus* (mittlerer und kleiner Gesäßmuskel); Oberschenkelrückseite: *Semitendinosus* (halbsehniger Muskel), *Semimembranosus* (halbmembranöser Muskel), *Biceps femoris* (Schenkelbeuger); *Latissimus dorsi* (breiter Rückenmuskel), *Brachioradialis* (Oberarmspeichenmuskel), *Rectus abdominis* (gerader Bauchmuskel), *Transversus abdominis* (quer verlaufender Bauchmuskel), *Obliquus internus* (innerer schräger Bauchmuskel), *Obliquus externus* (äußerer schräger Bauchmuskel)
**Sekundär:** *Trapezius* (Trapezmuskel), *Rhomboideus major* und *minor* (großer und kleiner Rautenmuskel); Quadrizeps: *Rectus femoris* (gerader Oberschenkelmuskel), *Vastus latera-*

*lis, medialis* und *intermedius* (äußerer, innerer und mittlerer breiter Muskel); belastete Seite: *Glutaeus medius* und *minimus* (mittlerer und kleiner Gesäßmuskel); Unterarme: *Flexor carpi ulnaris* (Handbeuger), Fingerbeuger

## Hinweise zur Anatomie

**Handabstand:** Beide Hände liegen nebeneinander auf dem Griff der Kettlebell. Die Finger umschließen den Griff locker.
**Griff:** Obergriff (Hand proniert).
**Stand:** Stellen Sie sich schulterbreit etwa 30 Zentimeter hinter die Kettlebell. Die Zehen zeigen leicht nach außen.
**Bewegungsbahn:** Der Ellbogen beugt sich beim Schwung nach oben. Der Griff der Kettlebell kommt bis in die Horizontale. Der T-Rex-Swing bereitet auf das Erlernen des Kettlebell-Snatchs vor.
**Bewegungsablauf:** Lassen Sie die Kettlebell am gestreckten Arm zwischen den Beinen nach hinten schwingen, Ziel ist dabei das kleine Dreieck oberhalb der Knie – so, als würden Sie beim Football einen Pass zu einem Mitspieler, der sich 10 bis 15 Meter hinter Ihnen befindet, werfen. Die Beugung in der Hüfte bleibt beim Rückschwung konstant. Wenn das Ende des Rückschwungs erreicht ist, richten Sie sich Sie schnell auf. Verwurzeln Sie die Zehen fest im Boden, ziehen Sie die Kniescheiben nach oben, kneifen Sie die Gesäßmuskeln zusammen und spannen Sie Latissimus und Bauchmuskeln fest an. Wie beim Kettlebell-Deadlift halten Rückenstrecker, Bauchmuskeln und Latissimus die Wirbelsäule stabil und gerade, während der große Gesäßmuskel und die Oberschenkelrückseite die Hüfte strecken. Die Wirbelsäule bleibt während der gesamten Bewegung gerade und stabil. Ziehen Sie die Schultern nach unten, damit der Latissimus arbeitet. Nicht ins Hohlkreuz fallen.

Ich empfehle, mit dem freien Arm die Bewegung des arbeitenden Arms mitzumachen. Wenn Sie möchten, können Sie am Endpunkt des Aufschwungs den freien Arm in eine Schutzhaltung bringen, dabei angewinkelt zum Körper führen, anstatt ihn nach vorn auszustrecken. Wenn Sie den freien Arm auf diese Weise mitschwingen lassen, vermeiden Sie, dass sich der Körper während der Übung verdreht.
**Technik:** Diese Übung dient *nicht* dazu, den Kettlebell-Swing zu erlernen oder auszuführen. Lesen Sie dazu bitte das Kapitel über Swings (Kapitel 3). Den T-Rex-Swing lernen Sie, um danach zum Kettlebell-Snatch überzugehen. Da es sich beim Kettlebell-Snatch um einen vertikalen Kraftimpuls handelt, brauchen Sie umso weniger Energie zum Snatchen, je näher Sie die Kettlebell am Körper halten.

Starten Sie bei jedem neuen Satz mit einer anderen Hand. So vermeiden Sie, dass Sie den Swing immer mit der Lieblingshand beginnen, und sorgen für ein ausgewogenes Training.

# Einhändiger Kettlebell-Snatch

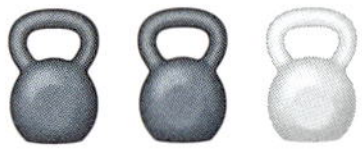

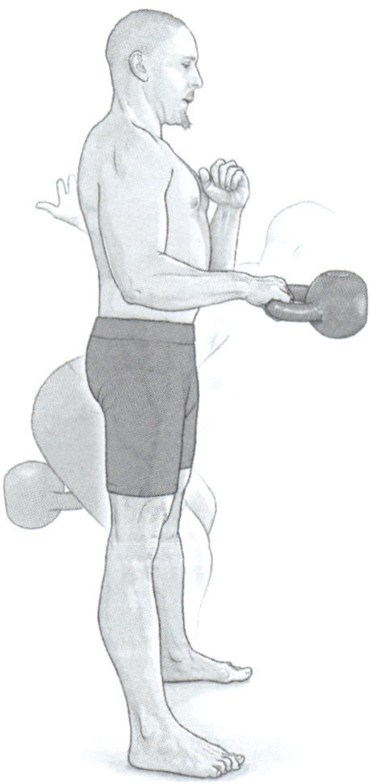

Swing und Zwischenposition

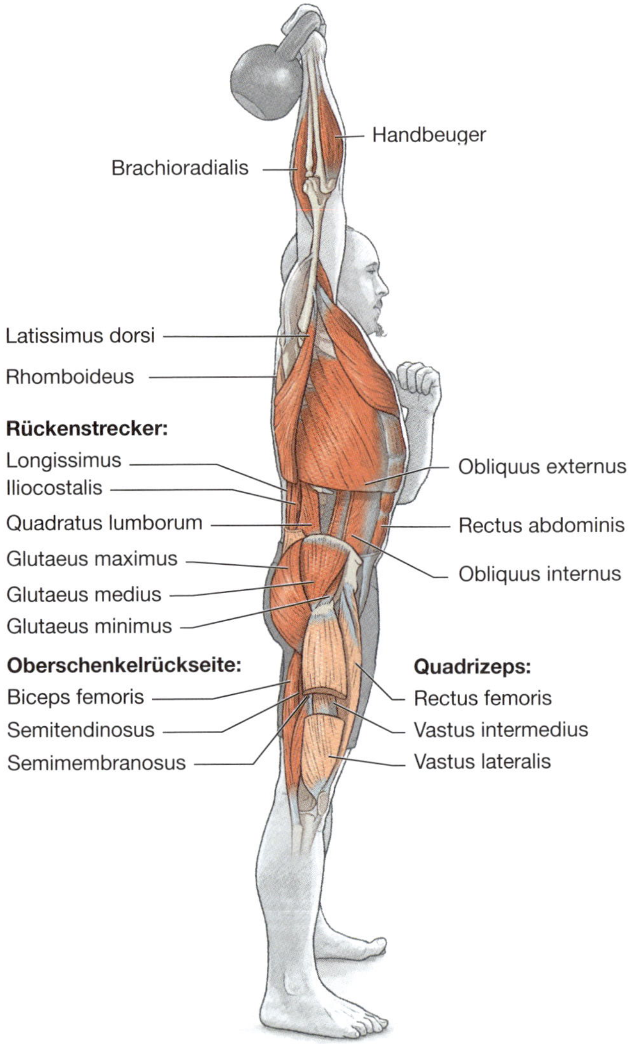


Über-Kopf-Drücken – Endpunkt

## Ausführung

1. Stellen Sie sich schulterbreit etwa 30 Zentimeter hinter die Kettlebell. Die Zehen zeigen leicht nach außen.
2. Greifen Sie den Kettlebell-Griff mit einer Hand. Beugen Sie dafür die Hüfte, wobei die Hüfte oberhalb der Knie und unterhalb der Schultern bleibt. In der Oberschenkelrückseite müsste Anspannung zu spüren sein. Neigen Sie den Griff zu sich hin, sodass er in Verlängerung des Arms ausgerichtet ist.
3. Halten Sie die freie Hand neben die Kettlebell, aber nicht an den Griff, um die Schultern von vornherein gerade auszurichten.
4. Greifen Sie mit den Zehen in den Boden. Spannen Sie Latissimus und Bauchmuskeln an und greifen Sie die Kettlebell fest, sodass sich alle dafür nötigen Muskeln anspannen. Schwingen Sie die Kettlebell zwischen den Beinen hindurch nach hinten, ohne den Winkel in der Hüfte zu verändern. Zielen Sie mit der Kettlebell auf das kleine Dreieck oberhalb der Knie.
5. Richten Sie sich mit der Kettlebell vollständig auf, indem Sie die Gesäßmuskeln fest anspannen, die Kniescheiben kräftig hochziehen und die Bauchmuskeln fest kontrahieren.
6. Machen Sie beim Aufrichten einen T-Rex-Swing wie gehabt, aber lassen Sie die Kettlebell in vertikaler Richtung weitersteigen. Dabei kippt die Kugel der Kettlebell irgendwann von der Hand weg. Sobald Sie dies spüren, stoßen Sie die Hand zur Decke. Wenn der Ellbogen gestreckt ist und die Schulter nach oben zieht, liegt die Kettlebell auf der Rückseite des Unterarms auf, das Handgelenk ist neutral. Der Oberarm befindet sich nah am Ohr.
7. In der obersten Position sollten Schultern und Becken parallel und nach vorn ausgerichtet sein.
8. Zum Absenken ziehen Sie sie den Ellbogen nach unten, sodass die Kettlebell wieder vom Unterarm wegkippen kann. Bleiben Sie bis zum letzten Moment in der vertikalen Plank, ehe Sie vor der herabschwingenden Kettlebell zurückweichen und die Hüfte beugen. So schwingt die Kettlebell wieder in das kleine Dreieck zwischen den Beinen.
9. Führen Sie alle Wiederholungen auf einer Seite durch und wechseln Sie dann die Kettlebell in die andere Hand.

## Beteiligte Muskeln

**Primär:** Rückenstrecker *(Erector spinae)*: *Iliocostalis* (Darmbein-Rippen-Muskel), *Longissimus* (längster Muskel), *Spinalis* (Dornfortsatzmuskel); *Glutaeus maximus* (großer Gesäßmuskel); freie Seite: *Quadratus lumborum* (quadratischer Lendenmuskel), *Glutaeus medius* und *minimus* (mittlerer und kleiner Gesäßmuskel); Oberschenkelrückseite: *Semitendinosus* (halbsehniger Muskel), *Semimembranosus* (halbmembranöser Muskel), *Biceps femoris* (Schenkelbeuger); *Deltoideus anterior* (vorderer Deltamuskel), *Pectoralis major* (großer Brustmuskel), *Latissimus dorsi* (breiter Rückenmuskel), *Brachioradialis* (Oberarmspeichenmuskel), *Rectus ab-*

*dominis* (gerader Bauchmuskel), *Transversus abdominis* (quer verlaufender Bauchmuskel), *Obliquus internus* (innerer schräger Bauchmuskel), *Obliquus externus* (äußerer schräger Bauchmuskel); Unterarme: *Flexor carpi ulnaris* (Handbeuger), Fingerbeuger
**Sekundär:** *Trapezius* (Trapezmuskel), *Rhomboideus major* und *minor* (großer und kleiner Rautenmuskel); Quadrizeps: *Rectus femoris* (gerader Oberschenkelmuskel), *Vastus lateralis, medialis* und *intermedius* (äußerer, innerer und mittlerer breiter Muskel); belastete Seite: *Glutaeus medius* und *minimus* (mittlerer und kleiner Gesäßmuskel)

## Hinweise zur Anatomie

**Handabstand:** Die Hand liegt auf dem Griff der Kettlebell. Die Finger umschließen locker den Griff.
**Griff:** Obergriff (Hand proniert).
**Stand:** Stellen Sie sich schulterbreit etwa 30 Zentimeter hinter die Kettlebell. Die Zehen zeigen leicht nach außen.
**Bewegungsbahn:** Der Kettlebell-Snatch ist ein vertikaler Kraftimpuls, ähnlich wie der Clean. Halten Sie die Kettlebell beim Auf- wie beim Abschwung nah am Körper. Stellen Sie sich vor, vor Ihnen befände sich in 60 Zentimeter Abstand ein Vorhang, den Sie mit der Kettlebell nicht berühren dürfen.
**Bewegungsablauf:** Lassen Sie die Kettlebell am gestreckten Arm zwischen den Beinen nach hinten schwingen, Ziel ist dabei das kleine Dreieck oberhalb der Knie – so, wie wenn man beim Football einen Pass zu einem Mitspieler wirft, der sich 10 bis 15 Meter hinter einem befindet. Der Winkel in der Hüfte bleibt beim Rückschwung konstant. Wenn das Ende des Rückschwungs erreicht ist, richten Sie sich schnell auf. Die Zehen sind fest im Boden verwurzelt. Ziehen Sie die Kniescheiben nach oben, kneifen Sie die Gesäßmuskeln zusammen und spannen Sie Latissimus und Bauchmuskeln fest an. Wie beim Kettlebell-Deadlift halten Rückenstrecker, Bauchmuskeln und Latissimus die Wirbelsäule stabil und gerade, während der große Gesäßmuskel und die Oberschenkelrückseite die Hüfte strecken. Die Wirbelsäule bleibt während der gesamten Bewegung gerade und stabil. Ziehen Sie die Schultern nach unten, damit der Latissimus arbeitet. Nicht ins Hohlkreuz fallen.

Ich empfehle, beim einhändigen Swing mit dem freien Arm die Bewegung des arbeitenden Arms mitzumachen. Wenn Sie möchten, können Sie am Scheitelpunkt des Aufschwungs den freien Arm in eine Schutzhaltung bringen, anstatt ihn nach vorn auszustrecken. Wenn Sie den freien Arm auf diese Weise mitschwingen lassen, fällt es Ihnen leichter zu verhindern, dass sich der Körper während der Übung verdreht. Manche strecken den freien Arm auch gern zur Seite, während die Kettlebell am oberen Endpunkt ist.

**Technik:** Da es sich beim Kettlebell-Snatch um einen vertikalen Kraftimpuls handelt, brauchen Sie umso weniger Energie zum Snatchen, je näher Sie die Kettlebell am Körper halten. Ich empfehle, anfangs nur wenige Snatches auszuführen, vielleicht Sätze von drei bis fünf Wiederholungen. Bauen Sie Ihre Snatch-Fähigkeiten langsam auf und sammeln Sie Erfahrung, indem Sie erst die Zahl der Sätze steigern und dann die der Wiederholungen. Wenn die Kettlebell nach oben schwingt, führen Sie sie mit der Hand und dem Arm in die Endposition über dem Kopf. Im unteren Teil sind Swing, Clean und Snatch nicht unterscheidbar.

Starten Sie bei jedem neuen Satz mit einer anderen Hand. So vermeiden Sie, dass Sie den Swing immer mit der Lieblingshand beginnen, und sorgen für ein ausgewogenes Training.

Noch eine Warnung: Wenn Sie den Arm nicht technisch korrekt in die Überkopf-Haltung bringen können, sollten Sie den Kettlebell-Snatch nicht ausführen und lieber eine andere Übung auswählen.

# Kettlebell-Snatch mit zwei Kettlebells

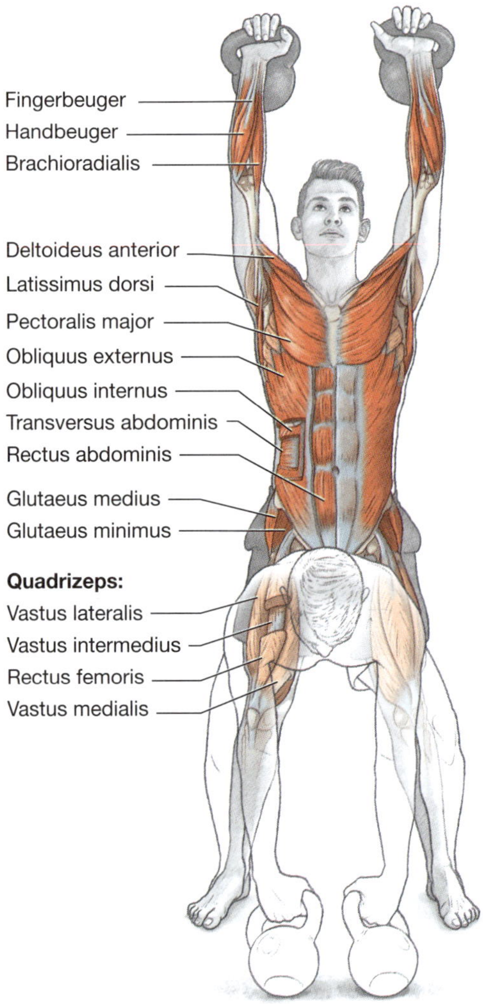


## Ausführung

1. Stellen Sie sich mit etwas mehr als schulterbreit geöffneten Füßen etwa 30 Zentimeter hinter die Kettlebells. Die Zehen zeigen leicht nach außen.
2. Greifen Sie die Kettlebell-Griffe mit den Händen. Beugen Sie dafür die Hüfte, wobei die Hüfte oberhalb der Knie und unterhalb der Schultern bleibt. In der Oberschenkelrückseite müsste Anspannung zu spüren sein. Neigen Sie die Griffe zu sich hin, sodass sie in Verlängerung der Arme ausgerichtet sind.

3. Greifen Sie mit den Zehen in den Boden. Spannen Sie Latissimus und Bauchmuskeln an und greifen Sie die Kettlebell fest, sodass sich alle dafür nötigen Muskeln anspannen. Schwingen Sie die Kettlebells zwischen den Beinen hindurch in den Rückschwung, ohne den Winkel in der Hüfte zu verändern. Zielen Sie mit den Kettlebells auf das kleine Dreieck oberhalb der Knie.
4. Richten Sie sich mit den Kettlebells vollständig auf, indem Sie die Gesäßmuskeln fest anspannen, die Kniescheiben kräftig hochziehen und die Bauchmuskeln fest kontrahieren.
5. Machen Sie beim Aufrichten einen T-Rex-Swing wie gehabt, aber lassen Sie die Kettlebell in vertikaler Richtung weitersteigen. Dabei kippen die Kugeln der Kettlebells irgendwann von den Händen weg. Sobald Sie dies spüren, stoßen Sie die Hände zur Decke. Wenn die Ellbogen gestreckt und die Schultern nach oben gezogen sind, liegen die Kettlebells auf der Rückseite der Unterarme auf, und die Handgelenke sind neutral. Die Oberarme befinden sich nah an den Ohren.
6. Am oberen Endpunkt sollten Schultern und Becken parallel und nach vorn gerichtet sein.
7. Zum Absenken ziehen Sie die Ellbogen nach unten, sodass die Kettlebells wieder von den Unterarmen kippen können. Bleiben Sie bis zum letzten Moment in der vertikalen Plank, ehe Sie vor der herabschwingenden Kettlebell zurückweichen und die Hüfte beugen. So schwingen die Kettlebells in das kleine Dreieck zwischen Ihren Händen.
   **Alternative:** Lassen Sie die Kettlebells von der oberen Position auf Brusthöhe sinken, so wie beim exzentrischen Teil des Kettlebell-Press. Führen Sie die Kettlebells aus der Rack-Position hinab zwischen die Beine, so wie beim Kettlebell-Clean. Aus dieser Position beginnen Sie mit der nächsten Snatch-Wiederholung. Diese Variante ist besser für all die geeignet, die den Doppel-Kettlebell-Snatch mit zwei Kettlebells zum ersten Mal ausführen. Und auch wenn Sie mit der Übung vertraut sind, aber diesen Snatch lieber auf diese Weise ausführen, können Sie das gern tun.
8. Führen Sie alle Wiederholungen durch. Setzen Sie die Kettlebells ab, indem Sie die Bewegung umkehren, mit der Sie sie hochgehoben haben.

## Beteiligte Muskeln

**Primär:** Rückenstrecker *(Erector spinae)*: *Iliocostalis* (Darmbein-Rippen-Muskel), *Longissimus* (längster Muskel), *Spinalis* (Dornfortsatzmuskel); *Glutaeus maximus, medius* und *minimus* (großer, mittlerer und kleiner Gesäßmuskel); Oberschenkelrückseite: *Semitendinosus* (halbsehniger Muskel), *Semimembranosus* (halbmembranöser Muskel), *Biceps femoris* (Schenkelbeuger); *Deltoideus anterior* (vorderer Deltamuskel), *Pectoralis major* (großer Brustmuskel), *Latissimus dorsi* (breiter Rückenmuskel), *Brachioradialis* (Oberarmspeichenmuskel), *Rectus abdominis* (gerader Bauchmuskel), *Transversus abdominis* (quer verlaufender Bauchmuskel), *Obliquus internus* (innerer schräger Bauchmuskel), *Obliquus externus* (äußerer schräger Bauchmuskel); Unterarme: *Flexor carpi ulnaris* (Handbeuger), Fingerbeuger
**Sekundär:** *Trapezius* (Trapezmuskel), *Rhomboideus major* und *minor* (großer und kleiner Rautenmuskel); Quadrizeps: *Rectus femoris* (gerader Oberschenkelmuskel), *Vastus lateralis, medialis* und *intermedius* (äußerer, innerer und mittlerer breiter Muskel)

## Hinweise zur Anatomie

**Handabstand:** Beide Hände liegen auf dem Griff jeweils einer Kettlebell.
**Griff:** Obergriff (beide Hände proniert).
**Stand:** Stellen Sie sich mit etwas mehr als schulterbreit geöffneten Füßen etwa 30 Zentimeter hinter die Kettlebells. Die Zehen zeigen leicht nach außen.
**Bewegungsbahn:** Der Kettlebell-Snatch mit zwei Kettlebells ist ein vertikaler Kraftimpuls, ähnlich wie der Clean mit zwei Kettlebells. Halten Sie die Kettlebells beim Auf- wie beim Abschwung nah am Körper. Stellen Sie sich vor, vor Ihnen befände sich in 60 Zentimeter Abstand ein Vorhang, den Sie mit der Kettlebell nicht berühren dürfen.
**Bewegungsablauf:** Egal ob Sie die Kettlebells in die Rack-Position senken oder sie wie beim einhändigen Snatch nach unten bringen, beim Aufstieg passiert immer dasselbe: Sie bauen eine starke hintere Muskelkette auf. Wenn Sie die Kettlebells in einer Bewegung nach unten bringen, achten Sie auf den unteren Rücken und auf den gesamten Rumpf. Beenden Sie den Satz, bevor Ermüdung eintritt. Verwenden Sie für diesen Snatch ein Paar Kettlebells, die eine oder zwei Größen leichter sind als das Gewicht, das Sie beim einhändigen Kettlebell-Snatch verwenden.

Lassen Sie die Kettlebells am gestreckten Arm zwischen den Beinen nach hinten schwingen, Ziel ist dabei das kleine Dreieck oberhalb der Knie – so, wie wenn man beim Football einen Pass zu einem Mitspieler wirft, der sich 10 bis 15 Meter hinter einem befindet. Der Winkel in der Hüfte bleibt beim Rückschwung konstant. Wenn das Ende des Rückschwungs erreicht ist, richten Sie sich schnell auf. Verwurzeln Sie die Zehen fest im Boden, ziehen Sie die Kniescheiben nach oben, kneifen Sie die Gesäßmuskeln zusammen und spannen Sie Latissimus und Bauchmuskeln fest an. Wie beim Kettlebell-Deadlift halten Rückenstrecker, Bauchmuskeln und Latissimus die Wirbelsäule stabil und gerade, während der große Gesäßmuskel und die Oberschenkelrückseite die Hüfte strecken. Die Wirbelsäule bleibt während der gesamten Bewegung gerade und stabil. Ziehen Sie die Schultern nach unten, damit der Latissimus arbeitet. Nicht ins Hohlkreuz fallen.
**Technik:** Bevor Sie den Kettlebell-Snatch mit zwei Kettlebells angehen, sollten Sie den Kettlebell-Swing mit zwei Kettlebells beherrschen, eine gute Schulterbeweglichkeit und -stabilität, eine starke mentale Verfassung und einen sicheren einhändigen Kettlebell-Snatch entwickeln. Verwenden Sie Kettlebells, die eine oder zwei Größen leichter sind als das Gewicht, das Sie für den einhändigen Kettlebell-Snatch verwenden.

Da es sich beim Kettlebell-Snatch mit zwei Kettlebells um einen vertikalen Kraftimpuls handelt, brauchen Sie umso weniger Energie zum Snatchen, je näher Sie die Kettlebells am Körper halten. Ich empfehle, anfangs nur wenige Snatches auszuführen, vielleicht Sätze von drei bis fünf Wiederholungen. Bauen Sie Ihre Snatch-Fähigkeiten langsam auf und sammeln Sie Erfahrung, indem Sie erst die Zahl der Sätze steigern und dann die der Wiederholungen. Wenn die Kettlebells nach oben schwingen, führen Sie sie mit der Hand und dem Arm in die Endposition über dem Kopf. Im unteren Teil sind Swing, Clean und Snatch (mit jeweils zwei Kettlebells) nicht unterscheidbar.

# Kettlebell-Snatch mit exzentrischer Pressbewegung

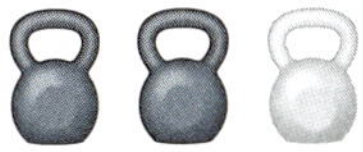

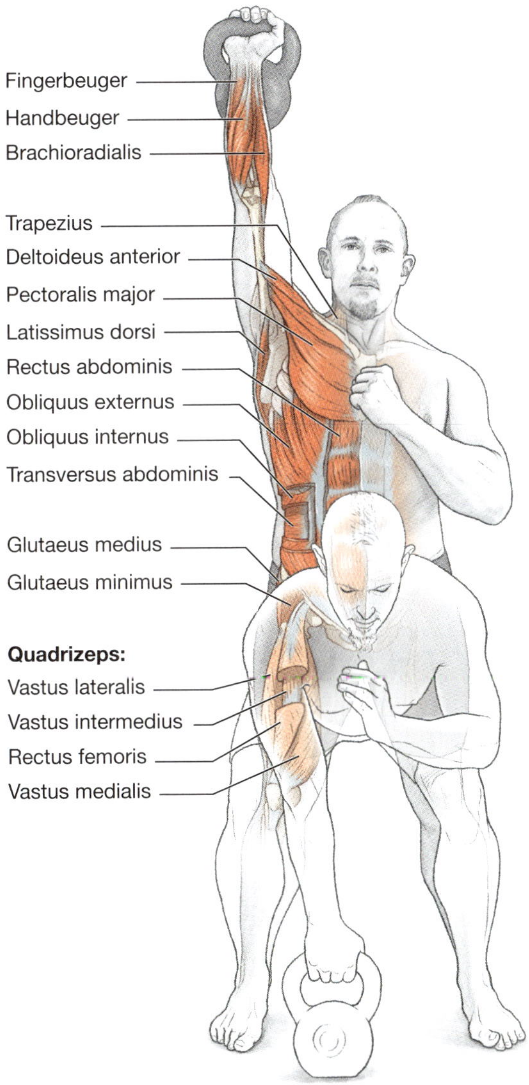

## Ausführung

1. Stellen Sie sich schulterbreit etwa 30 Zentimeter hinter die Kettlebell. Die Zehen zeigen leicht nach außen.
2. Greifen Sie den Kettlebell-Griff mit einer Hand. Beugen Sie dafür die Hüfte, wobei die Hüfte oberhalb der Knie und unterhalb der Schultern bleibt. In der Oberschenkelrückseite müsste Anspannung zu spüren sein. Neigen Sie den Griff zu sich hin, sodass er zu einer Verlängerung des Arms ausgerichtet ist.
3. Halten Sie die freie Hand neben die Kettlebell, aber nicht an den Griff, um die Schultern von vornherein gerade auszurichten.
4. Greifen Sie mit den Zehen in den Boden. Spannen Sie Latissimus, Bauchmuskeln und Griffmuskulatur an. Schwingen Sie die Kettlebell zwischen den Beinen hindurch nach hinten, ohne den Winkel in der Hüfte zu verändern. Zielen Sie mit der Kettlebell auf das kleine Dreieck oberhalb der Knie.
5. Richten Sie sich mit der Kettlebell vollständig auf, indem Sie die Gesäßmuskeln stark anspannen, die Kniescheiben kräftig hochziehen und die Bauchmuskeln fest kontrahieren.
6. Machen Sie beim Aufrichten einen T-Rex-Swing wie gehabt, aber lassen Sie die Kettlebell in vertikaler Richtung weitersteigen. Dabei kippt die Kugel der Kettlebell irgendwann von der Hand weg. Sobald Sie dies spüren, stoßen Sie die Hand zur Decke. Wenn der Ellbogen gestreckt ist und die Schulter nach oben schiebt, liegt die Kettlebell auf der Rückseite des Unterarms auf, das Handgelenk ist neutral. Der Oberarm befindet sich nah am Ohr.
7. Am oberen Endpunkt sollten Schultern und Becken parallel und nach vorn ausgerichtet sein.
8. Zum Absenken ziehen Sie den Ellbogen langsam nach unten vor die Brust und in die Rack-Position. Dabei spannt sich der Latissimus fest an.
9. Beim Absenken bleibt der Oberarm nah am Oberkörper, während Sie die Kettlebell fallen lassen. Bleiben Sie bis zum letzten Moment in der vertikalen Plank, ehe Sie vor der herabschwingenden Kettlebell zurückweichen und die Hüfte beugen. Schwingen Sie die Kettlebell nach hinten und starten Sie mit dem nächsten Snatch.
10. Führen Sie alle Wiederholungen auf einer Seite durch und wechseln Sie dann die Kettlebell in die andere Hand.

## Beteiligte Muskeln

**Primär:** Rückenstrecker *(Erector spinae)*: *Iliocostalis* (Darmbein-Rippen-Muskel), *Longissimus* (längster Muskel), *Spinalis* (Dornfortsatzmuskel); *Glutaeus maximus* (großer Gesäßmuskel); freie Seite: *Quadratus lumborum* (quadratischer Lendenmuskel), *Glutaeus medius* und *minimus* (mittlerer und kleiner Gesäßmuskel); Oberschenkelrückseite: *Semitendinosus* (halbsehniger Muskel), *Semimembranosus* (halbmembranöser Muskel), *Biceps* *femoris* (Schenkelbeuger); *Deltoideus anterior* (vorderer Deltamuskel), *Pectoralis major* (großer Brustmuskel), *Latissimus dorsi* (breiter Rückenmuskel), *Brachioradialis* (Oberarmspeichenmuskel), *Rectus abdominis* (gerader Bauchmuskel), *Transversus abdominis* (quer verlaufender Bauchmuskel), *Obliquus internus* (innerer schräger Bauchmuskel), *Obliquus externus* (äußerer schräger Bauchmuskel); Unterarme: *Flexor carpi ulnaris* (Handbeuger), Fingerbeuger

**Sekundär:** *Trapezius* (Trapezmuskel), *Rhomboideus major* und *minor* (großer und kleiner Rautenmuskel); Quadrizeps: *Rectus femoris* (gerader Oberschenkelmuskel), *Vastus lateralis, medialis* und *intermedius* (äußerer, innerer und mittlerer breiter Muskel); belastete Seite: *Glutaeus medius* und *minimus* (mittlerer und kleiner Gesäßmuskel)

## Hinweise zur Anatomie

**Handabstand:** Die Hand liegt mittig auf dem Griff der Kettlebell. Die Finger umschließen den Griff locker.

**Griff:** Obergriff (Hand proniert).

**Stand:** Stellen Sie sich schulterbreit etwa 30 Zentimeter hinter die Kettlebell. Die Zehen zeigen leicht nach außen.

**Bewegungsbahn:** Der Kettlebell-Snatch ist ein vertikaler Kraftimpuls, ähnlich wie der Clean. Halten Sie die Kettlebell beim Auf- wie beim Abschwung nah am Körper. Stellen Sie sich vor, vor Ihnen befände sich in 60 Zentimeter Abstand ein Vorhang, den Sie mit der Kettlebell nicht berühren dürfen. Beim Absenken führen Sie die Kettlebell leicht schräg hinab zur Brust.

**Bewegungsablauf:** Lassen Sie die Kettlebell am gestreckten Arm zwischen den Beinen nach hinten schwingen, Ziel ist dabei das kleine Dreieck oberhalb der Knie – so, wie wenn man beim Football einen Pass zu einem Mitspieler wirft, der sich 10 bis 15 Meter hinter einem befindet. Der Winkel in der Hüfte bleibt beim Rückschwung konstant. Wenn das Ende des Rückschwungs erreicht ist, richten Sie sich schnell auf. Verwurzeln Sie die Zehen fest im Boden, ziehen Sie die Kniescheiben nach oben, kneifen Sie die Gesäßmuskeln zusammen und spannen Sie Latissimus und Bauchmuskeln fest an.

**Technik:** Zweck dieser Übung ist es, durch Steigerung der exzentrischen Kraft die Drück-Bewegung (Press) nach oben zu verbessern. Die meisten Leute schaffen beim Snatch mehr Gewicht als beim Press, zumindest bis zu einem bestimmten Gewicht. Lassen Sie die Kettlebell langsam auf Brusthöhe sinken und betonen Sie dabei die exzentrische Anspannung, damit der Latissimus stärker arbeitet.

Wie beim Kettlebell-Deadlift halten Rückenstrecker, Bauchmuskeln und Latissimus die Wirbelsäule stabil und gerade, während der große Gesäßmuskel und die Oberschenkelrückseite die Hüfte strecken. Die Wirbelsäule bleibt während der gesamten Bewegung gerade und stabil. Ziehen Sie die Schultern nach unten, damit der Latissimus arbeitet. Nicht ins Hohlkreuz fallen.

Ich empfehle, beim einhändigen Swing mit dem freien Arm die Bewegung des arbeitenden Arms mitzumachen. Wenn Sie möchten, können Sie am Scheitelpunkt des Aufschwungs den freien Arm in eine Schutzhaltung bringen, anstatt ihn nach vorn auszustrecken. Wenn Sie den freien Arm auf diese Weise mitschwingen lassen, ist es leichter, eine Verdrehung des Körpers während der Übung zu vermeiden.

Bevor Sie diese Übung ausführen, sollten Sie den Kettlebell-Snatch technisch sicher beherrschen. Da es sich beim Kettlebell-Snatch um einen vertikalen Kraftimpuls handelt, brauchen Sie umso weniger Energie zum Snatchen, je näher Sie die Kettlebell am Körper halten. Wenn die Kettlebell nach oben schwingt, führen Sie sie mit der Hand und dem Arm in die Endposition über dem Kopf. Im unteren Teil sind Swing, Clean und Snatch nicht unterscheidbar.

Starten Sie bei jedem neuen Satz mit einer anderen Hand. So vermeiden Sie, dass Sie den Swing immer mit Ihrer Lieblingshand beginnen, und sorgen für ein ausgewogenes Training.

Noch eine Warnung: Wenn Sie den Arm nicht technisch korrekt in die Überkopf-Haltung bringen können, sollten Sie den Kettlebell-Snatch nicht ausführen und sich lieber eine andere Übung aussuchen.

## Variante

### Kettlebell-Snatch mit zwei Kettlebells und betonter exzentrischer Phase

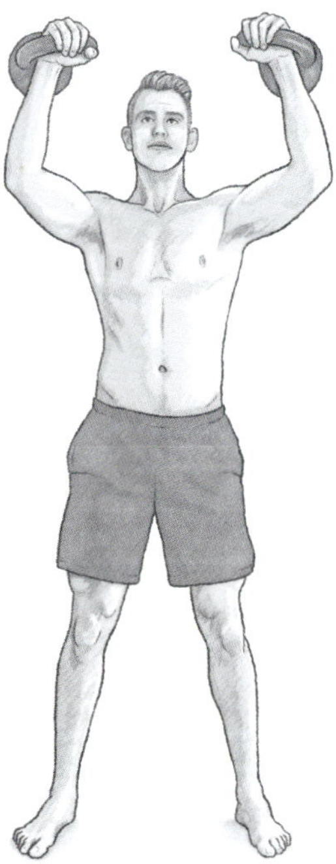

Diese Variante wird wie die einhändige Übung ausgeführt, allerdings mit zwei Kettlebells. Lassen Sie die Kettlebells langsam auf Brusthöhe sinken und betonen Sie dabei die exzentrische Anspannung, damit der Latissimus stärker arbeitet. Halten Sie Bauch- und Gesäßmuskeln während der gesamten exzentrischen Phase stark kontrahiert, genau so wie in der Aufschwungphase.

# 8

# Row und Pull-up

Core. Heben. Latissimus und Trapezius. Griffkraft. Diese Begriffe beschreiben die Rows und Pull-ups, die Ruder- und Klimmzugübungen. Es sind kraftzehrende Bewegungen für den Körper und echte Grind-Übungen, die einen starken und breiten Rücken formen und einen eisernen Core aufbauen. Der Griff wird härter, zäher und viel stärker.

Row und Pull-up gehören nicht zu den beliebtesten Übungen, sind aber mit die nützlichsten. Zu den wichtigsten Muskeln, die durch diese Übungen trainiert und gekräftigt werden, gehört der *Musculus latissimus dorsi*. Der auch kurz Latissimus genannte breite Rückenmuskel gehört zu den wenigen Muskeln, die sowohl mit den Extremitäten als auch mit der Wirbelsäule verbunden sind. Daher ist das Üben von Row und Pull-up sehr wichtig für ein ausgewogenes Training und beugt Verletzungen vor.

Der Latissimus zieht den Oberarmknochen nicht nur nach hinten, sondern rotiert ihn auch in medialer Richtung, also Richtung Körpermitte. Wenn die Hände fixiert sind und sich nicht bewegen (Bewegung mit geschlossener kinetischer Kette), ziehen die Latissimus-Muskeln den Rumpf nach oben und nach vorn. Eine weitere Wirkung der Latissimus-Kraft ist die Stabilisierung der Lendenwirbelsäule durch maximale Kontraktion. Wenn Sie vor Kettlebell-Übungen die Schultern nach hinten ziehen, kann ich fast garantieren, dass Sie den unteren Rücken nicht runden. Der Muskel drückt auch aufs Schulterblatt und hält dadurch die Schultern noch mehr zusammen. Diese beiden wichtigen Eigenschaften des Latissimus tragen zur Verletzungsprävention und zur Leistungssteigerung bei, im Fitnessstudio ebenso wie außerhalb.

Eine meiner Lieblingsübungen ist der Renegade-Row. In dieser einen Bewegung steckt so viel, dass sich das Üben nur lohnen kann. Sie kombiniert die statische Kraftentfaltung der Plank-Position mit der Dynamik der Ruderbewegung. Beides sind für sich genommen fantastische Kraftübungen, aber in ihrer Kombination übersteigt der Gesamtnutzen die Summe der Einzelteile. Diese Übung baut auf, sie ist ein echter Grind.

Die Rows im Stehen sind ebenfalls großartige Übungen. Mit einer Hand oder beiden Händen ausgeführt, stärken sie zusätzlich zur Rumpf- auch die Rückenmuskulatur.

Ich habe schon vielen Leuten beichten müssen, dass ich persönlich ein Problem mit Klimmzügen habe. Sie fallen mir schwer. Ich habe schon früh gemerkt, dass ich viel besser Push-ups ausführen kann als Pull-ups. Aber trotz meiner Abneigung gegen Klimmzüge habe ich sie trainiert. Ein Freund, der Powerlifting betreibt, hat mir schon früh in meiner Powerlifting-Karriere geraten, stärker und besser im Ausführen von Pull-ups zu werden, weil mir das nicht nur beim Deadlift helfen würde, sondern mich auch beim Bankdrücken stärker machen würde. Er hatte recht. In diesem Kapitel wird der Pull-up mit Kettlebell besprochen. Man kann ihn auch als Bodyweight-Übung ohne Kettlebell ausführen. Beides hat seine Vorzüge und bereichert das Training.

Pull-ups sind schwierig und mental anstrengend. Sie gehören zu den Grind-Übungen. Sie sorgen auch für Griffkraft, weil man sich mit den Händen festhält und hochzieht und sie das Einzige sind, was einen mit der Stange verbindet. Üben Sie die richtige Körperhaltung, bevor Sie den ersten Klimmzug machen. Sie werden froh sein, dass Sie gut vorbereitet sind. Der Klimmzug gilt als Ganzkörperübung mit Aktivität von den Zehen bis zu den

Händen. Natürlich leisten die Latissimus-Muskeln einen Großteil der Arbeit, aber auch andere Muskeln unterstützen sie oder stabilisieren den Rest des Körpers, um die Bewegung möglich zu machen.

Rows und Pull-ups sind für ein ausgewogenes Trainingsprogramm unerlässlich. Sie machen den Körper nicht nur insgesamt stärker, sondern verbessern auch die Haltung und wirken den nach vorn gerichteten Zugkräften entgegen, die der heutige Medienkonsum auf uns ausübt. Selbst wenn Sie so wie ich sind und anfangs keine Lust auf Klimmzüge haben, werden Sie die Vorzüge von Row und Pull-up bald zu schätzen wissen.

## Wichtige Aspekte bei Kettlebell-Rows und -Pull-ups

Beim Kettlebell-Row und Kettlebell-Pull-up haben Sie verschiedene Möglichkeiten, die richtige Technik zu erlernen und Kraft aufzubauen. Hier werfen wir einen genaueren Blick darauf, was bei Rows und Pull-ups zu beachten ist.

In diesem Kapitel liegt der Schwerpunkt nicht nur auf Zugbewegungen, sondern auch auf der Entwicklung eines sehr starken Cores. Der Renegade-Row ist eine meiner absoluten Lieblingsübungen, weil sie mit einer Bewegung viele verschiedene Dinge bewirkt. Zusätzlich zur Entwicklung eines starken Cores, der bei Sportarten wie Eishockey, Wasserski, Leichtathletik, Turnen und Fußball (Abbildung auf Seite 176) von Nutzen ist, lernen Sie dabei, diagonale Kraft zu entfalten, wenn Sie während der Übung eine Hand vom Boden abheben.

Wenn Sie beim Renegade-Row beide Füße auf dem Boden lassen, entwickeln Sie auch die Kraft, um einer unerwünschten Körperrotation entgegenzuwirken. Es ist äußerst wichtig, beim Heben die horizontale Plank-Position einzunehmen und zu halten, da hier statisches Training mit dynamischem kombiniert ist. Zusätzlich wird die Widerstandsfähigkeit gegen Rotation gestärkt, besonders wenn man von vier Kontaktpunkten zu dreien und wieder zu vieren wechselt, und die Fähigkeit zur Anpannung erlernt, die auch bei anderen Kraftübungen nützlich ist.

Der einarmige Kettlebell-Row im Stehen kräftigt nicht nur die Rückenmuskulatur, sondern schult Sie auch darin, Schultern und Becken während der gesamten Bewegung gerade zu halten, trotz asymmetrischer Last. Da bei dieser Ruderübung eine asymmetrische Last bewegt wird, werden zusätzliche Muskeln auf der Gegenseite angesprochen, nämlich neben den Rückenstreckern *Musculus glutaeus medius* und *minimus,* also der mittlere und kleine Gesäßmuskel, sowie *Musculus quadratus lumborum,* der quadratische Lendenmuskel. Ein zusätzlicher Vorteil der Übung besteht darin, dass man zum Heben eine statische Position einnimmt und hält, in der die Hüfte angewinkelt ist. Es handelt sich also um eine statische Übung, kombiniert mit einer dynamischen.

Beim Kettlebell-Row mit zwei Kettlebells im Stehen summiert sich das Gewicht der Kugelhanteln und erfordert somit eine stärkere isometrische Kontraktion, damit die Gelenkposition während der Ruderbewegung beibehalten werden kann.

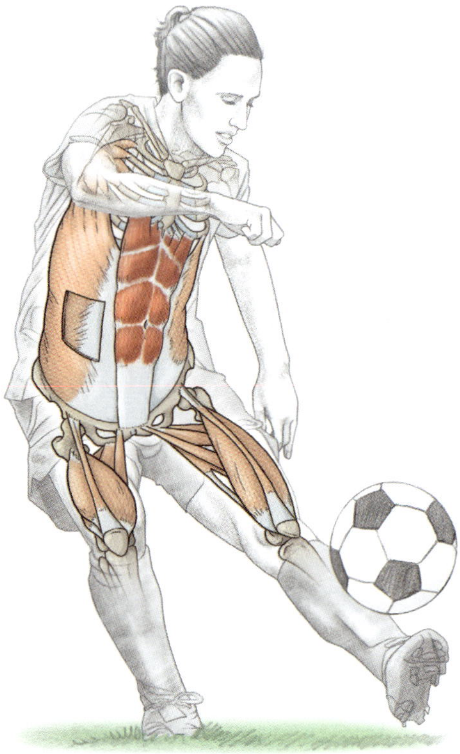

Mit gut entwickelter diagonaler Kraft kann ein Fußballer härter und weiter schießen.

Die letzte Übung ist der Pull-up mit Kettlebell. Bevor Sie diese Übung durchführen, müssen Sie acht bis zehn Bodyweight-Klimmzüge technisch korrekt ausführen können. Das Ausführen von Pull-ups mit Kettlebell trainiert die Rückenmuskeln, die für eine korrekte Körperhaltung und für viele Sportarten wie Powerlifting, Gewichtheben, Klettern, Bogenschießen und Tennis sowie zur Steigerung der allgemeinen Zugkraft wichtig sind. Außerdem verbessern Sie die Griffkraft und erleichtern das Ausführen von Alltagstätigkeiten.

# Renegade-Row

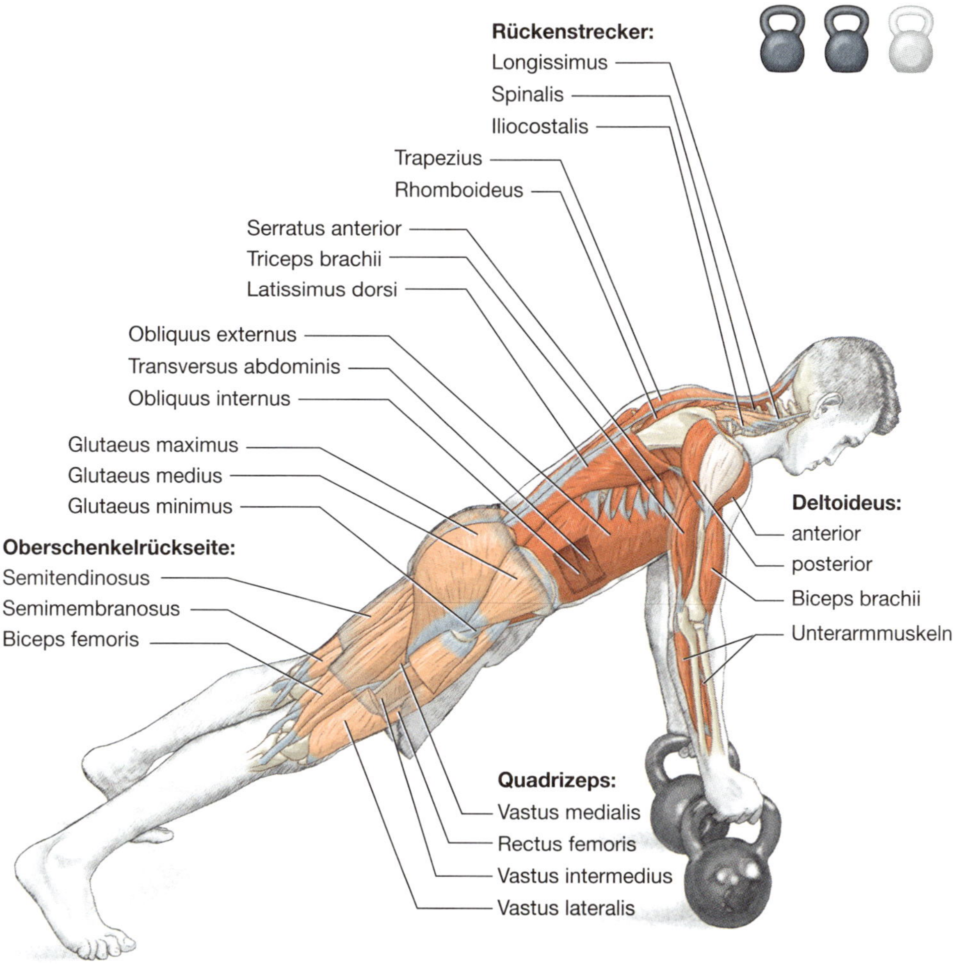


**Startposition**

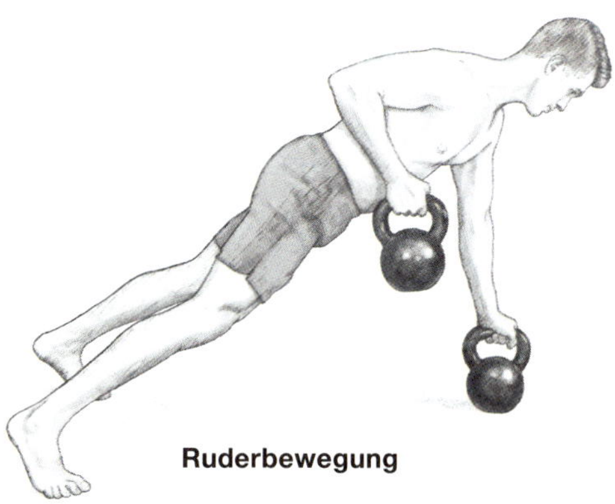

**Ruderbewegung**

**Hinweis:** Verwenden Sie für den aufgestützten Arm mindestens eine 20-Kilogramm-Kettlebell, um genügend Standfläche zu haben. Bei einer kleineren Kettlebell ist die Kippgefahr größer. Wenn Sie eine so schwere Kettlebell nicht im Renegade-Row heben können, sollten Sie eine größere Kettlebell für den aufgestützten Arm und eine kleinere für den hebenden Arm verwenden. Vollenden Sie alle Wiederholungen mit der kleineren Kettlebell und tauschen Sie dann die Kettlebells, bevor Sie die Wiederholungen mit dem anderen Arm ausführen.

## Ausführung

1. Stellen Sie zwei Kettlebells mit parallel ausgerichteten Griffen auf den Boden. Kommen Sie in die Plank-Position und stützen Sie sich mit den Händen auf den Griffen ab.
2. Die Schultern sollten sich über den Händen befinden. Platzieren Sie die Füße schulterbreit oder etwas weiter auseinander. Schieben Sie die Fersen nach hinten, sodass die Füße leicht angewinkelt sind.
3. Richten Sie das Becken aus, spannen Sie die Bauchmuskeln an und kneifen Sie die Gesäßmuskeln fest zusammen.
4. Pressen Sie die Kettlebells aktiv gegen den Boden und heben Sie dann die rechte Kettlebell an, indem Sie den Ellbogen beugen. Ziehen Sie die Kettlebell bis zur Taille und senken Sie sie wieder auf den Boden. Wiederholen Sie die Übung mit dem anderen Arm und wechseln Sie bei jeder Wiederholung die Seite.
5. Stellen Sie sich vor, dass an Ihrer Taille ein Fähnchen aufragt. Ziel ist, das Fähnchen während der Ruderbewegung still zu halten. Dazu darf das Becken während der Übung nicht wackeln, weder hin und her noch auf und ab. Während der gesamten Bewegung sollte eine gerade Linie vom Kopf bis zu den Fersen verlaufen.

## Beteiligte Muskeln

**Primär:** *Latissimus dorsi* (breiter Rückenmuskel), *Trapezius* (Trapezmuskel), *Rhomboideus major* und *minor* (großer und kleiner Rautenmuskel), *Serratus anterior* (vorderer Sägemuskel), *Deltoideus anterior* und *posterior* (vorderer und hinterer Deltamuskel), *Triceps brachii* (Trizeps), *Biceps brachii (Bizeps)*; Unterarme: *Flexor carpi ulnaris* (Handbeuger), Fingerbeuger; *Rectus abdominis* (gerader Bauchmuskel), *Obliquus externus* und *internus* (innerer und äußerer schräger Bauchmuskel), *Transversus abdominis* (quer verlaufender Bauchmuskel)
**Sekundär:** Rückenstrecker *(Erector spinae)*: *Iliocostalis* (Darmbein-Rippen-Muskel), *Longissimus* (längster Muskel), *Spinalis* (Dornfortsatzmuskel); *Glutaeus maximus, medius* und *minimus* (großer, mittlerer und kleiner Gesäßmuskel); Oberschenkelrückseite: *Semitendinosus* (halbsehniger Muskel), *Semimembranosus* (halbmembranöser Muskel), *Biceps femoris* (Schenkelbeuger); Quadrizeps: *Rectus femoris* (gerader Oberschenkelmuskel), *Vastus lateralis, medialis* und *intermedius* (äußerer, innerer und mittlerer breiter Muskel)

## Hinweise zur Anatomie

**Handabstand:** Beide Hände liegen mittig auf einem Kettlebell-Griff und umgreifen ihn fest.
**Griff:** Obergriff. Die Hände sind entweder parallel oder bilden ein umgekehrtes V.
**Stand:** Platzieren Sie die Füße schulterbreit oder noch etwas breiter. Winkeln Sie die Füße an, ziehen Sie die Kniescheiben nach oben und kneifen Sie die Gesäßmuskeln zusammen.
**Bewegungsbahn:** Die Kettlebell wird leicht schräg in Richtung Hüfte bewegt.
**Bewegungsablauf:** Der Renegade-Row kombiniert zwei Übungen: Kettlebell-Row und Plank. Die Bewegung eignet sich hervorragend, um Kraft und Stabilität im Rumpf aufzubauen, während man von vier Bodenkontakten zu dreien und wieder zu vieren wechselt. Mit dieser Übung entwickeln Sie auch Gegenkräfte zur Körperrotation beim Heben der Kettlebell.

Sehr wichtig ist, dass das Schambein leicht nach vorn gekippt bleibt (dazu den Bauchnabel zum Kinn ziehen), die Bauchmuskeln angespannt und fest sind und Sie die Gesäßmuskeln fest zusammenkneifen, damit der Rumpf stabil und der ganze Körper trotz der Ruderbewegung ruhig bleibt. Die Wirbelsäule bleibt während der gesamten Bewegung gerade und stabil. Ziehen Sie die Schultern nach unten, damit der Latissimus arbeitet. Nicht ins Hohlkreuz fallen.

Ich rate dazu, die Kettlebell mit dem aufgestützten Arm fest gegen den Boden zu pressen und sich auch mit die Zehen »festzukrallen«.

Da dies eine intensive Übung ist, beschränken Sie das Trainingsvolumen am besten auf 2 oder 3 Sätze mit 3 bis 5 Wiederholungen pro Seite. Sie werden froh darüber sein. Qualität ist wichtiger als Quantität. Eine einfache Vorübung besteht in einer Plank ohne Gewicht. Heben Sie abwechselnd je eine Hand vom Boden und ziehen Sie den Ellbogen dabei allmählich so hoch wie beim Renegade-Row.

# Kettlebell-Row im Stehen

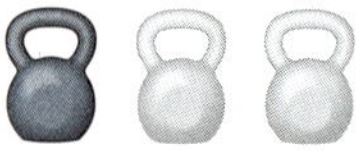

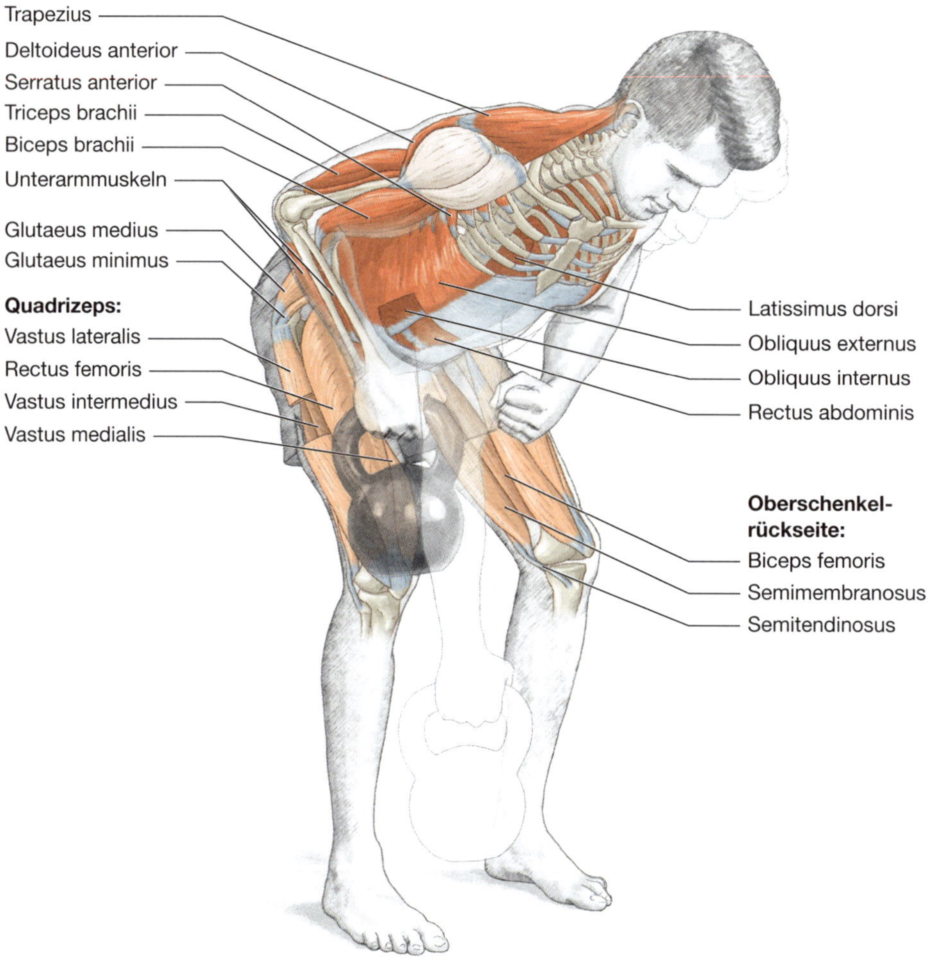

## Ausführung

1. Stellen Sie sich schulterbreit über der Kettlebell auf und drehen Sie die Zehen leicht auswärts. Platzieren Sie den Kettlebell-Griff knapp vor den Beinen und richten Sie ihn parallel zu den Schultern aus.
2. Greifen Sie den Kettlebell-Griff mit einer Hand. Beugen Sie dazu die Hüfte, wobei die Hüfte oberhalb der Knie und unterhalb der Schultern bleibt. Halten Sie die freie Hand seitlich am Körper. In der hinteren Muskelkette müsste Anspannung zu spüren sein, besonders in der Oberschenkelrückseite und im Gesäß.
3. Greifen Sie mit den Zehen in den Boden. Spannen Sie Latissimus und Bauchmuskeln an und halten Sie die Kettlebell fest, sodass sich alle dafür nötigen Muskeln anspannen. Heben Sie die Kettlebell an, indem Sie den Ellbogen beugen und in einer Ruderbewegung zur Taille ziehen. Lassen Sie die Kettlebell wieder sinken und beginnen Sie die nächste Wiederholung. Becken und Schultern bleiben während der ganzen Bewegung parallel und nach vorn ausgerichtet. Wenn Sie alle Wiederholungen auf einer Seite durchgeführt haben, setzen Sie die Kettlebell ab und wechseln die Kettlebell in die andere Hand.
4. Stellen Sie sich vor, dass an Ihrer Taille ein Fähnchen aufragt. Ziel ist, das Fähnchen während der Ruderbewegung still zu halten. Dazu darf das Becken während der Übung nicht wackeln, weder hin und her noch auf und ab. Der Winkel zwischen Oberkörper und Boden bleibt bei allen Wiederholungen gleich.

## Beteiligte Muskeln

**Primär:** *Latissimus dorsi* (breiter Rückenmuskel), *Trapezius* (Trapezmuskel), *Rhomboideus major* und *minor* (großer und kleiner Rautenmuskel), *Serratus anterior* (vorderer Sägemuskel), *Deltoideus posterior* (hinterer Deltamuskel), *Triceps brachii* (Trizeps), *Biceps brachii (Bizeps)*; Unterarme: *Flexor carpi ulnaris* (Handbeuger), Fingerbeuger; *Rectus abdominis* (gerader Bauchmuskel), *Obliquus externus* und *internus* (innerer und äußerer schräger Bauchmuskel), *Transversus abdominis* (quer verlaufender Bauchmuskel)
**Sekundär:** Rückenstrecker *(Erector spinae)*: *Iliocostalis* (Darmbein-Rippen-Muskel), *Longissimus* (längster Muskel), *Spinalis* (Dornfortsatzmuskel); *Glutaeus maximus, medius* und *minimus* (großer, mittlerer und kleiner Gesäßmuskel); Oberschenkelrückseite: *Semitendinosus* (halbsehniger Muskel), *Semimembranosus* (halbmembranöser Muskel), *Biceps femoris* (Schenkelbeuger); Quadrizeps: *Rectus femoris* (gerader Oberschenkelmuskel), *Vastus lateralis, medialis* und *intermedius* (äußerer, innerer und mittlerer breiter Muskel); *Serratus anterior* (vorderer Sägemuskel)

## Hinweise zur Anatomie

**Handabstand:** Eine Hand liegt auf dem Kettlebell-Griff, die andere seitlich am Körper.
**Griff:** Überhandgriff.
**Stand:** Platzieren Sie die Füße etwa schulterbreit und die Kettlebell zwischen den Beinen. Die Zehen zeigen leicht nach außen.
**Bewegungsbahn:** Die Kettlebell wird leicht schräg in Richtung Hüfte bewegt.
**Bewegung:** Der einarmige Kettlebell-Row im Stehen vereint gleich mehrere Trainigseffekte: Er stärkt die Griffkraft und die Rumpfmuskulatur, baut Gegenkräfte zur Körperrotation auf und kräftigt auch noch den Rücken. Winkeln Sie wie beim Kettlebell-Deadlift die Hüfte an, ziehen Sie die Kettlebell rudernd zur Taille und lassen Sie sie wieder sinken. Führen Sie die festgesetzte Zahl an Wiederholungen aus und wechseln Sie dann zur anderen Hand. Während der Bewegung bleibt die Wirbelsäule neutral und die Bauch- und Rumpfmuskulatur fest angespannt. In der statischen Hüftbeugeposition bleibt die Wirbelsäule gerade und stabil. Rückenstrecker, Bauchmuskeln und Latissimus stabilisieren die Wirbelsäule, während die Beinmuskulatur die Übungsposition unterstützt. Ziehen Sie die Schultern nach unten, damit der Latissimus arbeitet.

Da dies eine intensive Übung ist, beschränken Sie das Volumen am besten auf 2 bis 3 Sätze mit 5 bis 8 Wiederholungen pro Seite. Sie werden froh darüber sein. Qualität ist wichtiger als Quantität.

## Variante

### Kettlebell-Row mit zwei Kettlebells im Stehen

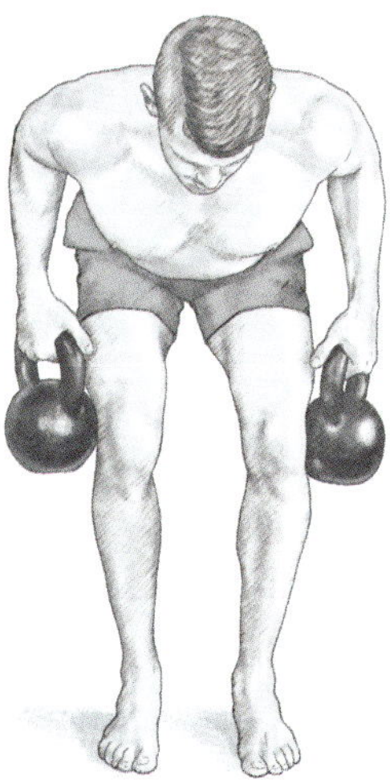

Die Bewegung ist dieselbe wie beim einarmigen Kettlebell-Row im Stehen, allerdings arbeiten Sie hier mit zwei Kettlebells. Greifen Sie mit jeder Hand eine Kettlebell. Heben Sie die Kettlebells gleichzeitig vom Boden, indem Sie die Ellbogen in Richtung Taille ziehen. Lassen Sie sie wieder sinken und wiederholen Sie die Bewegung. Achten Sie darauf, dass der Rumpf während der gesamten Übung angespannt und fest bleibt und die Hüftbeuge bestehen bleibt. Wenn Sie die Kettlebells zwischen den Beinen heben wollen, müssen Sie sich etwas breitbeiniger aufstellen. Wenn Sie sie neben den Beinen heben, stellen Sie die Füße etwas enger zusammen.

# Pull-up mit Kettlebell

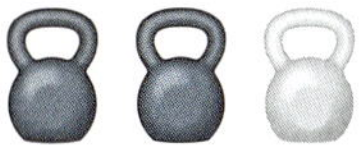

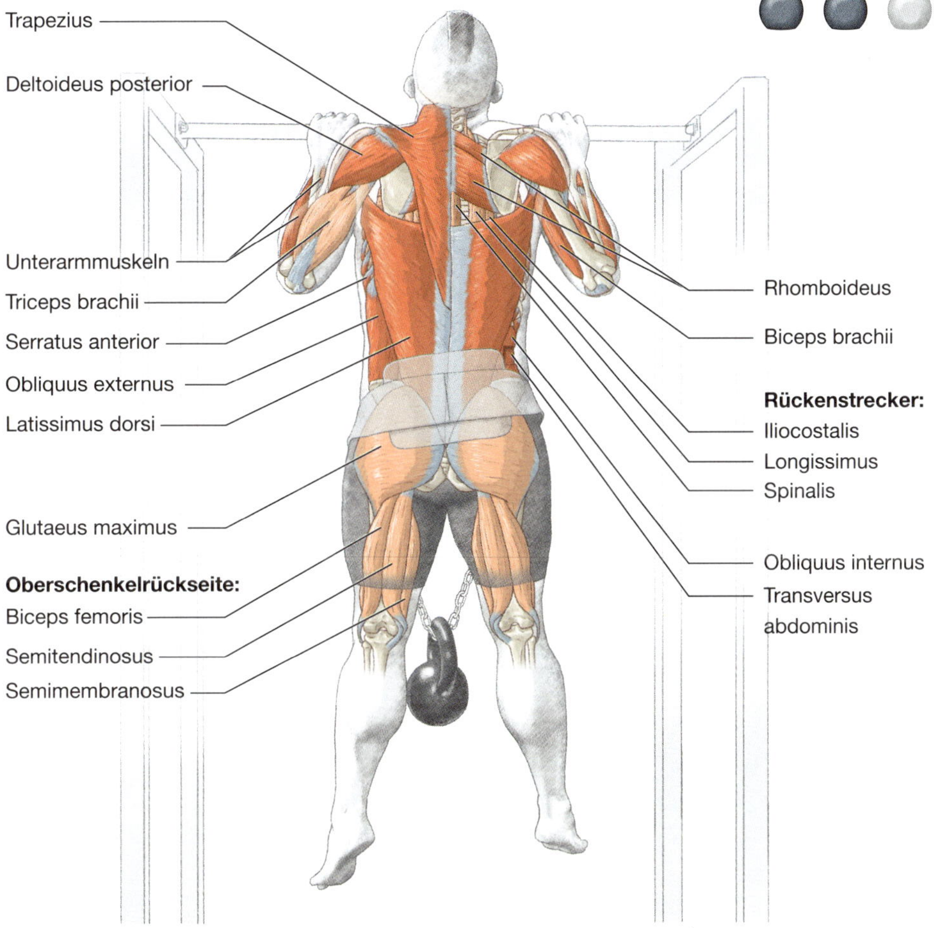


## Ausführung

1. Hängen Sie die Kettlebell an einem Gurt um die Taille auf, und zwar so hoch wie möglich, damit sie beim Klimmzug nicht schaukelt. (Statt einen Gurt zu verwenden, können Sie auch einen Fuß in die Kettlebell einhaken und die Pull-ups auf diese Weise ausführen.)
2. Stellen Sie sich unter eine Klimmzugstange und umgreifen Sie die Stange mit etwas mehr als schulterbreitem Abstand der Hände. Am besten ist ein Überhandgriff mit freiem Daumen.

3. Spannen Sie die Bauchmuskeln an und ziehen Sie den Rumpf vorn zusammen. Kneifen Sie Ihre Gesäßmuskeln fest zusammen und straffen Sie die Beinmuskulatur, um sich bereit zu machen.
4. Hängen Sie sich mit durchgestreckten Ellbogen an die Stange und ziehen Sie sich nach oben. Führen Sie die Ellbogen nach hinten und unten. Pressen Sie die Schulterblätter zusammen. Tippen Sie mit dem Hals oder der oberen Brust an die Stange.
5. Lassen Sie sich kontrolliert wieder in die Ausgangsposition sinken.

## Beteiligte Muskeln

**Primär:** *Latissimus dorsi* (breiter Rückenmuskel), *Trapezius* (Trapezmuskel), *Rhomboideus major* und *minor* (großer und kleiner Rautenmuskel), *Deltoideus posterior* (hinterer Deltamuskel), *Biceps brachii* (Bizeps); Unterarme: *Flexor carpi ulnaris* (Handbeuger), Fingerbeuger; *Rectus abdominis* (gerader Bauchmuskel), *Obliquus externus* und *internus* (innerer und äußerer schräger Bauchmuskel), *Transversus abdominis* (quer verlaufender Bauchmuskel)
**Sekundär:** Rückenstrecker *(Erector spinae)*: *Iliocostalis* (Darmbein-Rippen-Muskel), *Longissimus* (längster Muskel), *Spinalis* (Dornfortsatzmuskel); *Serratus anterior* (vorderer Sägemuskel), *Triceps brachii* (Trizeps), *Glutaeus maximus* (großer Gesäßmuskel); Oberschenkelrückseite: *Semitendinosus* (halbsehniger Muskel), *Semimembranosus* (halbmembranöser Muskel), *Biceps femoris* (Schenkelbeuger); Quadrizeps: *Rectus femoris* (gerader Oberschenkelmuskel), *Vastus lateralis, medialis* und *intermedius* (äußerer, innerer und mittlerer breiter Muskel)

## Hinweise zur Anatomie

**Handabstand:** Platzieren Sie die Hände etwas mehr als schulterbreit auf der Stange.
**Griff:** Überhandgriff mit beiden Händen, am besten mit freien Daumen. Alternativen sind ein doppelter Unterhandgriff (Hände supiniert) oder ein paralleler Griff.
**Bewegungsbahn:** Die Kettlebell wird zusammen mit dem Körper in vertikaler Richtung bewegt.
**Bewegungsablauf:** Der Pull-up ist eine der besten Übungen zur Kräftigung der Rückenmuskulatur und zur Förderung von Hypertrophie. Er wirkt sich auch positiv auf andere Übungen wie Kettlebell-Swing und Kettlebell-Press aus, bei denen der Latissimus belastet wird, und verbessert die Leistung bei den Powerlifting-Übungen Squat, Bench-Press und Deadlift.

Beim Pull-up mit Kettlebell wird der gesamte Körper beansprucht. Sehr wichtig ist, dass der Rumpf vorn zusammengezogen bleibt, die Bauchmuskeln angespannt und fest sind und die Gesäßmuskeln stark zusammengekniffen werden, damit der Rumpf stabil und der ganze Körper im Klimmzug ruhig bleibt. Durch Pull-ups entwickeln Sie auch mehr Griffkraft. Ziehen Sie die Schultern nach unten, damit der Latissimus arbeitet. Qualität geht vor Quantität. Eine einfache Vorübung besteht darin, Pull-ups ohne Gewicht auszuführen.

# 9

# Walk

Simpel. Schwer. Hart. Core und Griffmuskeln brennen. Jedes Detail zählt. Kalorienvernichter. Diese Begriffe beschreiben die Gruppe von Übungen, die als Walk (oder auch Carry) bezeichnet werden, sehr treffend. In diesem Kapitel werden wir über vier verschiedene Walk-Übungen sprechen: den Farmer's Walk, den Rack-Walk, den Overhead-Walk und den Walk mit nach oben gerichteter Kugel.

Außer dem Farmer's Walk erfordern die Walk-Übungen, dass Sie sich mit vorangegangenen Kapiteln dieses Buches vertraut machen: dem Kapitel über Clean und Press (Kapitel 4) und dem Kapitel über den Snatch (Kapitel 7). Üben Sie eine Weile den Farmer's Walk, bevor Sie zu den Walk-Übungen mit Elementen von Press, Clean und Snatch übergehen.

Walk-Übungen sind einfach auszuführen: Man geht mit einem Gewicht. Dabei wird jedoch der Atem schwer und die Herzfrequenz steigt. Wer hätte gedacht, dass solche Übungen die Leistungsfähigkeit und die Herz-Kreislauf-Ausdauer verbessern können? Egal, wie man das Gewicht trägt, man geht unter Last. Es ist eine Sache, ein Gewicht mit fest verwurzelten Füßen zu heben, und eine andere, unter Last die Füße in Bewegung zu halten. Die Atmung muss kontrolliert erfolgen, auch wenn sie schwer wird. Walk-Übungen sind einfach und schwer zugleich.

Auch die mentale Zähigkeit verbessert sich durch das Walk-Training. Wenn Sie eine Strecke im Farmer's Walk zurücklegen und es sich anfühlt, als würde sich Ihr Griff gleich lösen, müssen Sie noch fester zudrücken. Das ist mentale Zähigkeit. Wenn die Bauchmuskeln brennen, weil sie beim Overhead-Walk den Brustkorb vom Kippen abhalten und einem Hohlkreuz entgegenwirken, müssen Sie die Bauchmuskeln noch stärker kontrahieren, um die festgelegte Zeit zu erreichen. Diese Übung schmiedet einen eisernen Willen.

Wie beim Get-up (Kapitel 5) und bei Clean und Press (Kapitel 4) trainieren Sie beim Overhead-Walk definitiv Ihre Griffkraft. Das Interessante an der Griffmuskulatur ist, dass sie immer dann, wenn man etwas eisern umklammert, dem Nervensystem signalisiert, dass dem Körper etwas Schweres bevorsteht. Daraufhin strafft sich die Ellbogen- und Schultermuskulatur, gefolgt von den Stabilisatoren der Wirbelsäule, einschließlich der Bauch- und Latissimusmuskeln. Deshalb werden bei dieser Übung Core und Griffmuskulatur besonders brennen.

Beschränken Sie sich bei den Walk-Übungen auf wenige Sätze und Wiederholungen; zwei oder drei Sätze reichen. Wenn Sie Walks zum Aufwärmen machen, sollte das Gewicht niedrig oder mittelschwer sein. Wenn der Walk ein Teil Ihrer Trainingseinheit ist, sollten Sie mehr Gewicht nehmen. Am Ende der Trainingseinheit ist ein mittleres bis schweres Gewicht am besten, je nachdem, was Sie zuvor gemacht haben. Als Distanz nehmen Sie zu Anfang rund 20 bis 30 Meter und steigern sich dann. Wenn Sie auf Zeit trainieren, können Sie mit 30 Sekunden anfangen und die Zeit langsam erhöhen. Bevor Sie einen Walk mit Gewicht beginnen, müssen Sie sicherstellen, dass Sie freie Bahn haben und dass nichts im Weg steht. Richtig ausgeführt, sind die Übungen ungefährlich.

Bei der Durchführung von Walk-Übungen ist es wichtig, auf Details zu achten. Weil es dynamische Übungen sind, bei denen Sie sich fortbewegen, sollten Sie immer wissen, was vor Ihnen liegt. Halten Sie den Blick auf den Horizont gerichtet. Achten Sie ständig auf

Ihre Bauch- und Gesäßmuskeln. Sie müssen beim Walk durchgehend aktiv sein. Achten Sie auf Ihre Körperhaltung und halten Sie die vertikale Plank ein, während Sie sich vorwärtsbewegen. Wenn Sie dies nicht über die gesamte Distanz schaffen, sollten Sie die Kettlebells auf der Stelle ablegen, ein paarmal tief durchatmen und dann weitermachen. Qualität geht vor Quantität.

Eine wichtige positive Nebenwirkung von Walks und anderen Kettlebell-Übungen ist der Nachbrenneffekt. Das bedeutet, dass im Anschluss an das Training weiterhin mehr Sauerstoff aufgenommen wird. Sie verbrennen also während des Trainings Kalorien und sogar noch eine Weile danach. Während Sie unter Last gehen, steigt die Herzfrequenz und der Atem wird schwerer. Sie verbrennen Kalorien und kräftigen gleichzeitig die Muskulatur, da fast jeder Muskel im Körper beansprucht wird. Am Ende werden Sie sich besser fühlen und besser aussehen.

Walks sind nicht kompliziert, aber anstrengend. Sie verbrennen Kalorien und machen einen insgesamt zu einem besseren Menschen. Beginnen Sie mit dem Farmer's Walk und üben Sie ihn eine Weile. Versuchen Sie es erst mit zwei Kettlebells und dann mit einer. Wechseln Sie die Seiten, wenn Sie mit einer Kettlebell üben. Arbeiten Sie sich dann zum Rack-Walk, Overhead-Walk und zum Walk mit nach oben ausgerichteter Kugel vor und freuen Sie sich über die geleistete harte Arbeit und die großartigen Auswirkungen.

## Wichtige Aspekte beim Kettlebell-Walk

Bei jeder Walk-Übung haben Sie verschiedene Möglichkeiten, die richtige Technik zu erlernen und Kraft aufzubauen. Hier werfen wir einen genaueren Blick darauf, was beim Kettlebell-Walk zu beachten ist.

Das Gehen ist eine wahrhaft grundlegende Bewegung, die wir tagtäglich ausführen. Wird diese Bewegung mit einer Last kombiniert, kann das nicht nur die unbeschwerte Gangart verbessern, sondern auch die allgemeine Körperhaltung im Stehen. Der Farmer's Walk mit zwei Kettlebells kommt Ihnen zugute, indem er den Core kräftigt, Griffkraft und mentale Zähigkeit schult und das Herz-Kreislauf-System sowie die Leistungsfähigkeit verbessert. All das kann dabei helfen, über längere Zeit mit mehr Arbeitslast fertigzuwerden. Von dieser Übung profitieren Sie vor allem, wenn Sie Sportarten, bei denen Kraftausdauer eine wichtige Rolle spielt, darunter Langlauf, Football, Kampfsport und Radfahren (Abbildung auf Seite 188), ausführen.

Beim Gehen berührt oft nur ein Fuß den Boden. Wer beim Gehen eine schwere Last trägt, kann damit das Gleichgewicht und die allgemeine Motorik verbessern. Ein positiver Nebeneffekt von Kettlebell-Walks ist, dass Sie die Rotatorenmanschette kräftigen, denn dabei wird der Oberarmknochen zentriert, sodass die Stabilisatoren hart arbeiten müssen. Außerdem lernen Sie, richtig Körperspannung aufzubauen, was auch bei anderen Kraftübungen nützlich ist. Der Farmer's Walk mit einer Kettlebell ist die nächste Stufe des zweihändigen Kettlebell-Walks und belastet den Körper asymmetrisch, während man im Gehen die korrekte Körperhaltung beibehält. Entscheidend für eine vorteilhafte Wirkung ist, dass man Schultern und Becken während dieser Bewegung gerade hält.

Die darauf folgenden drei Walk-Übungen – Rack-Walk, Overhead-Walk und Walk mit nach oben ausgerichteter Kugel – sind fortgeschrittene Varianten des Kettlebell-Walks, bei denen der Gesamtschwerpunkt höher liegt als beim Farmer's Walk. Egal ob mit einer oder zwei Kettlebells, beim Rack-Walk ist die richtige Körperhaltung äußerst wichtig, um Verletzungen zu vermeiden und für den eigenen Sport Nutzen daraus zu ziehen. Auch der Overhead-Walk mit Kettlebell ist eine Übung für Fortgeschrittenere. Die Kettlebell befindet sich über dem Kopf und es ist nicht leicht, sie beim Gehen über dem Kopf zu halten. Um die Übung ausführen zu können, braucht man genug Beweglichkeit, um eine Kettlebell über dem Kopf halten zu können, ganz egal, ob man mit einer oder zwei Kettlebells trainiert.

Wie bei allen Übungen mit einer Kettlebell führt die asymmetrische Belastung dazu, dass die Gegenseite stärker beansprucht wird. Ein zusätzlicher Vorteil des Walks mit nach oben ausgerichteter Kugel besteht darin, dass man damit einen kraftvollen Griff und große mentale Zähigkeit entwickelt.

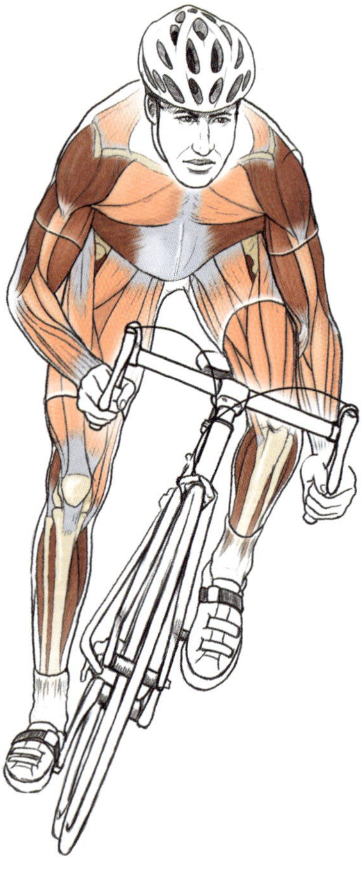

Ein Radfahrer braucht viel Kraftausdauer, um einen Anstieg zu schaffen.

# Farmer's Walk mit zwei Kettlebells

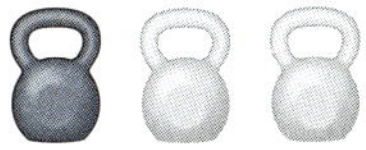

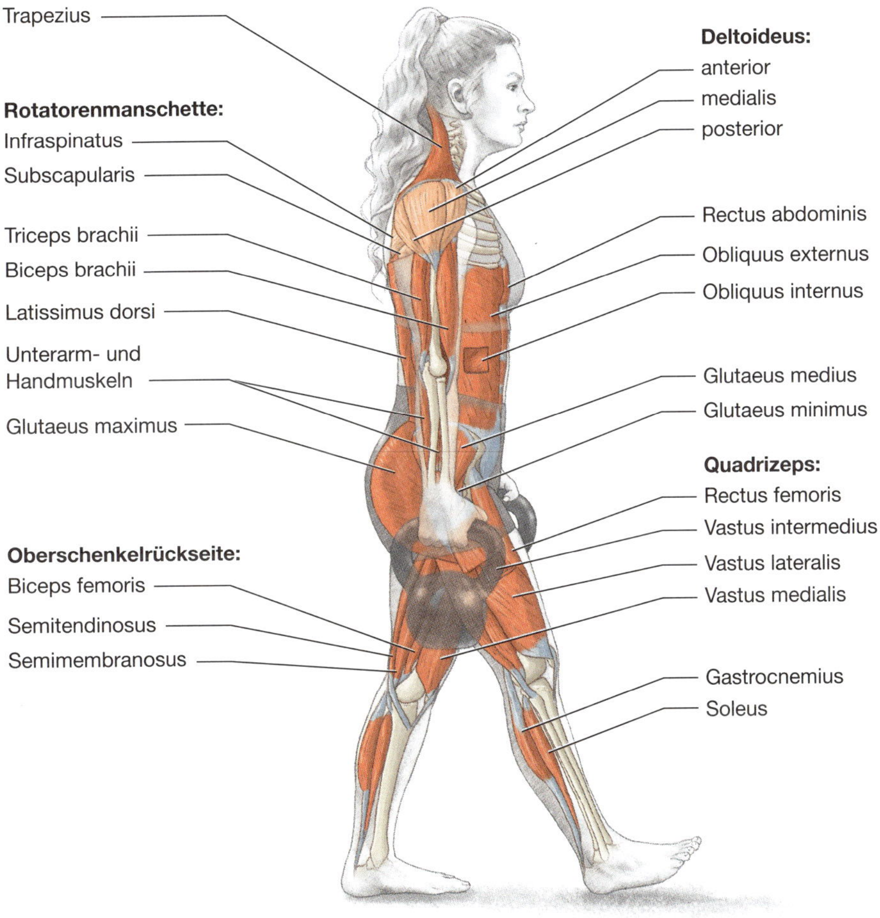

## Ausführung

1. Stellen Sie zwei Kettlebells weit genug voneinander auf, dass Sie sich dazwischenstellen können. Drehen Sie die Griffe parallel zueinander.
2. Beugen Sie in die Hüfte, ähnlich wie beim Kettlebell-Deadlift. Greifen Sie die Kettlebells und halten Sie sie fest. Heben Sie die Kettlebells mit einem Deadlift, bis Sie aufrecht in der vertikalen Plank-Position stehen.
3. Gehen Sie die festgesetzte Strecke. Halten Sie die Wirbelsäule so neutral wie möglich und bleiben Sie beim Gehen in der vertikalen Plank. Außerdem sollten Schultern, Rücken und Bauchmuskeln fest angespannt sein. Ihre Schrittlänge wird beim Farmer's Walk mit Kettlebells kürzer sein als sonst.
4. Wenn Sie die festgesetzte Strecke zurückgelegt haben, setzen Sie die Kettlebells auf dem Boden ab, und zwar indem Sie die Hebebewegung umkehren.
5. Machen Sie nach einer Pause den nächsten Satz, bis Sie fertig sind.

## Beteiligte Muskeln

**Primär:** *Latissimus dorsi* (breiter Rückenmuskel), *Trapezius* (Trapezmuskel), *Rhomboideus major* und *minor* (großer und kleiner Rautenmuskel), *Triceps brachii* (Trizeps), *Biceps brachii (Bizeps); Unterarm- und Handmuskeln:* Handbeuger, Fingerbeuger; *Rectus abdominis* (gerader Bauchmuskel), *Obliquus externus* und *internus* (äußerer und innerer schräger Bauchmuskel), *Transversus abdominis* (quer verlaufender Bauchmuskel), *Glutaeus maximus, medius* und *minimus* (großer, mittlerer und kleiner Gesäßmuskel); Oberschenkelrückseite: *Semitendinosus* (halbsehniger Muskel), *Semimembranosus* (halbmembranöser Muskel), *Biceps femoris* (Schenkelbeuger); Quadrizeps: *Rectus femoris* (gerader Oberschenkelmuskel), *Vastus lateralis, medialis* und *intermedius* (äußerer, innerer und mittlerer breiter Muskel); *Gastrocnemius* (Zwillingswadenmuskel), *Soleus* (Schollenmuskel)
**Sekundär:** Rückenstrecker *(Erector spinae)*: *Iliocostalis* (Darmbein-Rippen-Muskel), *Longissimus* (längster Muskel), *Spinalis* (Dornfortsatzmuskel); *Deltoideus* (Deltamuskel); Rotatorenmanschette: *Infraspinatus* (Untergrätenmuskel), *Supraspinatus* (Obergrätenmuskel), *Teres minor* (kleiner runder Muskel), *Subscapularis* (Unterschulterblattmuskel)

## Hinweise zur Anatomie

**Handabstand:** Jede Hand liegt mittig auf einem Kettlebell-Griff und umgreift ihn fest.
**Griff:** Doppelter neutraler Griff. Achten Sie darauf, dass die Hände parallel bleiben.
**Stand:** Die Füße stehen hüftbreit auseinander, die Zehen zeigen leicht nach außen, die Kettlebells stehen neben den Knöcheln.
**Bewegungsbahn:** Um in Position zu kommen, werden die Kettlebells zunächst gerade nach oben und nahe am Körper bewegt. Beim Gehen folgen sie einer horizontalen Linie.

**Bewegung:** Halten Sie die Arme gestreckt und die Ellbogen steif, wenn Sie mit den Kettlebells aufstehen. Die Wirbelsäule bleibt während der gesamten Bewegung gerade und stabil. Rückenstrecker, Bauchmuskeln und Latissimus halten die Wirbelsäule stabil und gerade, der große Gesäßmuskel und die Oberschenkelrückseite sorgen für die Hüftstreckung. Ziehen Sie die Schultern nach unten, damit der Latissimus arbeitet. Kneifen Sie die Gesäßmuskeln zusammen, um aufrecht zu stehen. Fallen Sie nicht ins Hohlkreuz. Legen Sie die festgesetzte Strecke zurück, bevor Sie die Kettlebells absetzen und sich ausruhen.
**Hinweis:** Der Farmer's Walk ist sehr variabel, was Sätze, Wiederholungen, Distanz und Zeit angeht. Man kann eine bestimmte Gehzeit (zum Beispiel 3 Sätze à 35 Sekunden) oder eine bestimmte Strecke (zum Beispiel 3 Sätze à 40 Meter) festlegen. Man kann ihn als Teil der Trainingseinheit oder zum Warm-up oder Cool-down durchführen. Für den Anfang ist ein Gewicht ratsam, das zwischen einem Drittel und der Hälfte des Körpergewichts liegt. Qualität geht über Quantität.

## Variante

### Farmer's Walk mit Kettlebell (Koffer-Walk)

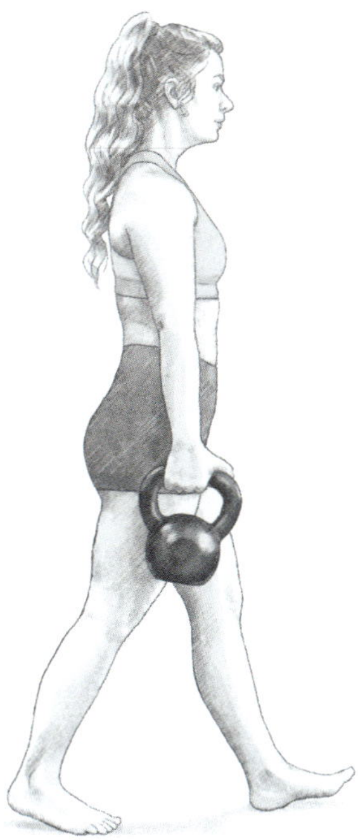

Der Koffer-Walk ist eine einseitige Variante des Farmer's Walk mit zwei Kettlebells. Er wird genauso ausgeführt wie der beidhändige Farmer's Walk, allerdings mit nur einer Kettlebell. Am besten trägt man die Kettlebell eine bestimmte Zeit lang oder über eine festgelegte Distanz auf einer Seite. Dann pausiert man, wechselt die Hände und trägt die Kettlebell zurück. Auch hier gibt es noch weitere Variationsmöglichkeiten.

Wie beim einarmigen Swing muss auch beim Koffer-Walk die Muskulatur auf der Gegenseite, besonders *Musculus glutaeus medius* und *minimus* (mittlerer und kleiner Gesäßmuskel) und *Musculus quadratus lumborum* (quadratischer Lendenmuskel), mehr tun, um die vertikale Plank und die aufrechte Körperhaltung beim Gehen beizubehalten.

# Rack-Walk mit zwei Kettlebells

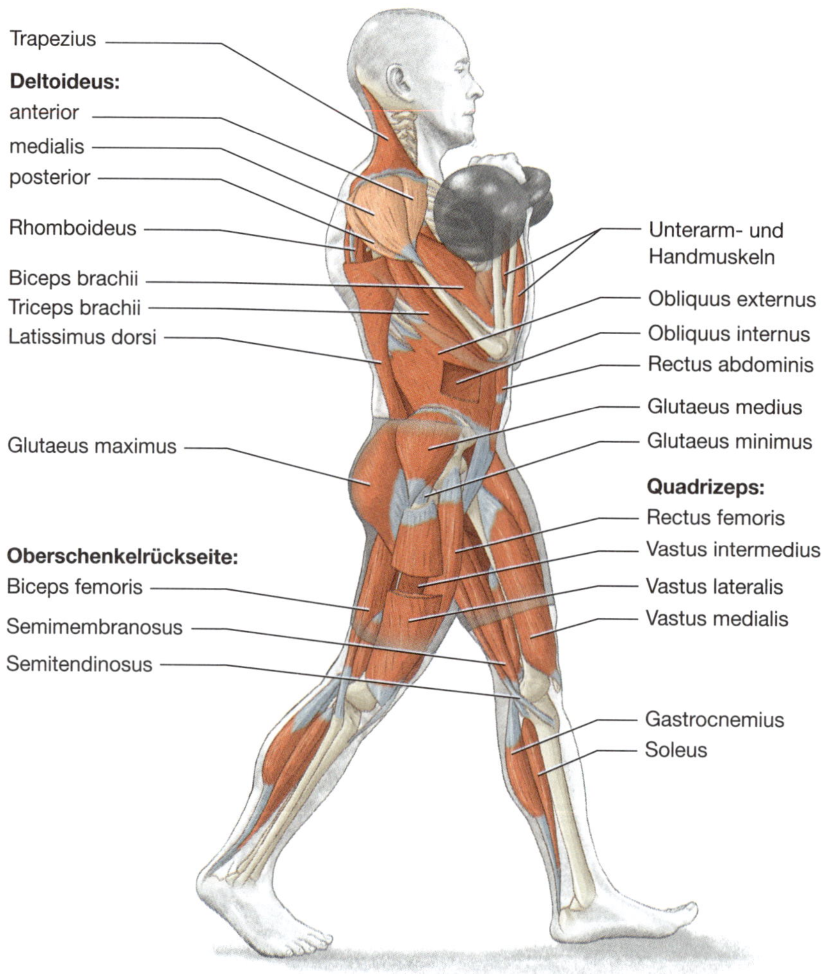

## Ausführung

1. Stellen Sie zwei Kettlebells so auf, dass die Griffe eine Linie oder ein V bilden. Stellen Sie sich etwa 30 Zentimeter hinter die Kettlebells. Die Füße sind etwas mehr als schulterbreit geöffnet, die Zehen zeigen leicht nach außen.
2. Führen Sie einen Kettlebell-Clean mit zwei Kettlebells aus. Halten Sie die Kettlebells in der Rack-Position und verringern Sie den Fußabstand auf normale Gehweite.
3. Gehen Sie die festgesetzte Strecke. Halten Sie die Wirbelsäule so neutral wie möglich und bleiben Sie beim Gehen in der vertikalen Plank. Außerdem sollten Schultern, Rücken und Bauchmuskeln fest angespannt sein. Ihre Schrittlänge wird beim Rack-Walk mit Kettlebells kürzer sein als sonst.
4. Wenn Sie die festgesetzte Strecke zurückgelegt haben, setzen Sie die Kettlebells auf dem Boden ab, und zwar indem Sie die Hebebewegung umkehren.
5. Machen Sie nach einer Pause den nächsten Satz, bis Sie fertig sind.

## Beteiligte Muskeln

**Primär:** *Latissimus dorsi* (breiter Rückenmuskel), *Trapezius* (Trapezmuskel), *Rhomboideus major* und *minor* (großer und kleiner Rautenmuskel), *Triceps brachii* (Trizeps), *Biceps brachii* (Bizeps); Unterarm- und Handmuskeln: Handbeuger, Fingerbeuger; *Rectus abdominis* (gerader Bauchmuskel), *Obliquus externus* und *internus* (äußerer und innerer schräger Bauchmuskel), *Transversus abdominis* (quer verlaufender Bauchmuskel), *Glutaeus maximus, medius* und *minimus* (großer, mittlerer und kleiner Gesäßmuskel); Oberschenkelrückseite: *Semitendinosus* (halbsehniger Muskel), *Semimembranosus* (halbmembranöser Muskel), *Biceps femoris* (Schenkelbeuger); Quadrizeps: *Rectus femoris* (gerader Oberschenkelmuskel), *Vastus lateralis, medialis* und *intermedius* (äußerer, innerer und mittlerer breiter Muskel); *Gastrocnemius* (Zwillingswadenmuskel), *Soleus* (Schollenmuskel)
**Sekundär:** Rückenstrecker *(Erector spinae)*: *Iliocostalis* (Darmbein-Rippen-Muskel), *Longissimus* (längster Muskel), *Spinalis* (Dornfortsatzmuskel); *Deltoideus (Deltamuskel)*

## Hinweise zur Anatomie

**Handabstand:** Beide Hände liegen mittig auf einem Kettlebell-Griff und umschließen ihn locker mit den Fingern.
**Griff:** Überhandgriff, eine Hand an jeder Kettlebell. Die Griffe bilden eine Linie oder ein V.
**Stand:** Die Füße stehen etwas mehr als schulterbreit auseinander hinter den Kettlebells, die Zehen zeigen leicht nach außen. Sobald die Rack-Position erreicht ist, verringern Sie den Fußabstand auf normale Gehweite.
**Bewegungsbahn:** Um in Position zu kommen, werden die Kettlebells zunächst gerade nach oben und nahe am Körper bewegt. Beim Gehen folgen sie einer horizontalen Bahn.

**Bewegungsablauf:** Halten Sie die Wirbelsäule gerade und stabil, wenn die Kettlebells in der Rack-Position sind. Rückenstrecker, Bauchmuskeln und Latissimus halten die Wirbelsäule stabil und gerade, der große Gesäßmuskel und die Oberschenkelrückseite sorgen für die Hüftstreckung. Ziehen Sie die Schultern nach unten, damit der Latissimus arbeitet. Kneifen Sie die Gesäßmuskeln zusammen, um aufrecht zu stehen. Gehen Sie nicht ins Hohlkreuz. Legen Sie die festgesetzte Strecke zurück, bevor Sie die Kettlebells absetzen und sich ausruhen.

Dadurch, dass die Kettlebells in der Rack-Position sind, hebt sich der Gesamtschwerpunkt (der sich aus der Körpermasse plus der Masse der Kettlebells ergibt). Das macht es noch wichtiger, die Wirbelsäule neutral zu halten und die Bauch- und Gesäßmuskeln während des gesamten Walks stark anzuspannen.

**Hinweis:** Der Rack-Walk ist sehr variabel, was Sätze, Wiederholungen, Distanz und Zeit angeht. Sie können eine bestimmte Gehzeit (zum Beispiel 3 Sätze à 35 Sekunden) oder eine bestimmte Strecke (zum Beispiel 3 Sätze à 40 Meter) festlegen. Sie können ihn als Teil Ihrer Trainingseinheit oder zum Warm-up oder Cool-down durchführen. Für den Anfang ist ein Gewicht ratsam, das zwischen einem Viertel und einem Drittel des Körpergewichts liegt. Qualität geht über Quantität.

## Variante

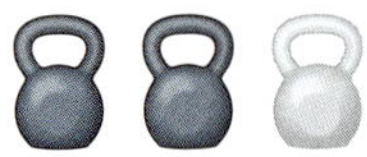

### Rack-Walk mit Kettlebell

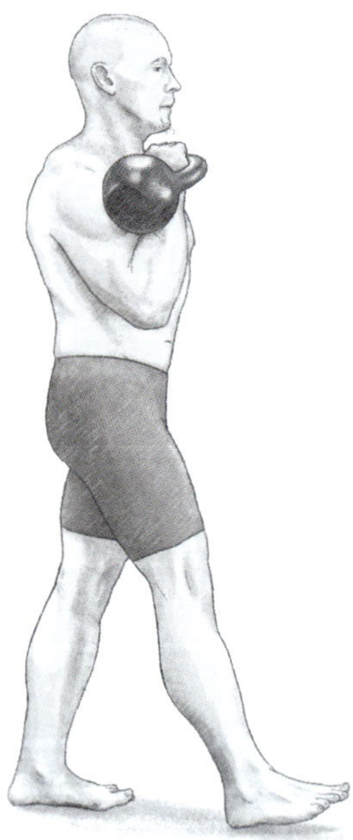

Der Rack-Walk mit einer Kettlebell ist eine einseitige Variante des Doppel-Kettlebell-Rack-Walks. Er wird genauso ausgeführt wie der beidhändige Rack-Walk, allerdings mit nur einer Kettlebell. Am besten tragen Sie die Kettlebell eine bestimmte Zeit lang oder über eine festgelegte Distanz auf einer Seite. Dann pausieren Sie, wechseln die Kettlebell in die andere Hand und tragen die Kettlebell zurück. Auch hier gibt es noch Variationsmöglichkeiten.

Wie beim einarmigen Swing muss auch beim einseitigen Rack-Walk die Muskulatur auf der Gegenseite, besonders *Musculus glutaeus medius* und *minimus* (mittlerer und kleiner Gesäßmuskel) und *Musculus quadratus lumborum* (quadratischer Lendenmuskel), mehr tun, um die vertikale Plank und die aufrechte Körperhaltung beim Gehen beizubehalten.

# Overhead-Walk mit Kettlebell

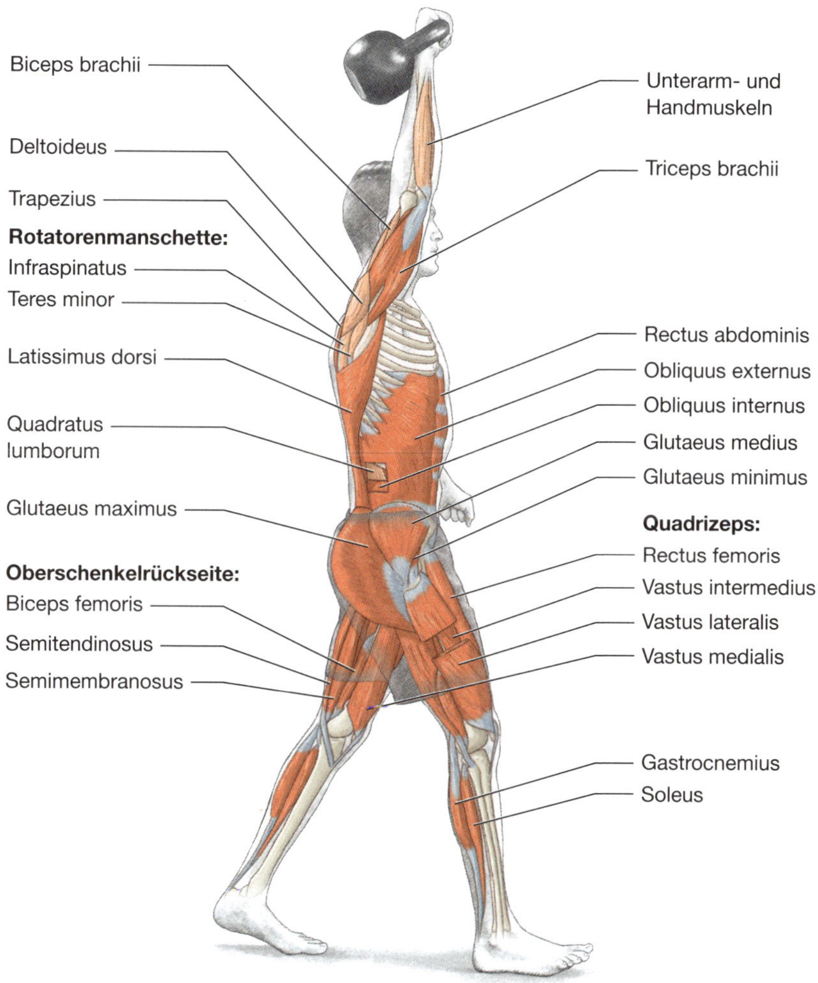

## Ausführung

1. Stellen Sie sich etwa 30 Zentimeter hinter die Kettlebell. Platzieren Sie die Füße schulterbreit, die Zehen zeigen leicht nach außen.
2. Heben Sie die Kettlebell über den Kopf, entweder mit einem Snatch oder mit einem Clean, gefolgt von einem Press.
3. Gehen Sie die festgesetzte Strecke. Halten Sie die Wirbelsäule so neutral wie möglich und bleiben Sie beim Gehen in der vertikalen Plank. Außerdem sollten Schultern, Rücken und Bauchmuskeln fest angespannt sein. Ihre Schrittlänge wird beim Overhead-Walk mit Kettlebell kürzer sein als sonst.
4. Wenn Sie die festgesetzte Strecke zurückgelegt haben, setzen Sie die Kettlebell auf dem Boden ab, indem Sie die Hebebewegung umkehren.
5. Wechseln Sie nach einer Pause die Kettlebell in die andere Hand und führen Sie den nächsten Satz aus. Fahren Sie so fort, bis Sie fertig sind.

## Beteiligte Muskeln

**Primär:** *Latissimus dorsi* (breiter Rückenmuskel), *Trapezius* (Trapezmuskel), *Rhomboideus major* und *minor* (großer und kleiner Rautenmuskel), *Triceps brachii* (Trizeps), *Rectus abdominis* (gerader Bauchmuskel), *Obliquus externus* und *internus* (äußerer und innerer schräger Bauchmuskel), *Transversus abdominis* (quer verlaufender Bauchmuskel), *Glutaeus maximus* (großer Gesäßmuskel); freie Seite: *Quadratus lumborum* (quadratischer Lendenmuskel), *Glutaeus medius* und *minimus* (mittlerer und kleiner Gesäßmuskel); Oberschenkelrückseite: *Semitendinosus* (halbsehniger Muskel), *Semimembranosus* (halbmembranöser Muskel), *Biceps femoris* (Schenkelbeuger); Quadrizeps: *Rectus femoris* (gerader Oberschenkelmuskel), *Vastus lateralis, medialis* und *intermedius* (äußerer, innerer und mittlerer breiter Muskel); *Gastrocnemius* (Zwillingswadenmuskel), *Soleus* (Schollenmuskel)
**Sekundär:** Rückenstrecker *(Erector spinae)*: *Iliocostalis* (Darmbein-Rippen-Muskel), *Longissimus* (längster Muskel), *Spinalis* (Dornfortsatzmuskel); *Deltoideus* (Deltamuskel); belastete Seite: *Quadratus lumborum* (quadratischer Lendenmuskel), *Glutaeus medius* und *minimus* (mittlerer und kleiner Gesäßmuskel); Rotatorenmanschette: *Infraspinatus* (Untergrätenmuskel), *Supraspinatus* (Obergrätenmuskel), *Teres minor* (kleiner runder Muskel), *Subscapularis* (Unterschulterblattmuskel); *Biceps brachii* (Bizeps); Unterarm- und Handmuskeln: Handbeuger, Fingerbeuger

## Hinweise zur Anatomie

**Handabstand:** Die Hand umschließt den Kettlebell-Griff mittig mit lockeren Fingern.
**Griff:** Überhandgriff (Hand proniert).

**Stand:** Stellen Sie sich schulterbreit etwa 30 Zentimeter hinter die Kettlebell, die Zehen zeigen leicht nach außen. Sobald die Kettlebell über dem Kopf ist, verringern Sie den Fußabstand auf normale Gehweite.
**Bewegungsbahn:** Um in Position zu kommen, wird die Kettlebell zunächst gerade nach oben und nahe am Körper bewegt. Beim Gehen folgt sie einer horizontalen Linie.
**Bewegungsablauf:** Halten Sie die Wirbelsäule gerade und stabil, wenn die Kettlebell über dem Kopf ist. Rückenstrecker, Bauchmuskeln und Latissimus halten die Wirbelsäule stabil und gerade, der große Gesäßmuskel und die Oberschenkelrückseite sorgen für die Hüftstreckung. Ziehen Sie die Schultern nach unten, damit der Latissimus arbeitet. Kneifen Sie die Gesäßmuskeln zusammen, um aufrecht zu stehen. Fallen Sie nicht ins Hohlkreuz. Legen Sie die festgesetzte Strecke zurück, bevor Sie die Kettlebell absetzen und sich ausruhen.

Dadurch, dass die Kettlebell in der Rack-Position ist, hebt sich der Gesamtschwerpunkt (der sich aus der Körpermasse plus der Masse der Kettlebell ergibt). Das macht es noch wichtiger, die Wirbelsäule neutral zu halten und die Bauch- und Gesäßmuskeln während des gesamten Walks fest anzuspannen.
**Hinweis:** Der Overhead-Walk ist sehr variabel, was Sätze, Wiederholungen, Distanz und Zeit angeht. Sie können eine bestimmte Gehzeit (zum Beispiel 3 Sätze à 35 Sekunden) oder eine bestimmte Strecke (zum Beispiel 3 Sätze à 40 Meter) festlegen. Sie können ihn als Teil der Trainingseinheit oder zum Warm-up oder Cool-down durchführen. Für den Anfang ist ein Gewicht ratsam, das zwischen einem Fünftel und einem Viertel des Körpergewichts liegt. Qualität geht über Quantität.

## Variante

### Overhead-Walk mit zwei Kettlebells

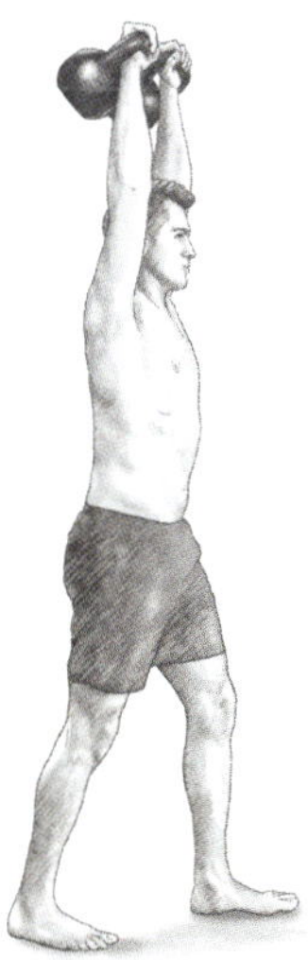

Der Overhead-Walk mit zwei Kettlebells ist eine beidhändige Variante des Overhead-Walks mit Kettlebell. Wenn Sie die Arme nicht technisch korrekt in die Überkopf-Haltung bringen können, sollten Sie diese Übung nicht ausführen. Dadurch, dass bei hoch erhobenen Kettlebells der Gesamtschwerpunkt (der sich aus der Körpermasse plus der Masse der Kettlebells ergibt) maximal in die Höhe geht, wird es noch wichtiger, die Wirbelsäule neutral zu halten und die Bauch- und Gesäßmuskeln während des gesamten Walks stark anzuspannen. Wie bei den anderen Walk-Übungen gibt es bei der Ausführung weitere Variationsmöglichkeiten.

# Kettlebell-Walk mit nach oben gewendeter Kugel

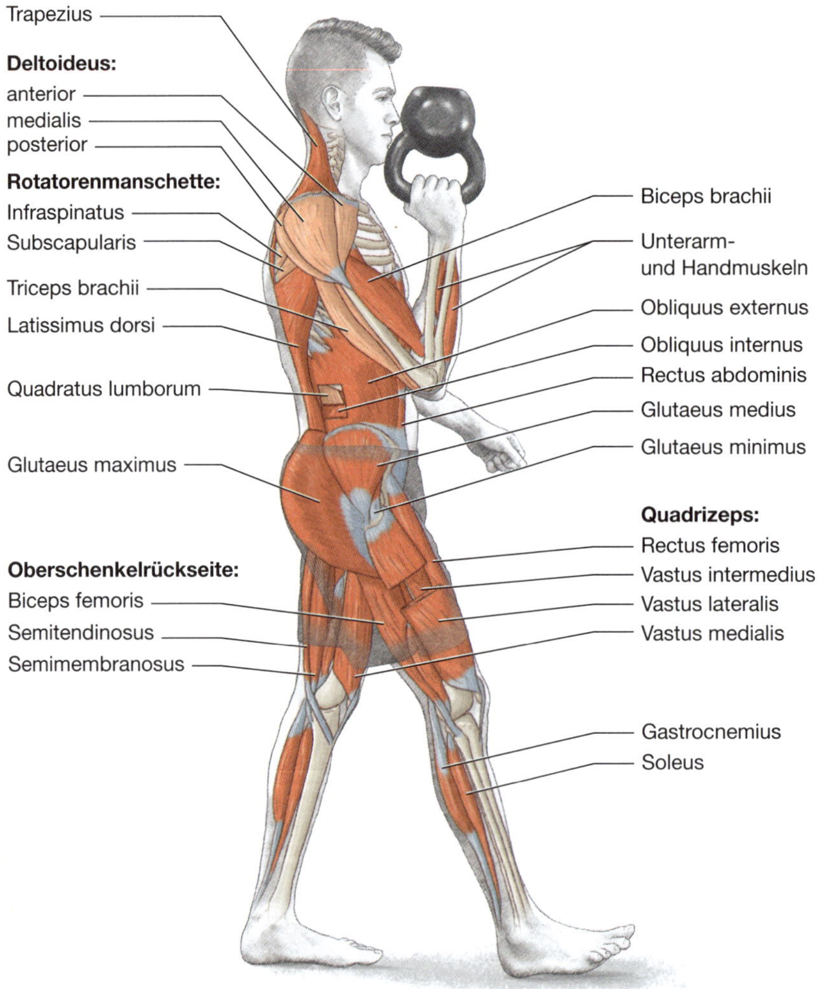

## Ausführung

1. Stellen Sie sich etwa 30 Zentimeter hinter die Kettlebell. Platzieren Sie die Füße schulterbreit, die Zehen zeigen leicht nach außen.
2. Führen Sie einen Kettlebell-Clean mit Kugel nach oben aus.
3. Gehen Sie die festgesetzte Strecke. Halten Sie die Wirbelsäule so neutral wie möglich und bleiben Sie beim Gehen in der vertikalen Plank. Außerdem sollten Schultern, Rücken und Bauchmuskeln fest angespannt sein. Ihre Schrittlänge wird beim Kettlebell-Walk mit nach oben gewendeter Kugel kürzer sein als sonst.
4. Wenn Sie die festgesetzte Strecke zurückgelegt haben, setzen Sie die Kettlebell auf dem Boden ab, indem Sie die Hebebewegung umkehren.
5. Wechseln Sie nach einer Pause die Kettlebell in die andere Hand und führen Sie den nächsten Satz aus. Fahren Sie so lange damit fort, bis Sie fertig sind.

## Beteiligte Muskeln

**Primär:** *Latissimus dorsi* (breiter Rückenmuskel), *Trapezius* (Trapezmuskel), *Rhomboideus major* und *minor* (großer und kleiner Rautenmuskel); Rotatorenmanschette: *Infraspinatus* (Untergrätenmuskel), *Supraspinatus* (Obergrätenmuskel), *Teres minor* (kleiner runder Muskel), *Subscapularis* (Unterschulterblattmuskel); *Rectus abdominis* (gerader Bauchmuskel), *Obliquus externus* und *internus* (äußerer und innerer schräger Bauchmuskel), *Transversus abdominis* (quer verlaufender Bauchmuskel), *Glutaeus maximus* (großer Gesäßmuskel); freie Seite: *Quadratus lumborum* (quadratischer Lendenmuskel), *Glutaeus medius* und *minimus* (mittlerer und kleiner Gesäßmuskel); Oberschenkelrückseite: *Semitendinosus* (halbsehniger Muskel), *Semimembranosus* (halbmembranöser Muskel), *Biceps femoris* (Schenkelbeuger); Quadrizeps: *Rectus femoris* (gerader Oberschenkelmuskel), *Vastus lateralis, medialis* und *intermedius* (äußerer, innerer und mittlerer breiter Muskel); *Gastrocnemius* (Zwillingswadenmuskel), *Soleus* (Schollenmuskel), *Biceps brachii* (Bizeps); Unterarm- und Handmuskeln: Handbeuger, Fingerbeuger
**Sekundär:** Rückenstrecker *(Erector spinae)*: *Iliocostalis* (Darmbein-Rippen-Muskel), *Longissimus* (längster Muskel), *Spinalis* (Dornfortsatzmuskel); *Deltoideus pars clavicularis* (anteriore Fasern), *pars acromialis* (superiore Fasern) und *pars spinalis* (posteriore Fasern) (Deltamuskel); belastete Seite: *Quadratus lumborum* (quadratischer Lendenmuskel), *Glutaeus medius* und *minimus* (mittlerer und kleiner Gesäßmuskel), *Triceps brachii* (Trizeps)

## Hinweise zur Anatomie

**Handabstand:** Die Hand umschließt mittig den Kettlebell-Griff locker mit den Fingern.
**Griff:** Überhandgriff (Hand proniert).
**Stand:** Stellen Sie sich schulterbreit etwa 30 Zentimeter hinter die Kettlebells, die Zehen zeigen leicht nach außen. Sobald sich die Kettlebells über dem Kopf befinden, verringern Sie den Fußabstand auf normale Gehweite.

**Bewegungsbahn:** Um in Position zu kommen, wird die Kettlebell zunächst gerade nach oben und nahe am Körper bewegt. Beim Gehen folgt sie einer horizontalen Linie.

**Bewegungsablauf:** Halten Sie die Wirbelsäule gerade und stabil, wenn die Kettlebell mit der Kugel nach oben steht. Damit die Kettlebell nicht kippt, müssen Sie den Griff eisern umklammern. Rückenstrecker, Bauchmuskeln und Latissimus halten die Wirbelsäule stabil und gerade, der große Gesäßmuskel und die Oberschenkelrückseite sorgen für die Hüftstreckung beim Heben der Kettlebell und beim Gehen. Ziehen Sie die Schultern nach unten, damit der Latissimus arbeitet. Kneifen Sie die Gesäßmuskeln zusammen, um aufrecht zu stehen. Fallen Sie nicht ins Hohlkreuz. Legen Sie die festgesetzte Strecke zurück, bevor Sie die Kettlebell absetzen und sich ausruhen.

Dadurch, dass die Kettlebell mit der Kugel noch oben gehalten wird, hebt sich der Gesamtschwerpunkt (der sich aus der Körpermasse plus der Masse der Kettlebell ergibt). Das macht es noch wichtiger, die Wirbelsäule neutral zu halten und die Bauch- und Gesäßmuskeln während des gesamten Walks fest anzuspannen.

**Hinweis:** Der Kettlebell-Walk mit Kugel nach oben ist sehr variabel, was Sätze, Wiederholungen, Distanz und Zeit angeht. Sie können eine bestimmte Gehzeit (zum Beispiel 3 Sätze à 25 Sekunden) oder eine bestimmte Strecke (zum Beispiel 3 Sätze à 20 Meter) festlegen. Sie können ihn als Teil der Trainingseinheit oder zum Warm-up oder Cool-down durchführen. Für den Anfang ist ein Gewicht ratsam, das bei einem Fünftel des Körpergewichts liegt. Qualität geht über Quantität.

## Variante

### Kettlebell-Walk mit zwei nach oben gewendeten Kugeln

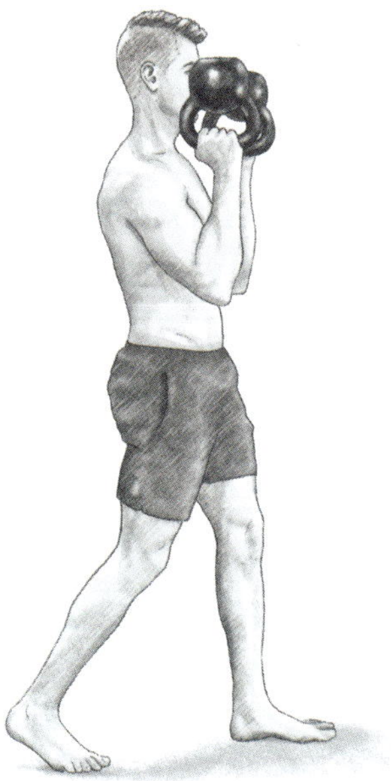

Der Kettlebell-Walk mit zwei nach oben gewendeten Kugeln ist eine beidhändige Variante des Kettlebell-Walks mit nach oben gewendeter Kugel. Dadurch, dass der Gesamtschwerpunkt (der sich aus der Körpermasse plus der Masse der Kettlebell ergibt) erhöht ist, wird es noch wichtiger, die Wirbelsäule neutral zu halten und die Bauch- und Gesäßmuskeln während des gesamten Walks stark anzuspannen. Wie bei den anderen Walk-Übungen gibt es bei der Ausführung weitere Variationsmöglichkeiten.

# 10

# Mobility-Übungen für mehr Beweglichkeit

Bewegungsumfang. Beweglichkeit und Flexibilität. Verletzungsfreiheit. Tolles Aufwärmprogramm für verspannte Gelenke. Dies sind Stichworte, die ich von Kettlebell-Schülern im Laufe der Jahre zum Thema Mobilitätstraining zu hören bekommen habe. Gute Vorbereitung auf eine anstehende Trainingseinheit ist äußerst wichtig, um die Leistung zu verbessern und das Verletzungsrisiko zu verringern.

Mobility-Übungen sind im Fitnessbereich ein Dauerthema. In diesem Kapitel besprechen wir, wie man durch den Einsatz von Kettlebells mehr aus den Mobility-Übungen im Training herausholt. Die Übungen sind nicht dazu gedacht, mehr Kraft oder viel Muskulatur aufzubauen. Sie sollen stattdessen steife Gelenke wieder mobilisieren und neuromuskuläre Muster wiederherstellen, die Ihnen im Training zugutekommen. Das Ziel ist eine bessere Beweglichkeit und Vorbereitung auf das anstehende Training.

Wenn Sie diese Übungen ins Aufwärmprogramm aufnehmen, sollten Sie sie so ausführen, dass sie Ihrer Trainingsleistung zuträglich sind, statt Sie schon vorher zu erschöpfen. Nach dem Aufwärmen sollten Sie leicht schwitzen und voller Energie für das Training sein. Ein typisches Aufwärmtraining sollte 10 bis 20 Minuten dauern. Wenn Sie länger als 20 Minuten brauchen, sollten Sie Ihr Warm-up überdenken. »Viel hilft viel« gilt hier in der Regel nicht.

Meiner Meinung nach sind dies die besten Kettlebell-Mobility-Übungen, aber es gibt noch weitere. Achten Sie bei der Auswahl einer Mobility-Übung darauf, welchen Nutzen sie bringt und wie viel Zeit sie in Anspruch nimmt. Suchen Sie die Übungen außerdem mit Blick auf das darauffolgende Krafttraining aus. Solange Sie keine ernsthaften Probleme mit der Rotation im Brustwirbelsäulenbereich oder mit der Schulterbeweglichkeit haben, brauchen Sie vor Kettlebell-Squats oder -Swings normalerweise keinen Armhebel zu trainieren.

Als ich den seitlichen Goblet-Squat als Mobility-Übung kennenlernte, war ich baff. Seine Wirkung auf mich und meine Hüftbeweglichkeit war erstaunlich. Die Übung half mir sogar bei der Reha meines Sprunggelenks, das ich mir bei einem Footballspiel schwer verstaucht hatte. Ich benutze als Gegengewicht eine kleine, meist 12 Kilogramm schwere Kettlebell, aber die Übung kann auch ohne Gewicht durchgeführt werden. Lassen Sie dabei die Fersen auf dem Boden und senken Sie das Becken so tief wie möglich.

Das Kettlebell-Karussell, der Überzug, der Armhebel und sein Bruder, der Armhebel mit gebeugtem Arm, sind ein wahrer Segen für den Schultergürtel und die Rotation der Brustwirbelsäule. Gerade diese wird heutzutage schmerzlich vernachlässigt, was hauptsächlich auf die Nutzung all der digitalen Geräte zurückzuführen ist. Unsere Körperhaltung beim Gebrauch von Handys und anderen digitalen Geräten begünstigt die Brustkyphose (Rückgratverkrümmung in der Sagittalebene) und nach vorn gebogene Schultern. Durch die Mobility-Übungen werden diese Auswirkungen Stück für Stück rückgängig gemacht, und Sie können mit dieser Körperregion wieder Bewegungen ausführen, die Ihnen vielleicht seit Jahren nicht mehr möglich waren.

Beim Üben des Armhebels werden Sie unter anderem merken, dass Ihnen in den ersten Tagen die obere Rückenmuskulatur wehtut, denn diese muss sich erst wieder an die

Arbeit gewöhnen. Als ich Football spielte, war der Armhebel ein fester Bestandteil meines Aufwärmprogramms vor dem Training, weil ich damit nach mehreren Spieltagen als Defensive Tackle meine Schultern wieder in die richtige Stellung bringen konnte.

Der Mobility-Goblet-Squat (Kapitel 6) gehört ebenfalls zu meinen Lieblingsübungen, weil er die unteren Extremitäten und die Hüftregion dehnt. Er ist definitiv eine Dehn- beziehungsweise Mobility-Übung und keine Kraftübung. Ich hatte eine Kettlebell-Schülerin, die viel Slalom-Wasserski fuhr und dabei immer den gleichen Fuß nach vorn setzte. Als ich ihr diese Übung zeigte, hockte sie sich ohne Probleme auf eine Seite. Als sie das Gewicht jedoch auf die andere Seite verlagern wollte, kam sie bis zur Mitte und nicht weiter. Sie arbeitete daran, an dieser Stelle beweglicher zu werden, und in der Folge verbesserte sich ihre Technik bei Squat und Swing erheblich.

Ein weiterer Tipp, den ich meinen Schülern für diesen Goblet-Squat mitgebe, lautet, die beiden Beckenhälften so weit wie möglich auseinanderzuziehen. Dadurch entsteht Raum im Hüft- und Beckenbereich, sodass sie sich mit neutraler Wirbelsäule tiefer in die Hocke senken können. Ich rate Ihnen bei dieser Bewegung zu einer leichteren Kettlebell.

Mobility-Übungen sind vergleichbar mit den vielen Menschen hinter den Kulissen, die man im Abspann von Filmen sieht. Sie sind nicht die Stars des Films, aber ohne sie gäbe es nichts zu sehen. Beginnen Sie Ihr Training gut vorbereitet, indem Sie ein kurzes, aber effektives Aufwärmtraining absolvieren, dann meistern Sie die schweren Kraftübungen, die Sie sich vorgenommen haben. Denken Sie bei der Durchführung von Mobility-Übungen an dieses Mantra: Leistung steigern, Verletzungen verringern.

## Wichtige Aspekte bei den Mobility-Übungen

Die Mobility-Übungen in diesem Kapitel können in zwei Kategorien unterteilt werden:

1. Unterkörper
2. Oberkörper

Bei jeder Kategorie von Mobility-Übungen haben Sie verschiedene Möglichkeiten, die richtige Technik zu erlernen und Beweglichkeit zu entwickeln. Hier werfen wir zunächst einen genaueren Blick darauf, was bei den verschiedenen Übungen zu beachten ist.

Bei der Durchführung von Mobility-Übungen sollte der Fokus darauf liegen, den Körper auf das nachfolgende Krafttraining vorzubereiten. Mobility-Übungen sind keine Kraftübungen und sollten auch nicht wie solche ausgeführt werden. Nach den ersten paar Einheiten kann es zu leichtem Muskelkater kommen, da auch Mobility-Übungen immer noch exzentrische und konzentrische Kontraktionen beinhalten. Der Muskelkater sollte jedoch innerhalb weniger Tage nachlassen.

## Unterkörper

Zwei wichtige Mobility-Übungen für den Unterkörper sind der seitliche Goblet-Squat, der in diesem Kapitel behandelt wird, und der in Kapitel 6 beschriebene Mobility-Goblet-Squat. Jede Übung für sich hat ihr Gutes, aber ich rate dringend dazu, beide Übungen durchzuführen, wenn nach dem Aufwärmen ein Unterkörpertraining ansteht. Der seitliche Goblet-Squat hat den Vorteil, dass er nicht nur die untere Extremität mobilisiert, besonders die hintere Kette, sondern auch die für das darauffolgende Krafttraining nötigen Bewegungen einübt. Er fördert außerdem die neuromuskuläre Steuerung rund um die Sprung-, Knie- und Hüftgelenke, die bei Alltagstätigkeiten und Sportarten wie Kampfsport, Strongman, Turnen und Fußball (Abbildung unten) beansprucht werden.

Wenn Sie üben, die Knie über den Zehen zu halten, nützt Ihnen das bei Squats und anderen Kettlebell-Bewegungen. Beim in Kapitel 6 beschriebenen Mobility-Goblet-Squat schaffen Sie zusätzlich zu den bereits genannten Vorteilen mehr Bewegungsfreiheit in der Lenden-Becken-Region, was die Ausführung einiger Kettlebell-Übungen sicherer macht, Ihre Leistung steigert und das Verletzungsrisiko verringert.

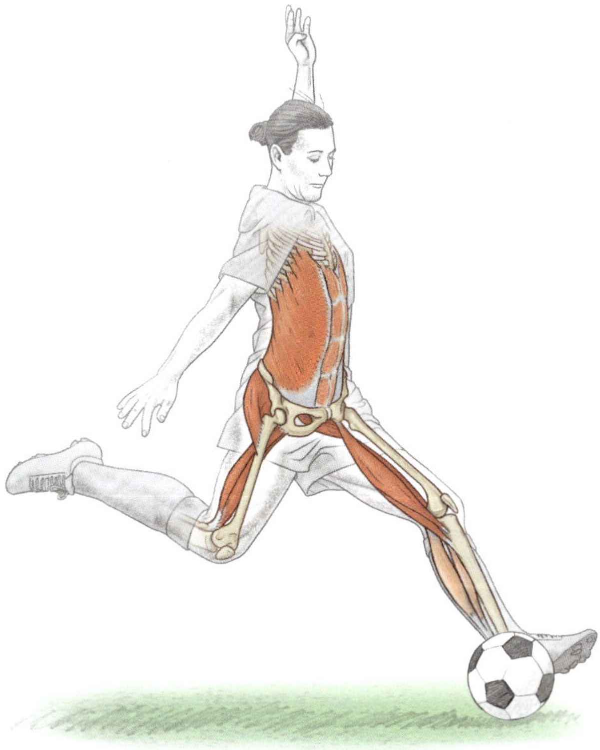

Beim Fußball ist eine präzise neuromuskuläre Steuerung der Sprung-, Knie- und Hüftgelenke nötig, die sich mithilfe des seitlichen Goblet-Squats entwickeln lässt.

## Oberkörper

Für den Oberkörper sind Kettlebell-Karussell, -Armhebel und -Überzug nicht nur wichtig, um die Beweglichkeit des Rumpfes und der Schultern zu verbessern, sondern auch, um diese Regionen auf die Kraftübungen vorzubereiten, die auf das Aufwärmtraining folgen. Alle drei Übungen haben ähnliche positive Auswirkungen, aber auch individuelle Vorteile. Schwimmen, Leichtathletik, Kampfsport und Volleyball (Abbildung unten) sind nur einige der Sportarten, denen diese Dehnübungen Nutzen bringen.

Das Kettlebell-Karussell verbessert die Stabilität des Oberkörpers durch Drehbewegungen der Kettlebell um Kopf und Hals. Der Armhebel und seine Variante mit gebeugtem Arm fördern die Beweglichkeit der Schultern und der Brustwirbelsäule, verbessern die Rotationsfähigkeit des Oberkörpers und sorgen dabei für starke, bewegliche Muskeln an den Schultern und im oberen Rückenbereich. Der Kettlebell-Überzug trägt nicht nur zur Entwicklung einer starken, beweglichen Muskulatur in den Schultern und im oberen Rücken bei, sondern kräftigt auch den Core, weil der Rücken gerade und die Bauchmuskeln fest bleiben müssen, während die Kettlebell über den Kopf geführt wird. Alle drei Bewegungen verbessern außerdem die neuromuskuläre Steuerung der Schultern, was für die Verletzungsprävention und die Leistungssteigerung entscheidend ist.

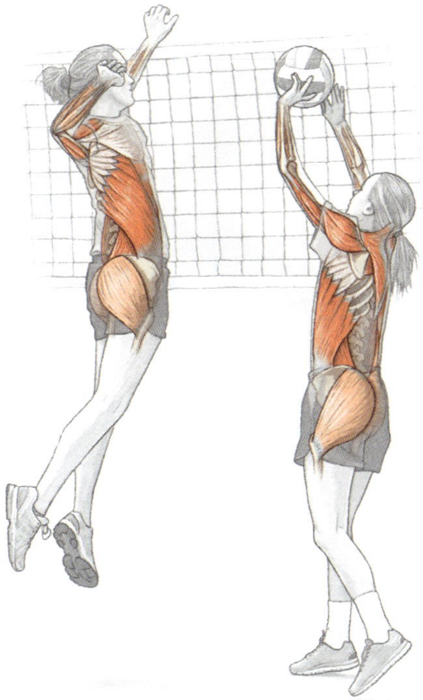

Beim Volleyball brauchen Stellerinnen ebenso wie Angreiferinnen eine gute Beweglichkeit des Oberkörpers.

# Seitlicher Goblet-Squat

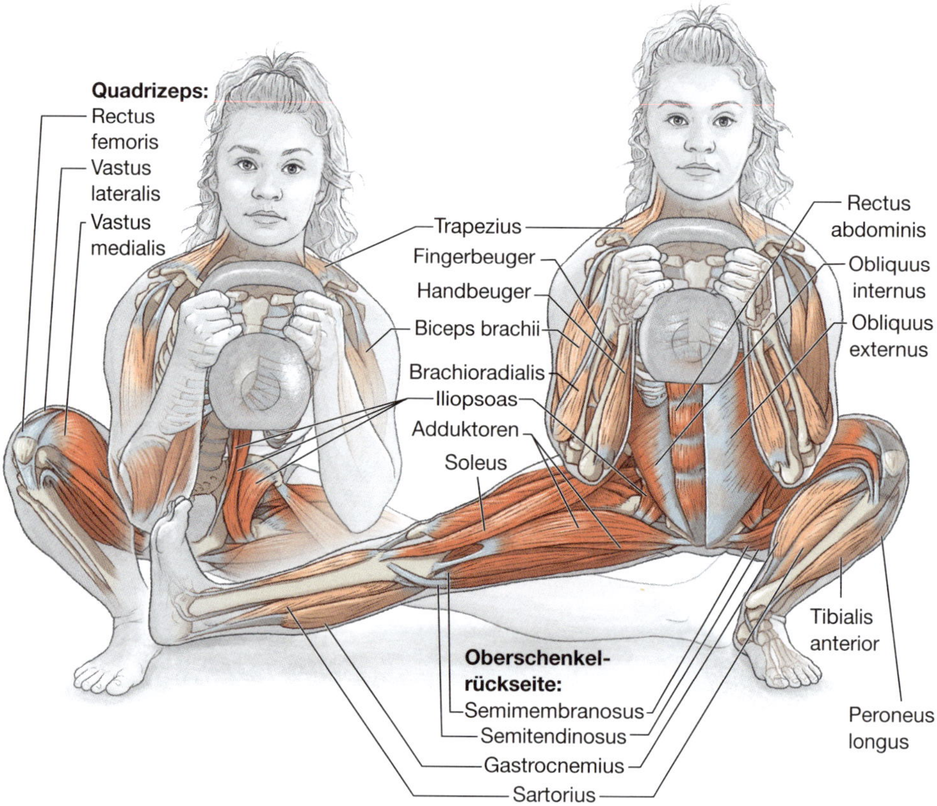

## Ausführung

1. Sie haben zwei Möglichkeiten, die Kettlebell in die richtige Position für den seitlichen Goblet-Squat zu bringen:
   a) Sie stellen sich schulterbreit etwa 30 Zentimeter hinter die Kettlebell. Die Zehen zeigen leicht nach außen. Ziehen Sie die Kettlebell am Griff in den Rückschwung (wie bei den in Kapitel 3 besprochenen Swings) und richten Sie sich auf. Halten Sie dabei die Kettlebell eng am Körper und beugen Sie beide Ellbogen. Am Ende halten Sie die Kettlebell mit beiden Händen auf je einer Seite des Griffs.
   b) Sie stellen sich mit schulterbreit geöffneten Füßen hin und platzieren die Kettlebell zwischen den Füßen, die Zehen leicht auswärts gerichtet (wie bei den Deadlifts in Kapitel 2). Fassen Sie den Griff mit beiden Händen. Heben Sie die Kettlebell mit einem Deadlift und führen Sie die Bewegung bis auf Brusthöhe fort, wobei sich die Ellbogen beugen, sodass die Hände schließlich beide Seiten des Griffs umfassen.
2. Stellen Sie die Füße etwas weiter als schulterbreit auseinander und drehen Sie die Füße leicht nach außen. Bei Bedarf können Sie den Fußabstand am unteren Endpunkt der Bewegung anpassen.
3. Verlagern Sie Ihr Gewicht seitwärts auf den rechten Fuß, wobei der linke Fuß auf dem Boden bleibt. Achten Sie darauf, dass die Knie über den Zehen bleiben, während Sie das Becken möglichst unter Kniehöhe absenken. Die rechte Fußsohle muss vollständig auf dem Boden bleiben, das linke Bein bleibt gestreckt. Lassen Sie den Brustkorb aufgerichtet, während Sie die Kettlebell halten. Alternativ können Sie links die Zehen vom Boden lösen und zur Decke richten. Gehen Sie so tief nach unten, dass es sich gerade noch angenehm anfühlt, und verharren Sie dort einige Sekunden. Atmen Sie weiter. Wenn es reicht, erheben Sie sich etwas und gehen zum anderen Bein über.
4. Verlagern Sie Ihr Gewicht aufs linke Bein, entweder indem Sie vor der nächsten Wiederholung aufstehen und in die vertikale Plank gehen, oder indem Sie nur so weit nach oben kommen, dass Sie Ihr Gewicht auf die andere Seite verlagern können. Achten Sie darauf, dass sich Hüften und Schultern gleichzeitig heben.
5. Wenn Sie beim Seitenwechsel aufstehen, sollten Sie vor der nächsten Wiederholung in die vertikale Plank gehen. Wiederholen Sie die Bewegung, bis der Satz vollendet ist.

## Beteiligte Muskeln

**Primär:** Rückenstrecker *(Erector spinae)*: *Iliocostalis* (Darmbein-Rippen-Muskel), *Longissimus* (längster Muskel), *Spinalis* (Dornfortsatzmuskel); Quadrizeps: *Rectus femoris* (gerader Oberschenkelmuskel), *Vastus lateralis, medialis* und *intermedius* (äußerer, innerer und mittlerer breiter Muskel); *Glutaeus maximus* (großer Gesäßmuskel), *Glutaeus medius* und *minimus* (mittlerer und kleiner Gesäßmuskel), Abduktoren und Adduktoren; Oberschenkelrückseite: *Semitendinosus* (halbsehniger Muskel), *Semimembranosus* (halbmembranöser Muskel), *Biceps femoris* (Schenkelbeuger); Hüftbeuger: *Iliopsoas* (Lenden-Darmbein-

muskel), *Rectus femoris* (gerader Oberschenkelmuskel), *Sartorius* (Schneidermuskel); *Rectus abdominis* (gerader Bauchmuskel), *Transversus abdominis* (quer verlaufender Bauchmuskel), *Obliquus internus* (innerer schräger Bauchmuskel), *Obliquus externus* (äußerer schräger Bauchmuskel)
**Sekundär:** *Trapezius* (Trapezmuskel), *Rhomboideus major* und *minor* (großer und kleiner Rautenmuskel), *Latissimus dorsi* (breiter Rückenmuskel), *Quadratus lumborum* (quadratischer Lendenmuskel); Unterschenkel: *Tibialis anterior* und *posterior* (vorderer und hinterer Schienbeinmuskel), *Peroneus longus* und *brevis* (langer und kurzer Wadenbeinmuskel); Waden: *Gastrocnemius* (Zwillingswadenmuskel), *Soleus* (Schollenmuskel); Unterarme: *Flexor carpi ulnaris* (Handbeuger), Fingerbeuger; Ellbogenbeuger: *Biceps brachii* (Bizeps), *Brachioradialis* (Oberarmspeichenmuskel)

## Hinweise zur Anatomie

**Handabstand:** Die Hände umfassen je eine Seite des Kettlebell-Griffs.
**Griff:** Überhandgriff (beide Hände supiniert).
**Stand:** Platzieren Sie die Füße mehr als schulterbreit auseinander. Die Zehen zeigen leicht nach außen.
**Bewegungsbahn:** Die Kettlebell wird von Anfang bis Ende in der vertikalen Ebene bewegt.
**Bewegungsablauf:** Zu Beginn jeder Wiederholung sind die Zehen fest im Boden verwurzelt, die Kniescheiben hochgezogen, die Gesäßmuskeln zusammengekniffen und Latissimus und Bauchmuskeln stark angespannt. Wie beim Kettlebell-Deadlift halten Rückenstrecker, Bauchmuskeln und Latissimus die Wirbelsäule fest und gerade, während der Quadrizeps, die Hüftabduktoren und -adduktoren, der große Gesäßmuskel und die Oberschenkelrückseite die Squat-Bewegung ausführen. Ziehen Sie die Schultern nach unten, damit der Latissimus arbeitet. Die Wirbelsäule bleibt während der gesamten Bewegung gerade und stabil, auch wenn die Hüften unter Kniehöhe sind.

Da man während der gesamten Bewegung nur eine Kettlebell verwendet und das Gewicht von einer Seite zur anderen verlagert, ist die Belastung des Körpers asymmetrisch. Wenn Sie den Fuß des gestrecktem Beins während der gesamten Bewegung auf dem Boden halten, macht sich die Dehnung eher in den Adduktoren bemerkbar. Wenn Sie die Zehen vom Boden lösen und nach oben richten, spüren Sie die Dehnung eher in der Oberschenkelrückseite des gestreckten Beins.
**Technik:** Verwenden Sie bei dieser Übung keine schweren Gewichte, da es sich um eine Dehn- beziehungsweise Mobility-Übung handelt. Einer ihrer vielen Vorteile ist, dass sie die neuromuskuläre Steuerung der unteren Gliedmaßen verbessert, was in Sport und Alltag Verletzungen verringern oder verhindern kann.

# Kettlebell-Karussell

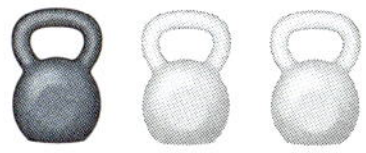

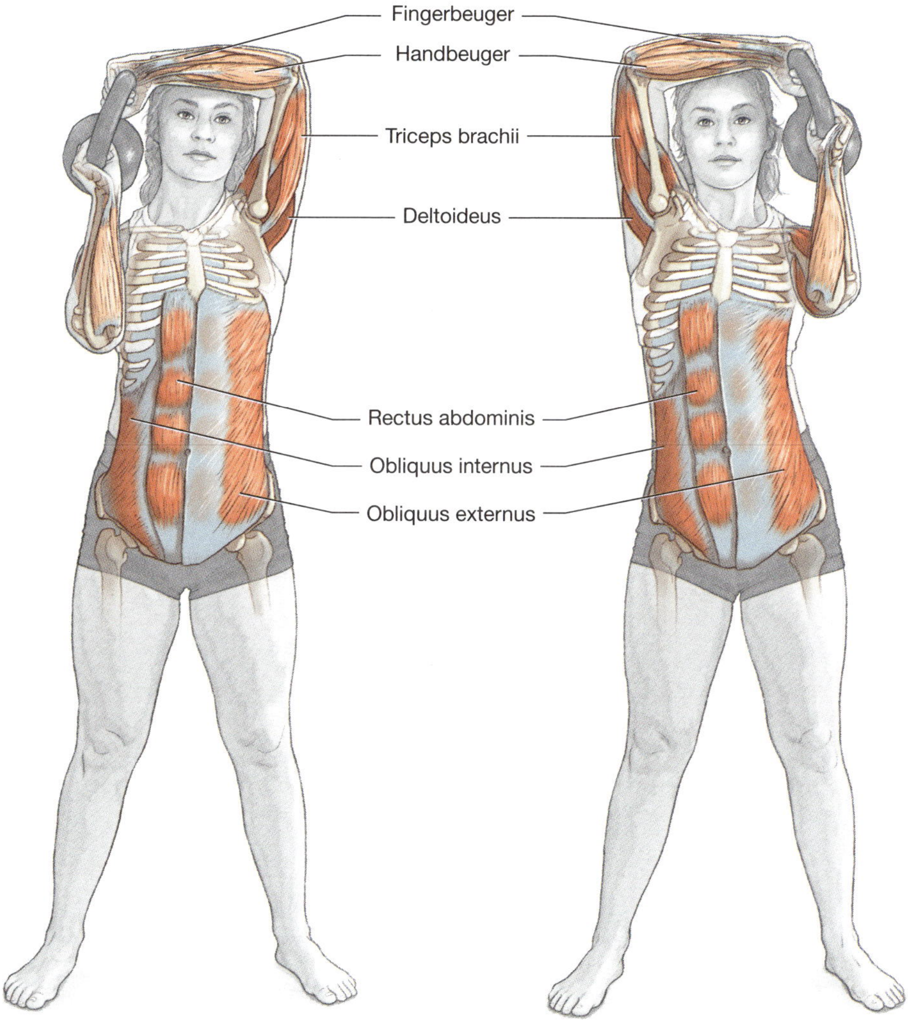

## Ausführung

**1.** Umfassen Sie im Stehen mit den Händen beide Seiten des Kettlebell-Griffs so, dass die Kettlebell kopfüber steht. Die Kugel zeigt also nach oben.

**2.** Verwurzeln Sie die Füße fest im Boden, ziehen Sie die Kniescheiben nach oben, kneifen Sie die Gesäßmuskeln zusammen und spannen Sie die Bauchmuskeln fest an. Der Brustkorb bleibt senkrecht über dem Becken, die Handgelenke bleiben neutral.

**3.** Bewegen Sie die Kettlebell langsam im Kreis um den Kopf herum. Führen Sie sie zunächst mit der Kugel nach hinten über die linke Schulter. Sobald die Kettlebell über der Schulter zum Nacken gelangt, halten Sie sie so nah wie möglich am Oberkörper. Die Kugel zeigt nun zum Boden. Führe Sie sie weiter um Kopf und Hals herum und über die rechte Schulter zurück nach vorn, wobei die Kugel wieder nach hinten zeigt. Beenden Sie die Übung in der Ausgangsposition vor der Brust. Machen Sie eine kurze Pause und fahren Sie fort.

**4.** Stellen Sie sich vor, dass Kopf und Hals die Sonne sind, während die Kettlebell die Erde auf ihrer Umlaufbahn ist.

**6.** Machen Sie die festgesetzte Zahl von Wiederholungen in dieser Richtung und wiederholen Sie das Ganze dann mit der gleichen Wiederholungszahl in die andere Richtung. Anfangs können Sie die Kettlebell vielleicht nicht so nah am Oberkörper halten, aber nach einigen Wiederholungen werden Sie beweglicher werden und engere Kreise ziehen.

**7.** Wenn Sie fertig sind, setzen Sie die Kettlebell ab.

## Beteiligte Muskeln

**Primär:** *Deltoideus* (Deltamuskel); *Trapezius* (Trapezmuskel), *Rhomboideus major* und *minor* (großer und kleiner Rautenmuskel), *Rectus abdominis* (gerader Bauchmuskel), *Transversus abdominis* (quer verlaufender Bauchmuskel), *Obliquus internus* (innerer schräger Bauchmuskel), *Obliquus externus* (äußerer schräger Bauchmuskel), *Triceps brachii* (Trizeps)
**Sekundär:** *Glutaeus maximus* (großer Gesäßmuskel); Unterarme: *Flexor carpi ulnaris* (Handbeuger), Fingerbeuger

## Hinweise zur Anatomie

**Handabstand:** Die Hände greifen den Kettlebell-Griff seitlich.
**Griff:** Überhandgriff (Hände neutral).
**Stand:** Die Füße stehen hüft- bis schulterbreit auseinander.
**Bewegungsbahn:** Die Kettlebell wird auf der Transversalebene um Kopf und Hals herumbewegt, erst im Uhrzeigersinn, dann entgegen dem Uhrzeigersinn, oder umgekehrt.
**Bewegungsablauf:** Während der gesamten Karussell-Bewegung sind die Zehen fest im Boden verwurzelt. Ziehen Sie die Kniescheiben nach oben, kneifen Sie die Gesäßmuskeln

zusammen und spannen Sie die Bauchmuskeln fest an. Die Wirbelsäule bleibt während der gesamten Bewegung gerade und stabil. Der Brustkorb bleibt senkrecht über dem Becken, die Handgelenke bleiben neutral. Bewegen Sie die Kettlebell um Kopf und Hals herum, nicht umgekehrt. Ratsam ist, das Kettlebell-Karussell vor dem Spiegel zu üben, um die richtige Ausführung visuell zu überprüfen. Sie können gern die Drehrichtung bei jeder Wiederholung ändern, anstatt erst alle Wiederholungen in eine Richtung und dann andersherum auszuführen. In der Regel werden 2 oder 3 Sätze mit je 5 Wiederholungen pro Seite empfohlen.

**Technik:** Verwenden Sie bei dieser Übung keine schweren Gewichte, da es sich um eine Mobility-Übung handelt. Einer ihrer vielen Vorteile ist, dass sie die neuromuskuläre Steuerung der unteren Gliedmaßen verbessert, was in Sport und Alltag Verletzungen verringern oder verhindern kann.

## Variante

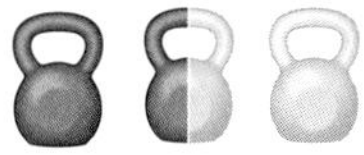

### Kettlebell-Karussell im Kniestand

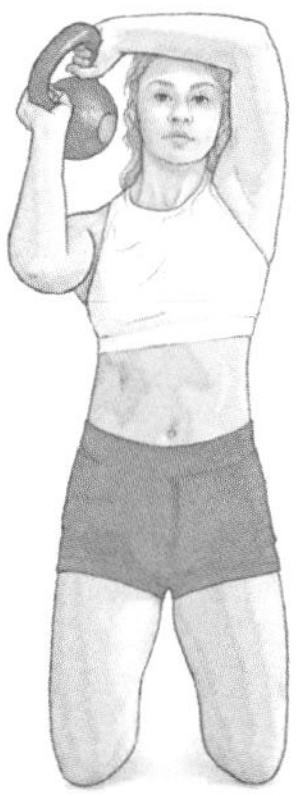

Um sich das Kettlebell-Karussell etwas zu erschweren, knien Sie sich mit hüftbreit oder etwas mehr auseinanderstehenden Knien hin, halten Sie die Unterschenkel parallel und die Zehen ausgestreckt auf dem Boden. Kneifen Sie die Gesäßmuskeln zusammen, spannen Sie die Bauchmuskeln an und führen Sie die Karussell-Bewegung aus.

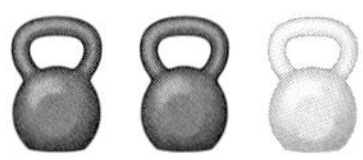

### Kettlebell-Karussell im halben Kniestand

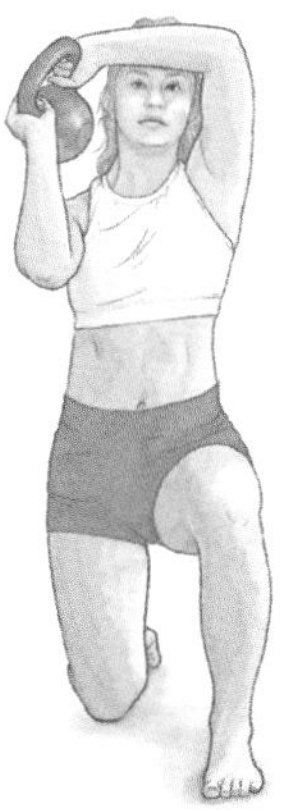

Diese Variante für Fortgeschrittene erfordert, dass Sie in den halben Kniestand kommen, indem Sie auf einem Bein knien und das andere Bein mit dem Fuß nach vorn aufstellen. Achten Sie darauf, dass Knie, Becken, Schultergürtel und Kopf senkrecht übereinander, parallel und nach vorn gerichtet bleiben. Belasten Sie den vorderen Fuß nur leicht. Kneifen Sie die Gesäßmuskeln zusammen, spannen Sie die Bauchmuskeln an und führen Sie die Karussell-Bewegung aus. Wenn die Übung leichter wird, empfehle ich, die Standfläche zu verringern, indem Sie den vorderen Fuß neben das untere Knie stellen.

# Kettlebell-Armhebel

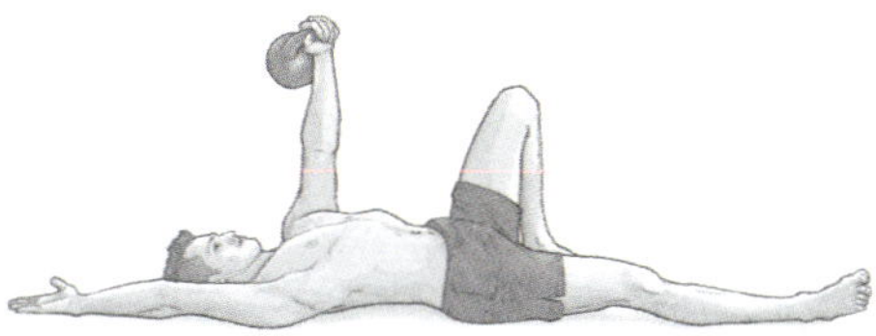

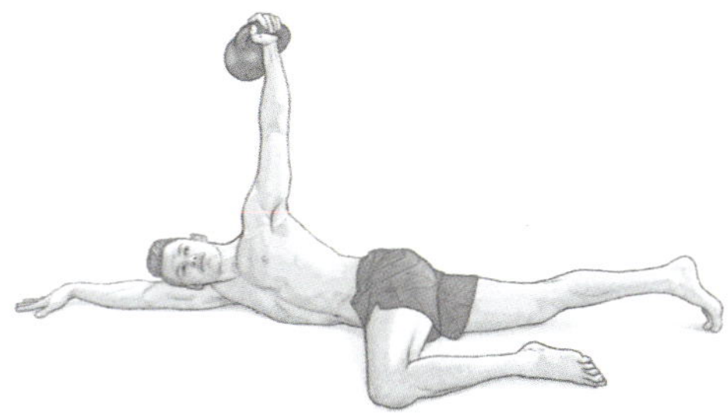

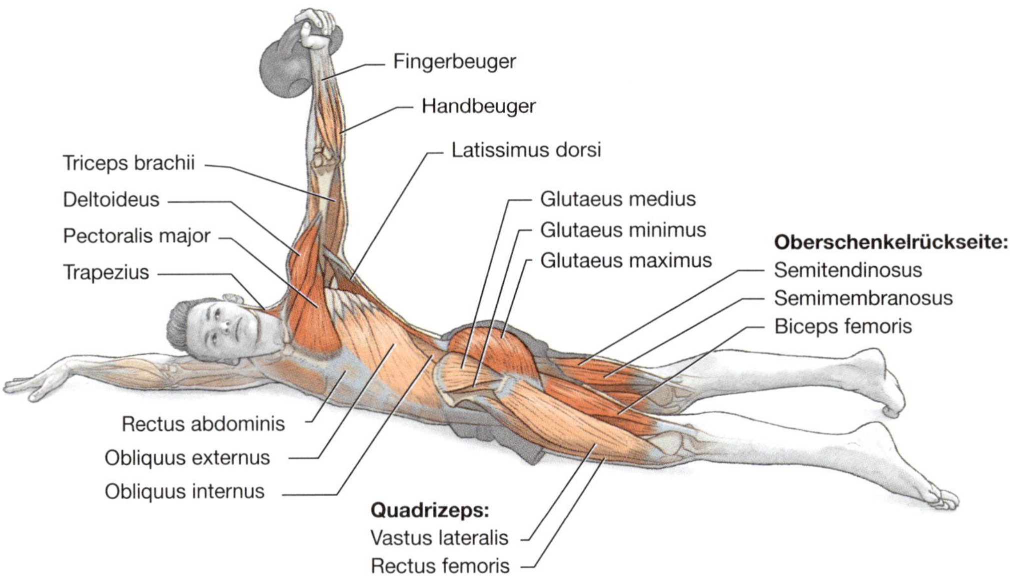

## Ausführung

1. Legen Sie sich neben der Kettlebell auf die linke Seite. Greifen Sie mit der linken Hand in den Griff und legen Sie die rechte Hand darüber, ohne mit dem Daumen zu schließen. Halten Sie die Kettlebell mit beiden Händen nah bei sich und rollen Sie sich auf den Rücken. Die Kettlebell befindet sich nun auf Höhe der Rippen, der linke Ellbogen ruht auf dem Boden.
2. Lassen Sie die rechte Hand los und drücken Sie die Kettlebell mit dem linken Arm nach oben. Sie können dies auch mit beiden Händen tun.
3. Der Daumen bleibt in Richtung Kopf gerichtet. Winkeln Sie das linke Knie etwa 90 Grad an und lassen Sie das rechte Bein gestreckt. Strecken Sie den rechten Arm über Kopf auf dem Boden aus.
4. Rollen Sie sich nach rechts, indem Sie das linke Bein kippen und den rechten Arm und das rechte Bein als Achse nutzen. Legen Sie das linke Knie mit einer Hüftbeugung von 90 Grad auf dem Boden ab und lassen Sie den Kopf auf dem rechten Arm ruhen.
5. Halten Sie den linken Arm senkrecht und den Daumen in Kopfrichtung. Halten Sie die Schultern heruntergezogen und pressen Sie die Schulterblätter zusammen, damit die Schultern während der Bewegung zusammengezogen bleiben.
6. Strecken Sie das linke Bein aus, sodass die Beine etwa schulterbreiten Abstand oder mehr haben. Halten Sie die Zehen gestreckt.
7. Atmen Sie ein und kneifen Sie beim Ausatmen den linken großen Gesäßmuskel zusammen, um die linke Hüfte in Richtung Boden zu bewegen. Wiederholen Sie dies 3- bis 5-mal. Wenn Sie damit fertig sind, winkeln Sie linke Bein wieder um 90 Grad an. Ziehen Sie den rechten Arm mit den Fingern der rechten Hand Stück für Stück weiter nach hinten, um die Schulter noch weiter zu beugen. Lassen Sie den Kopf auf dem rechten Bizeps. Gehen Sie nur so weit, bis die volle Beugung der rechten Schulter erreicht ist.
8. Strecken Sie das auf 90 Grad angewinkelte Bein auf 0 Grad. Setzen Sie die Kettlebell ab, indem Sie Schritt für Schritt die Bewegungen umkehren, mit denen Sie in den Kettlebell-Armhebel gelangt sind.
9. Um die Seite zu wechseln, können Sie entweder die Kettlebell mit beiden Händen um den Kopf herum zur anderen Seite schleifen oder sich auf die andere Seite der Kettlebell legen.

## Beteiligte Muskeln

**Primär:** Rückenstrecker *(Erector spinae)*: *Iliocostalis* (Darmbein-Rippen-Muskel), *Longissimus* (längster Muskel), *Spinalis* (Dornfortsatzmuskel); *Glutaeus maximus* (großer Gesäßmuskel); Oberschenkelrückseite: *Semitendinosus* (halbsehniger Muskel), *Semimembranosus* (halbmembranöser Muskel), *Biceps femoris* (Schenkelbeuger); *Latissimus dorsi* (breiter Rückenmuskel), *Pectoralis major* und *minor* (großer und kleiner Brustmuskel), *Deltoideus*

(Deltamuskel); *Rhomboideus major* und *minor* (großer und kleiner Rautenmuskel), *Trapezius* (Trapezmuskel)
**Sekundär:** *Glutaeus medius* (mittlerer Gesäßmuskel) und *Gluateus minimus* (kleiner Gesäßmuskel); Quadrizeps: *Rectus femoris* (gerader Oberschenkelmuskel), *Vastus lateralis, medialis* und *intermedius* (äußerer, innerer und mittlerer breiter Muskel); *Rectus abdominis* (gerader Bauchmuskel), *Transversus abdominis* (quer verlaufender Bauchmuskel), *Obliquus internus* (innerer schräger Bauchmuskel), *Obliquus externus* (äußerer schräger Bauchmuskel); Unterarme: *Flexor carpi ulnaris* (Handbeuger), Fingerbeuger; Ellbogenstrecker: *Triceps brachii* (Trizeps)

## Hinweise zur Anatomie

**Griff:** Der Griff der Kettlebell liegt diagonal über der Handfläche, zwischen Daumenballen und Kleinfingerballen. Das Handgelenk bleibt neutral.
**Stand:** Die Füße sind schulterbreit oder etwas breiter platziert.
**Bewegungsbahn:** Beim Armhebel ist die Kettlebell im Wesentlichen bewegungslos.
**Bewegungsablauf:** Der Armhebel mit Kettlebell ist eine fantastische Dehn- und Mobility-Übung für Brustwirbelsäule und Schultern. Halten Sie bei jedem Schritt inne, während Sie sich in Stellung bringen. Hören Sie auf Ihren Körper. Wenn Sie einen Fuß oder eine Hand verrücken müssen, bevor Sie die nächste Bewegung ausführen, dann tun Sie das. Überprüfen Sie vor dem Weitermachen, ob Sie sich in der optimalen Position befinden.

Richtig ausgeführt, mobilisiert diese Übung Ihre Schultern und dehnt Latissimus und Bauchmuskeln. Legen Sie den Kopf auf dem Arm ab, der auf dem Boden liegt. Das verringert die Spannung im belasteten Arm.
**Technik:** Diese Bewegung dient der Beweglichkeit und nicht der Kraft. Verwenden Sie daher ein leichtes bis mittelschweres, aber kein schweres Gewicht. Nutzen Sie diese Übung zum Aufwärmen vor dem Training.

## Variante

### Kettlebell-Armhebel mit Beugung

Diese Variante wird wie der Kettlebell-Armhebel ausgeführt, nur dass Sie auf der Seite mit angewinkeltem Bein liegen und das Knie auf dem Boden liegen bleibt, während der linke Arm ausgestreckt, der Daumen kopfwärts ausgerichtet, das Handgelenk neutral und der Unterarm senkrecht ist. Beugen Sie nun den Ellbogen nach unten, sodass er hinter die Brustwirbelsäule sinkt, wenn möglich. Kopf und rechter Arm bleiben auf dem Boden. Stellen Sie sich vor, Sie würden sich mit dem Ellbogen am Rücken kratzen.

Bleiben Sie kurz in dieser Position und drücken Sie dann die Kettlebell wieder nach oben. Wiederholen Sie den Ablauf 3- bis 5-mal, bevor Sie die Kettlebell vorsichtig abstellen und die Seite wechseln.

# Kettlebell-Überzug

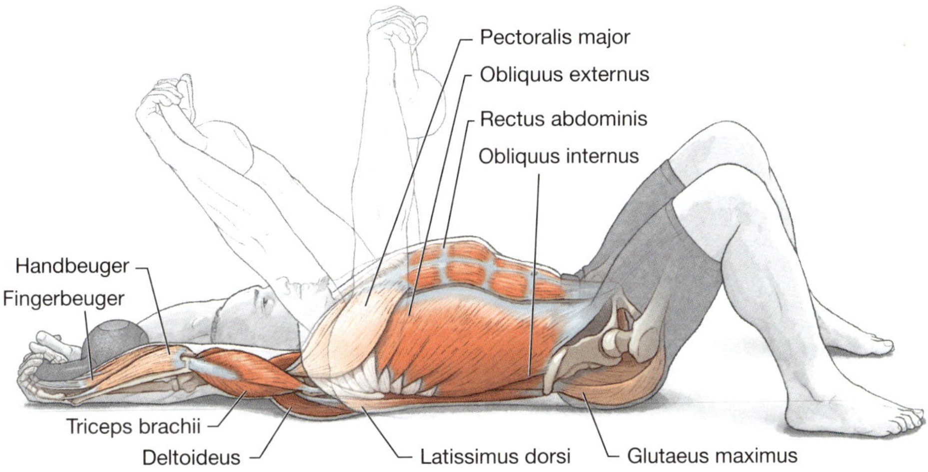


## Ausführung

1. Legen Sie sich mit angewinkelten Knien auf den Rücken und stellen Sie die Füße flach auf den Boden.
2. Heben Sie eine Kettlebell vorsichtig über die Brust und halten Sie die Trizepse angespannt und die Ellbogen gerade. Haken Sie mit pronierten Händen die Daumen unter den Griff.
3. Pressen Sie den unteren Rücken flach auf den Boden und spannen Sie die Bauchmuskeln an.
4. Führen Sie die Kettlebell langsam über den Kopf. Senken Sie die Arme so weit wie möglich ab, bis Sie Ihr Limit erreicht haben oder am Boden ankommen.
5. Holen Sie die Kettlebell langsam wieder in die Ausgangsposition zurück, wobei Sie den unteren Rücken flach auf den Boden drücken und die Bauchmuskeln angespannt halten.
6. Wiederholen Sie die Bewegung. Nach 3 bis 5 Wiederholungen setzen Sie die Kettlebell vorsichtig ab.

## Beteiligte Muskeln

**Primär:** Rückenstrecker *(Erector spinae)*: *Iliocostalis* (Darmbein-Rippen-Muskel), *Longissimus* (längster Muskel), *Spinalis* (Dornfortsatzmuskel); *Latissimus dorsi* (breiter Rückenmuskel), *Deltoideus anterior* und *medialis* (vorderer und mittlerer Deltamuskel), *Rhomboideus major* und *minor* (großer und kleiner Rautenmuskel), *Trapezius* (Trapezmuskel), *Triceps brachii* (Trizeps), *Rectus abdominis* (gerader Bauchmuskel), *Transversus abdominis* (quer verlaufender Bauchmuskel), *Obliquus internus* (innerer schräger Bauchmuskel), *Obliquus externus* (äußerer schräger Bauchmuskel)
**Sekundär:** *Glutaeus maximus* (großer Gesäßmuskel), *Pectoralis major* und *minor* (großer und kleiner Brustmuskel); Unterarme: *Flexor carpi ulnaris* (Handbeuger), Fingerbeuger

## Hinweise zur Anatomie

**Handabstand:** Die Hände sind nebeneinander im Obergriff auf dem Kettlebell-Griff platziert.
**Griff:** Die Hände sind proniert, die Daumen unter dem Griff eingehakt.
**Stand:** Die Füße sind hüftbreit oder schmaler platziert.
**Bewegungsbahn:** Die Kettlebell wird im Halbkreis über den Kopf zum Boden bewegt.
**Bewegungsablauf:** Der Kettlebell-Überzug ist eine fantastische Dehn- beziehungsweise Mobility-Übung für den Schultergürtel, besonders für den Latissimus und die Schultergelenke (Glenohumeral- und Akromioklavikulargelenk). Halten Sie an beiden Endpunkten der Bewegung kurz inne. Hören Sie auf Ihren Körper. Richtig ausgeführt, mobilisiert und kräftigt diese Übung Ihre Schultern und dehnt Latissimus und Bauchmuskeln.
**Technik:** Diese Bewegung dient der Beweglichkeit und nicht der Kraft. Verwenden Sie daher ein leicht handhabbares Gewicht. Nutzen Sie diese Übung zum Aufwärmen vor dem Training.

## Variante

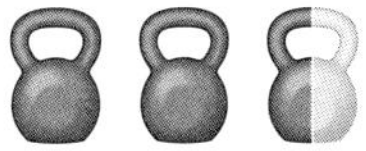

**Kettlebell-Überzug mit gestreckten Beinen**

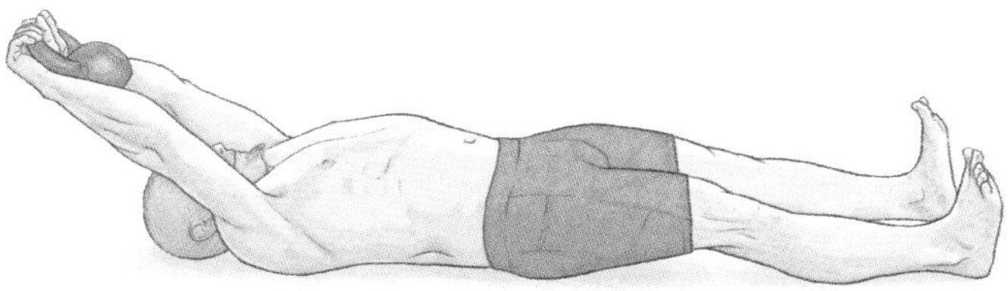

Wenn Sie die Beine in der Rückenlage ausstrecken, erhalten Sie eine Variante für Fortgeschrittene. Drücken Sie die Knie durch und winkeln Sie die Füße an. Halten Sie während der gesamten Bewegung den unteren Rücken flach auf dem Boden und spannen Sie die Bauchmuskeln an.

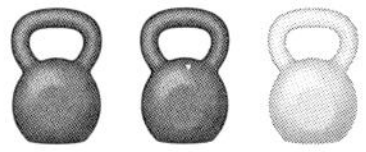

**Einarmiger Kettlebell-Überzug**

Diese Variante wird wie der Kettlebell-Überzug ausgeführt, allerdings mit nur einer Hand. Nehmen Sie eine leichtere Kettlebell als bei der beidhändigen Version. Haken Sie wie gehabt die Daumen ein und führen Sie die Kettlebell langsam über den Kopf. Möglicherweise stellen Sie zwischen beiden Seiten Unterschiede in der Beweglichkeit fest. Halten Sie die Kettlebell kurz am Endpunkt und holen Sie sie dann langsam wieder in die Ausgangsposition. Stellen Sie die Kettlebell nach 3 bis 5 Wiederholungen vorsichtig ab und wechseln Sie die Seite.

# Übungsregister

## Clean & Press



## Deadlift



## Get-up

## Mobility-Übungen für mehr Beweglichkeit



## Row und Pull-up



## Squat



## Snatch



## Swing



## Walk

# Danksagung

Ich widme dieses Buch meinen drei Söhnen Colin, Anthony und Marcus. Es war mir eine Freude, euch zu den Männern zu erziehen, die ihr heute seid. Ich danke meiner Mutter und meinem Vater, dass sie mich zu dem Mann erzogen haben, der ich bin. Außerdem möchte ich Pavel Tsatsouline dafür danken, dass er mir nicht nur beigebracht hat, was Kettlebells sind und wie man sie benutzt, sondern mir auch mehr über Krafttraining gelehrt hat, als ich vorher wusste.

Vielen Dank an alle meine StrongFirst-Kollegen, die nicht nur großartige Schüler waren, sondern auch mich unterrichtet haben. Ich bleibe immer ein Lernender! Besonderer Dank gilt allen Master Instructors, allen voran meinem ursprünglichen Teamleiter Brett Jones; meinem großartigen Freund und Kollegen Fabio Zonin; Pavel Macek, der immer für mich da ist; und Karen Smith, deren Herz größer ist als sie selbst.

Dank gebührt Michelle Earle von Human Kinetics und ihrem wunderbaren Team. Mitten im Verfassen dieses Buches beschloss ich, zusätzlich zu allen anderen Verpflichtungen meinen Doktortitel in Sportwissenschaft zu machen. Ich bin dankbar für ihre Geduld und ihr Können, durch die dieses Buch von einer bloßen Idee zu dem wurde, was Sie in den Händen halten.

Schließlich möchte ich mich bei meinen Praxismitarbeitern Holli, Joshua, Micalah und Katy dafür bedanken, dass sie mich während des Schreibprozesses ertragen haben. Dass sie mir tagsüber sagten, wohin ich fahren und was ich tun sollte, ermöglichte mir, nachts und am Wochenende zu schreiben. Und Amy, vielen Dank für dein Verständnis und deine Unterstützung beim Schreiben dieses Buches.

# Über den Autor

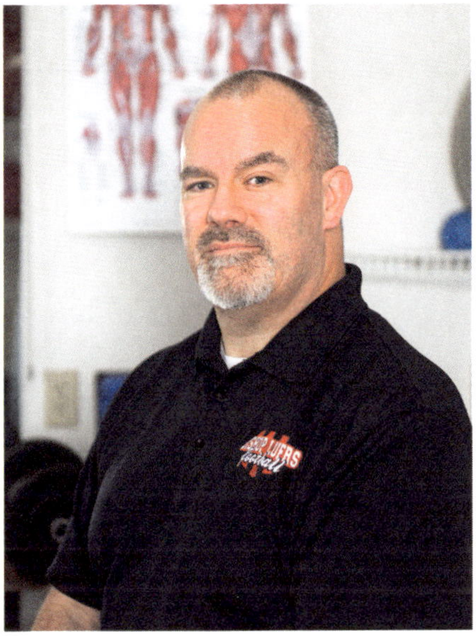

**Dr. Michael Hartle** ist hauptberuflich Chiropraktiker. Er ist außerdem als Ernährungsberater (DACBN), Chiropraktiker für Sportmedizin (CCSP) und Kraft- und Konditionstrainer (CSCS) zertifiziert. Dazu ist er zertifizierter Master Instructor bei StrongFirst (StrongFirst.com). Er ist Mitentwickler der Langhantelzertifizierung SFL von StrongFirst. Dr. Hartle unterrichtet in den USA und weltweit Langhantel- und Kettlebell-Zertifizierungskurse. Er arbeitet derzeit auch an seiner Promotion in Sportwissenschaft an der Concordia University Chicago. Er betreibt seit 27 Jahren eine Praxis in Fort Wayne, Indiana.

Als ehemaliger Powerlifter mit mehreren Titeln in der US-Liga USA Powerlifting (USAPL) war Dr. Hartle zwei Jahre lang Vizepräsident der Liga und fünf Jahre lang Vorsitzender der Dopingaufsicht. Er war außerdem über 20 Jahre lang Vorsitzender des Sportmedizinausschusses, eines Komitees, das er 1994 ins Leben rief. Ab 1998 war er acht Jahre lang Bench-Press-Cheftrainer bei der USAPL und führte das US-Team 2004 zum Sieg bei der International Powerlifting Federation World Championship. Seine besten Wettkampfleistungen sind 320 Kilogramm im Squat, 242 Kilogramm im Bench-Press und 288 Kilogramm im Deadlift, in allen drei Disziplinen kombiniert kam er in der ehemaligen 125-Kilogramm-Gewichtsklasse auf 834 Kilogramm. In den folgenden zehn Jahren spielte er halbprofessionell Football als Defensive Tackle – und liebte es! Sein Footballteam, die Adams County Patriots, gewann 2008 die National AA Semi-Pro Football Championship und blieb zwei Jahre lang ungeschlagen.

Er behandelt Patienten jeden Alters und trainiert und berät Sportler aller Leistungsklassen, von Schulsportlern über Studenten der NCAA-Liga bis hin zu Profis. 16 Jahre lang trainierte er ehrenamtlich Fußball und Leichtathletik in der Junior High School. Seine drei Söhne und drei Enkel halten ihn mit Aktivitäten wie Krabbeln, Hockey, Football, Lacrosse, Leichtathletik und natürlich Hausaufgaben auf Trab.